Hefte zur Unfallheilkunde
Beihefte zur Zeitschrift „Der Unfallchirurg"

Herausgegeben von:
J. Rehn, L. Schweiberer und H. Tscherne

222

W0090713

P. Habermeyer L. Schweiberer (Hrsg.)

Standortbestimmung der konservativen Knochenbruchbehandlung des Erwachsenen

IX. Münchener Innenstadt-Symposium
11. bis 13. Oktober 1990

Mit 120 Abbildungen und 38 Tabellen

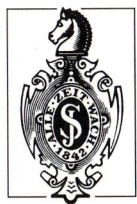

Springer-Verlag
Berlin Heidelberg New York
London Paris Tokyo
Hong Kong Barcelona
Budapest

Reihenherausgeber

Professor Dr. Jörg Rehn
Mauracher Straße 15, W-7809 Denzlingen
Bundesrepublik Deutschland

Professor Dr. Leonhard Schweiberer
Direktor der Chirurgischen Universitätsklinik München-Innenstadt
Nußbaumstraße 20, W-8000 München 2
Bundesrepublik Deutschland

Professor Dr. Harald Tscherne
Medizinische Hochschule, Unfallchirurgische Klinik
Konstanty-Gutschow-Straße 8, W-3000 Hannover 61
Bundesrepublik Deutschland

Bandherausgeber

Priv.-Doz. Dr. P. Habermeyer

Professor Dr. L. Schweiberer

Chirurgische Universitätsklinik München-Innenstadt
Nußbaumstraße 20, W-8000 München 2
Bundesrepublik Deutschland

Redaktionelle Mitarbeit:

Dr. med. K. Wolf
Chirurgische Universitätsklinik München-Innenstadt
Nußbaumstraße 20, W-8000 München 2
Bundesrepublik Deutschland

ISBN 3-540-55097-6 Springer-Verlag Berlin Heidelberg New York

Die Deutsche Bibliothek – CIP-Einheitsaufnahme
Standortbestimmung der konservativen Knochenbruchbehandlung des Erwachsenen : mit 38 Tabellen / IX.
Münchener Innenstadt-Symposium, 11. - 13. Oktober 1990. Peter Habermeyer ; L. Schweiberer (Hrsg.). - Berlin;
Heidelberg ; New York ; London ; Paris ; Tokyo ; Hong Kong ; Barcelona ; Budapest : Springer, 1992
    ISBN 3-540-55097-6
NE: Habermeyer, Peter [Hrsg.]; Münchener Innenstadt-Symposium <09, 1990>

Dieses Werk ist urheberrechtlich geschützt. Die dadurch begründeten Rechte, insbesondere die der Übersetzung, des Nachdrucks, des Vortrags, der Entnahme von Abbildungen und Tabellen, der Funksendung, der Mikroverfilmung oder der Vervielfältigung auf anderen Wegen und der Speicherung in Datenverarbeitungsanlagen, bleiben, auch bei nur auszugsweiser Verwertung, vorbehalten. Eine Vervielfältigung dieses Werkes oder von Teilen dieses Werkes ist auch im Einzelfall nur in den Grenzen der gesetzlichen Bestimmungen des Urheberrechtsgesetzes der Bundesrepublik Deutschland vom 9. September 1965 in der jeweils geltenden Fassung zulässig. Sie ist grundsätzlich vergütungpflichtig. Zuwiderhandlungen unterliegen den Strafbestimmungen des Urheberrechtsgesetzes.

© Springer-Verlag Berlin Heidelberg 1992
Printed in Germany

Die Wiedergabe von Gebrauchsnamen, Handelsnamen, Warenbezeichnungen usw. in diesem Werk berechtigt auch ohne besondere Kennzeichnung nicht zu der Annahme, daß solche Namen im Sinne der Warenzeichen- und Markenschutz-Gesetzgebung als frei zu betrachten wären und daher von jedermann benutzt werden dürften.

Produkthaftung: Für Angaben über Dosierungsanweisungen und Applikationsformen kann vom Verlag keine Gewähr übernommen werden. Derartige Angaben müssen vom jeweiligen Anwender im Einzelfall anhand anderer Literaturstellen auf ihre Richtigkeit überprüft werden.

Satz: Springer T$_E$X-Haussystem
24/3130-5 4 3 2 1 0 – Gedruckt auf säurefreiem Papier

Inhaltsverzeichnis

Sehnen- und Bandverletzung, konservativ versus operativ

Unterarm, Handgelenk und Hand

Wirbelsäule und Becken

Untere Extremität (1)

Untere Extremität (2)

Mitarbeiterverzeichnis

Der Beginn eines Beitrages wird durch die in Klammern gesetzten Seitenzahlen angegeben.

Apley, A. G., Prof. MB.BS.FRCS., Consulting Editor, Journal of Bone & Joint Surgery, 35–42 Lincoln Inn Fields, London WC2A 3PN, England (181)

Bayley, I., Prof. FRCS., Consultant Orthopaedic Surgeon, Royal National Orthopaedic Hospital, 234 Great, Portland Street, London W.1., England (52)

Beck, E., Univ.-Prof. Dr. med., Vorstand der Universitätsklinik für Unfallchirurgie, Anichstraße 35, A-6020 Innsbruck (112, 145)

Betz, A., Priv.-Doz. Dr. med., Chirurgische Klinik Innenstadt und Chirurgische Poliklinik der LMU München, Nußbaumstraße 20, W-8000 München 20, Bundesrepublik Deuschland (209)

Böstman, O. M., Dr., Department of Orthopaedics and Traumatology, Helsinki University Central Hospital, Tiirasaarentie 11 A 3, SF-00200 Helsinki (198)

Brunner, U., Dr. med., Chirurgische Klinik Innenstadt und Chirurgische Poliklinik der LMU München, Nußbaumstraße 20, W-8000 München 2, Bundesrepublik Deutschland (221)

Della Torre, P., Dr. med., Cattedra di Clinica Ortopedica, Universitá di Perugia, I–06 100 Perugia (172)

Dietrich, R., BG Unfallklinik Duisburg Buchholz, Großbaumer Allee 250, W-4100 Duisburg 28, Bundesrepublik Deutschland (1)

Dingels, W.-R., Dr. med., Leitender Arzt für Chirurgie und Unfallchirurgie, Sana-Krankenhaus, Hürth GmbH, Krankenhausstraße 42, W-5030 Hürth, Bundesrepublik Deutschland (101)

Euler, E., Dr. med., Chirurgische Klinik Innenstadt und Chirurgische Poliklinik der LMU München, Nußbaumstraße 20, W-8000 München 2, Bundesrepublik Deutschland (43, 130)

Fröhlich, P., Prof. Dr. med., Zentralinstitut für Traumatologie, Országos Baleseti Intézet, Mezö I. und 17, H-1081 Budapest (178)

Golser, K., Dr. med., Universitätsklinik für Unfallchirurgie, Anichstraße 35, A-6020 Innsbruck (211)

Goodship, A. E., Prof. BVSc., Comparative Orthopaedic Research Unit, Department of Anatomy, School of Veterinary Science, University of Bristol, Park Row, Bristol BS1 5LS, England (21)

Habermeyer, P., Priv.-Doz. Dr. med., Chirurgische Klinik Innenstadt
und Chirurgische Poliklinik der LMU München, Nußbaumstraße 20,
W-8000 München 2, Bundesrepublik Deutschland (9, 43)

Hackstock, H., Prim. Dr. med., Leiter der Unfallabteilung des Krankenhauses St. Pölten,
Dr. Hans-Hörler-Straße 13, A-3100 St. Pölten (107)

Härter, R., Oberpfleger, Regionalspital Herisau, CH-9100 Herisau (12)

Heeg, M., Dr. med., Afdeling Chirurgie, Academisch Ziekenhuis, Postbus 30.001,
NL-9700 RB Groningen (164)

Hermichen, H. G., Priv.-Doz. Dr. med., BG-Unfallklinik, Schnarrenbergstraße 95,
W-7400 Tübingen, Bundesrepublik Deutschland (153)

Hierholzer, G., Prof. Dr. med., Direktor der Unfallchirurgie, BG Unfallklinik
Duisburg Buchholz, Großbaumer Allee 250, W-4100 Duisburg 28,
Bundesrepublik Deutschland (1, 78)

Hierner, R., Dr. med., Chirurgische Klinik Innenstadt und Chirurgische Poliklinik
der LMU München, Nußbaumstraße 20, W-8000 München 2,
Bundesrepublik Deutschland (126)

Höcherl, E., Dr. med., Chirurgische Klinik Innenstadt und Chirurgische Poliklinik
der LMU München, Nußbaumstraße 20, W-8000 München 2,
Bundesrepublik Deutschland (17)

Hofer, H. P., Dr. med., Universitätsklinik für Chirurgie, Department für Unfallchirurgie,
Auenbrugger Platz 1, A-8036 Graz (194)

Hoffmann, R., Dr. med., Unfallchirurgische Klinik der Medizinischen Hochschule,
Konstanty-Gutschow-Straße 8, W-3000 Hannover 61, Bundesrepublik Deutschland (94)

Johnell, O., Prof. Dr., Department of Orthopaedic Surgery, Malmö General Hospital,
S-214 01 Malmö (120)

Josefsson, P. O., Prof. MD. PhD., Department of Orthopaedic Surgery,
Malmö General Hospital, S-214 01 Malmö (73)

Kenn, R. W., Dr. med., Chirurgische Klinik Innenstadt und Chirurgische Poliklinik
der LMU München, Nußbaumstraße 20, W-8000 München 2,
Bundesrepublik Deutschland (221)

Klasen, H. J., Prof. Dr. med., Afdeling Chirurgie, Academisch Ziekenhuis,
Postbus 30.001, NL-9700 RB Groningen (164)

Kopylov, P., Department of Orthopaedic Surgery, Malmö General Hospital,
S-214 01 Malmö (120)

Kortmann, H.-R., Priv.-Doz. Dr. med., Berufsgenossenschaftliches Unfallkrankenhaus
Hamburg, Abteilung für Unfall- und Wiederherstellungschirurgie,
Bergedorfer Straße 10, W-2050 Hamburg 80, Bundesrepublik Deutschland (139)

Kreusser, T., Dr. med., Chirurgische Klinik Innenstadt und Chirurgische Poliklinik
der LMU München, Nußbaumstraße 20, W-8000 München 2,
Bundesrepublik Deutschland (130)

Kuner, E., Prof. Dr. med., Direktor der Abteilung für Unfallchirurgie,
Chirurgische Klinik der Albert-Ludwigs-Universität, Hugstetter Straße 55,
W-7800 Freiburg, Bundesrepublik Deutschland (54)

Lobenhoffer, P., Priv.-Doz. Dr. med., Unfallchirurgische Klinik,
Medizinische Hochschule Hannover, Konstanty-Gutschow-Straße 8,
W-3000 Hannover 61, Bundesrepublik Deutschland (185)

Ludolph, E., Dr. med., Berufsgenossenschaftliche Unfallklinik Duisburg Buchholz,
Großbaumer Allee 250, W-4100 Duisburg 28, Bundesrepublik Deutschland (1)

Matsuzaki, A. Prof., Department of Orthopaedic Surgery, Chikushi Hospital,
Fukuoka University, 377 1 Oaza Zokumyoin, Chikushino, 818 Fukuoka, Japan (34)

Muhr, G., Prof. Dr. med., Direktor der Chirurgischen Klinik und Poliklinik
BG KA „Bergmannsheil", Gilsinger Straße 14, W-4630 Bochum 1,
Bundesrepublik Deuschland (205)

Münst, P., Dr. med., Abteilung Unfallchirurgie, Chirurgische Universitäts-Klinik,
Hugstetter Straße 55, W-7800 Freiburg, Bundesrepublik Deutschland (54)

Nast-Kolb, D., Priv.-Doz. Dr. med., Chirurgische Klinik Innenstadt und
Chirurgische Poliklinik der LMU München, Nußbaumstraße 20, W-8000 München 2,
Bundesrepublik Deutschland (62)

Neumann, A., Dr. med., Chirurgische Klinik Innenstadt und Chirurgische Poliklinik
der LMU München, Nußbaumstraße 20, W-8000 München 2,
Bundesrepublik Deutschland (126)

Oostvogel, H. J. M., Afdeling Chirurgie, Academisch Ziekenhuis, Postbus 30.001,
NL-9700 RB Groningen (164)

Pecorelli, F., Prof. Dr., Cattedra di Clinica Ortopedica, Universitá di Perugia,
I-06 100 Perugia (172)

Pfeiffer, K. M., Prof. Dr. med., Abteilung für Hand- und periphere Nervenchirurgie,
Kantonsspital, CH-4032 Basel (117)

Redlund-Johnell, J., Dr. med., Department of Orthopaedic Surgery,
Malmö General Hospital, S-214 01 Malmö (120)

Regazzoni, P., Prof. Dr. med., Department für Unfallchirurgie,
Kantonsspital, CH-40312 Basel (229)

Resch, H., PD. Dr. med., Universitätsklinik für Unfallchirurgie, Anichstraße 35,
A-6020 Innsbruck (211)

Richter-Turtur, M., Priv.-Doz. Dr. med., Chirurgische Klinik Innenstadt
und Chirurgische Poliklinik der LMU München, Nußbaumstraße 20,
W-8000 München 2, Bundesrepublik Deutschland (149)

Sarmiento, A., Prof. MD., Department of Orthopaedics, University of Southern California, 2300 South Flower Street, Los Angeles, CA 90001, USA (32)

Schulz, M., Unfallabteilung des Krankenhauses St. Pölten, Dr.-Hans-Hörler-Straße 13, A-3100 St. Pölten (107)

Schweiberer, L., Prof. Dr. med., Direktor der Chirurgischen Klinik Innenstadt und Chirurgische Poliklinik der LMU München, Nußbaumstraße 20, W-8000 München 2, Bundesrepublik Deutschland (26)

Segal, D., Prof. Dr. MD., Department of Orthopaedics, Hadassah Medical Center, P.O.B. 12000, IL-91120 Jerusalem, Israel (218)

Seykora P., Dr. med., Universitätsklinik für Unfallchirurgie, Anichstraße 35, A-6020 Innsbruck (211)

Slawick, J., cand. med., Chirurgische Klinik Innenstadt und Chirurgische Poliklinik der LMU München, Nußbaumstraße 20, W-8000 München 2, Bundesrepublik Deutschland (221)

Sperner, G., Dr. med., Universitätsklinik für Unfallchirurgie, Anichstraße 35, A-6020 Innbsruck (211)

Strache, D., Dr. med., Arzt für Chirurgie, Blankestraße 17, W-3212 Gronau, Bundesrepublik Deutschland (5)

Szita, J., Dr. med., Zentralklinik für Traumatologie Országos Baleseti Intézet, Mezö I. und 17, H-1081 Budapest (178)

Szyszkowitz, R., Univ.-Prof. Dr. med., Department für Unfallchirurgie, Universitätsklinik für Chirurgie, Auenbrugger Platz 1, A-8036 Graz (194)

Thermann, H., Dr. med., Unfallchirurgische Klinik, Medizinische Hochschule Hannover, Konstanty-Gutschow-Straße 8, W-3000 Hannover 61, Bundesrepublik Deutschland (83, 94)

Thielemann, F. W., Dr. med. habil., Abteilung für Unfall- und Wiederherstellungschirurgie, Katharinenhospital, Kriegsbergstraße 60, W-7000 Stuttgart 1, Bundesrepublik Deutschland (67)

Tscherne, H., Prof. Dr. med., Direktor der Unfallchirurgischen Klinik, Medizinische Hochschule Hannover, Konstanty-Gutschow-Straße 8, W-3000 Hannover 61, Bundesrepublik Deutschland (39, 185)

Weise, K., PD. Dr. med., BG-Unfallklinik, Schnarrenbergstraße 95, W-7400 Tübingen, Bundesrepublik Deutschland (153)

Wiedemann, E., Dr. med., Chirurgische Klinik Innenstadt und Chirurgische Poliklinik der LMU München, Nußbaumstraße 20, W-8000 München 2, Bundesepublik Deutschland (43)

Wilhelm, K., Prof. Dr. med., Chirurgische Klinik Innenstadt und Chirurgische Poliklinik der LMU München, Nußbaumstraße 20, W-8000 München 2, Bundesrepublik Deutschland (122, 126, 130)

Wippermann, B., Unfallchirurgische Klinik, Medizinische Hochschule Hannover, Konstanty-Gutschow-Straße 8, W-3000 Hannover 61, Bundesrepublik Deutschland (94)

Wolf, K., Dr. med., Chirurgische Klinik Innenstadt und Chirurgische Poliklinik der LMU München, Nußbaumstraße 20, W-8000 München 2, Bundesrepublik Deutschland (26, 126)

Wolter, D., Prof. Dr. med., Ärztlicher Direktor, BG Unfallkrankenhaus, Bergedorfer Straße 10, W-2050 Hamburg 80, Bundesrepublik Deutschland (139)

Zwipp, H., Prof. Dr. med., Unfallchirurgische Klinik, Medizinische Hochschule Hannover, Konstanty-Gutschow-Straße 8, W-3000 Hannover 61, Bundesrepublik Deutschland (83, 94)

Praktische Aspekte konservativer Knochenbruchbehandlung

Aufklärungspflicht am Beispiel der Behandlung einer Fraktur

G. Hierholzer, E. Ludolph und R. Dietrich

Berufsgenossenschaftliche Unfallklinik Duisburg-Buchholz (Direktor: Prof. Dr. G. Hierholzer),
Großbaumer Allee 250, W-4100 Duisburg 28, Bundesrepublik Deutschland

Einleitung

Aus dem Hippokratischen Eid leitet sich die Pflicht und das Recht ab, dem erkrankten oder verletzten Menschen zu helfen. Dies bedeutet jedoch nicht, daß der Arzt die erforderlichen diagnostischen und therapeutischen Maßnahmen durchführen darf, ohne den Patienten adäquat zu informieren. Die Verpflichtung dazu ergibt sich nicht zuletzt aus dem Selbstbestimmungsrecht des Menschen.

Jede Maßnahme, die die Integrität des Körpers eines Menschen berührt, erfüllt den Tatbestand der Körperverletzung. Erfolgt sie z. B. bei einem Wahleingriff ohne die Einwilligung des Patienten, so liegt ein Straftatbestand (§ 223 StGB) vor. Die obengenannte Formulierung einer adäquaten Information und Aufklärung hat sich an dem jeweiligen Stand und an den Tendenzen der Rechtsprechung zu orientieren. Für den Arzt ist daraus die dringende Empfehlung abzuleiten, sich mit den rechtlichen Grundlagen der Aufklärung über Diagnostik und Therapie sowie über deren Dokumentation auseinanderzusetzen. Der Patient, der gegen einen Arzt den Vorwurf eines Behandlungsfehlers erhebt, trägt zwar zunächst die Beweislast, diese geht aber im Sinne der "Umkehr der Beweislast" auf den behandelnden Arzt über, sofern ihm eine ungenügende Aufklärung vorgeworfen werden kann. Es hat sich in den vergangenen Jahren gezeigt, daß eine unzulängliche Aufklärung und Dokumentation als „Auffangtatbestand" genutzt wird, nachdem ein eigentlicher therapeutischer Fehler nicht nachgewiesen werden konnte.

Befund- und Diagnoseaufklärung

Am Beispiel eines Unterschenkelbruches soll der geforderte und notwendige Umfang der Aufklärung des Patienten aufgezeigt werden. Während die Diagnoseaufklärung im speziellen Bereich der Onkologie durch die Aufgabe erschwert wird, die Grenze des menschlich Zumutbaren zu erkennen, ist die Befund- und Diagnoseaufklärung in der Traumatologie weniger schwierig. Mit den klinischen Zeichen, den subjektiven Beschwerden und insbesondere anhand der Röntgenaufnahmen lassen sich bei einer Fraktur die Diagnose und die

Hefte zur Unfallheilkunde, Heft 222
P. Habermeyer / L. Schweiberer (Hrsg.)
© Springer-Verlag Berlin Heidelberg 1992

vorzuschlagende Therapie verständlich machen. Zu beachten bleibt, daß die Aufklärung dokumentiert wird.

Zweifelsfrei besteht das erwünschte Behandlungsziel in der Wiederherstellung von Anatomie und Funktion nach einer Verletzung. Um im Sinne der obengenannten Selbstbestimmung über den einzuschlagenden Weg mitzuentscheiden, muß der Patient über die Beeinträchtigung der Befindlichkeit aufgeklärt werden, die mit verschiedenen Verfahrensschritten verbunden sind. Am Beispiel des Unterschenkelbruches sind die Grundzüge der alternativen Behandlungsverfahren aufzuzeigen. Die wesentlichen Merkmale der konservativen Therapie als auch der Osteosynthese sind zu schildern. Dazu zählt z. B. die Erklärung von Art und Ausmaß eines ruhigstellenden Rundverbandes aus Gips oder Kunststoff, die Verschiedenheit der Osteosyntheseverfahren mit den Möglichkeiten einer inneren und äußeren Stabilisierung, die Frage der Entstehung von Schmerzen und auch die kosmetische Auswirkung.

Wichtig ist der Hinweis auf eine unterschiedliche Verweildauer für die stationäre Behandlung und auf den zeitlichen Ablauf der Gesamtbehandlung für die alternativen Therapiemöglichkeiten. Auch in einer Zeit der hohen sozialen Absicherung ist es relevant, ob eine stationäre Behandlung für 6–10 Tage oder für 1 Monat veranschlagt werden muß.

Es ist effektiv und wichtig, für die mündliche Aufklärung Bildmaterial zu verwenden, einfache Strichzeichnungen anzufertigen und diesen Sachverhalt durch einen kurzen Vermerk festzuhalten: „Der Therapievorschlag wird durch Abbildungen und Zeichnungen ergänzend erklärt". Es ergänzen sich so die Verbesserung des Informationsgehaltes mit der Beweisführung für die Aufklärung. Der Gesetzgeber fordert vom Arzt nicht die Aufklärung über Einzelheiten der alternativen therapeutischen Verfahren. Insbesondere muß nicht über technische Schritte und Maßnahmen berichtet werden, sofern diese für das Befinden des Patienten keine wesentlich unterschiedlichen Auswirkungen haben. Bei der Befund- und Diagnoseaufklärung besteht eine Mitteilungspflicht über Einzelheiten nur, wenn der Patient danach ausdrücklich fragt.

Risikoaufklärung

Mit der Aufklärung soll dem Patienten eine Information über die Gefahren der diagnostischen und therapeutischen Maßnahmen mit ihren Alternativen vermittelt werden. Dabei stellt sich die Frage nach dem Umfang des Erforderlichen, ohne daß der Arzt aus seiner Verantwortung für die medizinische Indikation und Verfahrenswahl entlassen wird.

Es ist weniger über allgemeine und mit dem Eingriff verbundene Risiken aufzuklären als über solche, „sofern sie sich verwirklichen, die Lebensführung des Patienten schwer belasten und trotz ihrer Seltenheit für den Eingriff spezifisch, aber für den Patienten überraschend sind". Hinsichtlich der spezifischen Risiken reicht die Pflicht zur Aufklärung weit, also auch seltene Risiken, sofern sie typisch sind, bedürfen der Aufklärung. Die derzeitige Rechtsprechung läßt dem Arzt einen deutlichen Ermessensspielraum. Das Beispiel eines Unterschenkelbruches in guter Stellung läßt die alternative Risikoaufklärung verhältnismäßig leicht lösen. Bei einem offenen Bruch mit ausgedehnter Dislokation, Instabilität und freiliegender Kortikalis ist dagegen auf die damit verbundenen besonderen Gefahren hinzuweisen. Der Umfang einer notwendigen Aufklärung steht natürlich in enger Relation zur Dringlichkeit eines Eingriffs, die Anforderungen werden um so geringer, je dringlicher der Eingriff ansteht.

Der Arzt kann bei der Aufklärungspflicht davon ausgehen, daß der Patient grundsätzlich um ein gewisses Risiko sowohl für die konservative als auch für die operative Behandlung eines Unterschenkelbruches weiß, bei der mehrwöchigen Ruhigstellung im Gipsverband z. B. im Sinne einer erhöhten Thrombosegefahr und bei einer anstehenden Osteosynthese im Sinne einer Wundheilungsstörung. Bestehen z. B. aber für eine Thrombose zusätzlich verborgene Risikofaktoren wie Nikotinabusus, das Einnehmen von Antikonzeptiva oder auch ein Weichteilvorschaden, so ergibt sich daraus eine zusätzliche Aufklärungsbedürftigkeit. In Verbindung mit der Osteosynthese ist deshalb weniger auf die grundsätzliche Gefahr einer Wundheilungsstörung als auf die mögliche Auswirkung einer Knochenentzündung hinzuweisen. Der Patient kann ohne die zusätzliche Aufklärung die schwerwiegenden Folgen eines postthrombotischen Syndroms oder einer Knocheninfektion nicht abschätzen.

Die Risikoaufklärung beinhaltet auch, eine Information zu geben im jeweiligen speziellen Fall über typische Vorteile eines Verfahrens und über die Überlegungen zur Nutzen-Risiko-Abwägung. Auch dazu ein Beispiel: Liegt bei einem Patienten bereits eine Osteoporose vor, so muß eine konservative Behandlung mit einer längeren Ruhigstellung die besondere Gefahr einer zusätzlichen und damit in der Regel irreversiblen Osteoporose aufzeigen. Das Problem der Metallallergie ist i. allg. sicher nicht aufklärungsbedürftig, liegt aber irgendein Hinweis bei einem Patienten auf eine Metallallergie vor, so wird die verhältnismäßig seltene Gefahr im besonderen Fall zwingend aufklärungsbedürftig. So betrifft die Risikoaufklärung bei einem Wahleingriff nach einem Unterschenkelbruch auch die Information über die Übertragung einer Virusinfektion in Verbindung mit einer Bluttransfusion einschließlich der Benennung der Maßnahmen zur Vermeidung.

Es wird also eine patientenbezogene Aufklärung gefordert, die sich an den individuellen Befunden und Begleitumständen einer Fraktur zu orientieren hat. Im Fall der konservativen Therapie ist dann das erhöhte Thromboserisiko zu erläutern sowie auf die Gefahr eines Funktionsverlustes einer anhaltenden Muskelatrophie und u. U. einer irreversiblen Osteoporose hinzuweisen. Hinsichtlich der Indikation und Durchführung der Osteosynthese wird die Aufklärung über die Folgen einer knöchernen Infektion und – in Abhängigkeit von der Topographie einer Fraktur – die erhöhte Gefahr einer Gefäß- und Nervenverletzung während der Operation aufzuzeigen sein.

Die Verwendung standardisierter Formblätter kann der Forderung nach einer auf den einzelnen Patienten bezogenen Aufklärung nicht gerecht werden. Das Formblatt ist vielmehr nur ein Hilfsmittel und forensisch sogar bedenklich, sofern zusätzliche, die individuelle Problematik betreffende Risiken nicht aufgeführt sind. Der behandelnde Arzt sollte durch schriftliche Ergänzungen auf dem Formblatt nachvollziehbar machen, daß ein aufklärendes Gespräch stattgefunden hat. Nur so erhält das Formblatt den Charakter eines Protokolls. Die Unterschrift des Arztes auf dem Formblatt darf nicht fehlen. In unserer Klinik haben wir ein zusätzliches Handzeichen eingeführt, das dafür steht, daß am folgenden Operationstag bei der Frühvisite der Patient nochmals Gelegenheit hatte, eine offen gebliebene oder neu aufgetretene Frage anzusprechen. Diese Maßnahme dient der Beweiserleichterung gegenüber einer späteren Darlegung, man habe auf das Aufklärungsgespräch als Patient nicht mehr reagieren können. Erst mit der Erfüllung dieser Forderung wird die Aufklärung zu einem Beweismittel dafür, daß der Patient im Sinne einer selbstbestimmten Entscheidung eingewilligt hat.

4

Sicherungsaufklärung

Diese Form der Aufklärung und ihre Dokumentation ist vergleichsweise mit den größten Anforderungen verbunden. Sie beinhaltet die Aufklärung des Patienten zur Gefahrenabwehr. Am Beispiel des Unterschenkelbruches wird der Patient auf mögliche Alarmsymptome wie eine plötzlich auftretende Schwellung, Rötung, Schmerzhaftigkeit oder auf die Zeichen einer einsetzenden Sensibilitätsstörung hinzuweisen sein. Sind bestimmte Beschwerden oder klinische Zeichen Prodrome einer Gefahr, so bedürfen sie der ausdrücklichen und nachvollziehbaren Erläuterung. Die weitreichende Bedeutung der Sicherungsaufklärung läßt sich am folgenden Beispiel aufzeigen: Ein Patient verließ auf eigene Veranlassung und gegen ärztlichen Rat die stationäre Behandlung. Der verantwortliche Arzt wurde trotz dieses Sachverhaltes schuldig gesprochen, weil er die Gefährdung des Patienten vorhergesehen haben mußte und es unterlassen hatte, zusätzlich den Angehörigen und dem Hausarzt die Gefahrensituation aufzuzeigen.

Sowohl in Verbindung mit der konservativen als auch mit der operativen Therapie sollte bei jeder Entlassung eines Patienten aus der stationären Behandlung „sozusagen subkortikal" der Hinweis erfolgen, sich bei plötzlich auftretenden Beschwerden und den Zeichen einer möglichen Komplikation umgehend vorzustellen.

Dokumentation zur Beweiserleichterung

Gegenüber einer früheren Auffassung hat der Bundesgerichtshof in dem sog. Dokumentationsurteil festgestellt, daß der Arzt gegenüber dem Patienten die Pflicht hat, seine Untersuchungsbefunde und Behandlungsmaßnahmen lückenlos und sorgfältig zu dokumentieren. Vor diesem Urteil hatten ärztliche Aufzeichnungen mehr oder weniger die Qualität einer Gedächtnisstütze. So schuldet der Arzt dem Patienten also auch eine Verlaufsdokumentation, die durchaus stichwortartig erfolgen kann; sie muß aber eine substantielle Qualität haben. Die Dokumentation dient dem Nachweis der ärztlichen Sorgfalt, und sie entspricht damit den Gepflogenheiten anderer Vertragsverhältnisse. So sind die Befund- und Verlaufsdokumentation sowohl für den konservativ als auch für den operativ behandelten Unterschenkelbruch Bestandteil der ärztlichen Behandlung und im forensischen Sinne auch ein wichtiges Beweismittel. Die Dokumentation dient der Nachvollziehbarkeit vorangegangener Aufklärung und wirkt der Beweislastumkehr entgegen.

Gipsmaterialien und Gipsersatzverbände

D. Strache

Praxis für Chirurgie, Blankestraße 17, W-3212 Gronau, Bundesrepublik Deutschland

Stabilisierende Verbände in Chirurgie und Orthopädie

Stabilisierende Verbände werden in der Chirurgie und der Orthopädie benötigt zur:

- Frakturbehandlung,
- Redression von Extremitäten- und Wirbelsäulenfehlentwicklungen,
- Stabilisierung von Gelenken bei Bandverletzungen sowie nach Bandplastiken,
- Ruhigstellung von Extremitäten bei Verletzungen oder Erkrankungen der Weichteile.

Um ein optimales Behandlungsergebnis zu erzielen, sind nicht allein gute Behandlungstechniken, sondern auch gutes, den Anforderungen entsprechendes, Material erforderlich.

Anforderungen an Material zur Herstellung stabilisierender Verbände

Ein stabilisierender Verband muß einer ganzen Reihe von Anforderungen genügen, um bei gleichzeitig optimaler Behandlungstechnik ein gutes Behandlungsergebnis zu garantieren.

Die wesentlichen Forderungen an einen stabilisierenden Verband muß die garantierte Stabilität, auch bei extremer Belastung, bleiben.

Daneben müssen aber auch weitere wichtige Kriterien erfüllt werden: Das Material muß leicht zu verarbeiten sein; hygienisch einwandfrei und giftfrei sein; es darf bei der Verarbeitung keinen wesentlichen Schmutz bereiten; es muß röntgentransparent und unter heutigen Bedingungen vor allem kostengünstig sein.

Die verschiedenen zur Verfügung stehenden Materialien

Zur Herstellung stabilisierender Verbände stehen heute verschiedene Materialien zur Verfügung:

- Gipsmodifizierter Naturgips,
- Polyurethan-Baumwoll-Verbände,
- Polyurethan-Fiberglas-Verbände,
- Polyurethan-Polyester-Verbände.

Modifizierter Naturgips steht uns in Chirurgie und Orthopädie schon lange zur Verfügung. Die Anwendungsform mit Gipsbinden und Gipslonguetten hat sich über viele Jahrzehnte bewährt. Das hydrophile Material läßt sich ausgezeichnet verarbeiten, besonders gut modellieren, ist unschädlich und preiswert.

Es werden heute nur noch schnellbindende Gipssorten verwendet, die eine offene Verarbeitungszeit von 2–5 min haben. Somit erfüllt dieses Material sicherlich die Anforderungen der einfachen Handhabung.

Hefte zur Unfallheilkunde, Heft 222
P. Habermeyer/L. Schweiberer (Hrsg.)
© Springer-Verlag Berlin Heidelberg 1992

6

Die Schmutzbelastung im Gipsraum oder im Operationssaal ist allerdings sehr groß. Die hygienischen Anforderungen werden sicherlich durch dieses älteste Material nicht optimal erfüllt.

Um mit Gips ausreichende und für die geplante Tragezeit garantierte Stabilität zu erreichen, muß relativ viel Material verwendet werden. Dadurch entsteht ein verhältnismäßig hohes Verbandgewicht, welches den Tragekomfort des Verbandes ungünstig beeinflußt und allgemein anerkannten Forderungen nach Frühmobilisation und frühfunktioneller Behandlung nicht entgegenkommt.

Gipsersatzmaterialien

Wäre Gips zur Herstellung von stabilisierenden Verbänden ein optimales Material, dann hätten sich sämtliche Neu- und Weiterentwicklungen von Gipsersatzmaterial erübrigt.

Um die negativen Eigenschaften der Gipsverbände zu vermeiden, wurden bereits zu Beginn der 70er Jahre Kunststoffmaterialien entwickelt, die bei geringem Materialverbrauch hohe Stabilität, bessere hygienische Bedingungen sowie besseren Tragekomfort versprachen.

Es handelte sich dabei um ein Polyesterharz, welches auf Fiberglasgewebe in Bindenform aufgetragen war. Es konnte wie eine Gipsbinde aufgewickelt werden, benötigte dann allerdings zur Polymerisation des Kuntharzes die Bestrahlung mit UV-Licht. Dazu waren aufwendige UV-Lichtbögen erforderlich, die seinerzeit auch in verschiedenen Formen und Größen für alle Extremitäten angeboten wurden. Schon allein der apparative Aufwand zur Herstellung solcher Verbände war kaum vertretbar, noch weniger konnte man jedoch zulassen, daß bei der Polymerisation giftige Lösungsmitteldämpfe austraten und die Gesundheit der Patienten und des Personals gefährdeten. Dieses Material verschwand sehr bald vom Markt.

Mit der Weiterentwicklung der Kunstharze wurde es dann erstmals im Jahre 1978 möglich, Kunststoffe zur Herstellung von stabilisierenden Verbänden einzusetzen.

Statt Polyesterharz wurde jetzt Polyurethanharz eingesetzt. Die chemischen Grundstoffe dieses Kunstharzes sind zwar hochgiftige Isozyanate, es gelang jedoch, dieses Kunstharz in einem aufwendigen chemischen Prozeß so weit polymerisieren zu lassen, daß es in einen garantiert ungiftigen Zustand gelangte. In diesem weitestgehend polymerisierten Zustand blieb das Harz jedoch zu verarbeiten. Als Katalysator für den letzten Schritt der Polymerisation wurde ausschließlich zusatzfreies Wasser benötigt. Der Einsatz von Lösungsmitteln war nicht erforderlich.

Mit diesem Kunstharz war der Grundstoff zur Herstellung synthetischer stabilisierender Verbände verfügbar. Dieser Grundstoff wird bis heute für synthetische Stützverbände eingesetzt. Durch geringe Veränderungen der Molekularstruktur des Polyurethans oder auch durch Anwendung von chemischen Zusätzen wurden die Verarbeitungsqualitäten zielstrebig verbessert.

Die Handhabung des Kunststoffmaterials ist ähnlich der Anwendung von Naturgips.

Die Kunstharzverbände werden ebenfalls wie Gipsverbände angewickelt. Die von den Gipsverbänden her bekannten Longuetten werden teilweise vorgefertigt angeboten, können jedoch ersatzweise auch aus Binden gelegt werden. Die Einleitung der endgültigen Polymerisation bis zur Aushärtung wird durch Eintauchen in Wasser, wie beim Gipsverband, erledigt. Die offene Verarbeitungszeit beträgt 2–5 min. Das erste, Ende der 70er Jahre zur Verfügung stehende Material dieser Art bestand aus kunstharzgetränkten Baumwollbinden verschiedener Breite. Auch mehrfach gelegte kunstharzgetränkte Baumwollonguetten verschiedener Länge und Breite standen zur Verfügung. Aufgrund der mangelhaften Stabilität des Trägermaterials Baumwolle mußte der Kunstharz ausgiebig aufgetragen werden, um eine überzeugende Stabilität des Verbandes zu erzielen.

Daneben mußte relativ viel Material aufgewickelt werden, um die gewünschte Stabilität zu gewährleisten.

Dadurch war dieses Verfahren zunächst relativ teuer. Es hat sich dennoch wegen der sonst überzeugenden Eigenschaften dieses Verbandes durchgesetzt.

Ein Verband aus Polyurethanbaumwolle ist für lange Zeit stabil, hygienisch und röntgentransparent. Er ist leicht und bietet dem Patienten einen sehr guten Tragekomfort. Die heute eingesetzten Polyurethan-Baumwoll-Verbände sind darüber hinaus relativ leicht und gefahrlos anzulegen, was durch eine Veränderung der Struktur des Baumwollgewebes erreicht werden konnte.

Polyurethan-Fiberglas-Verbände

Fast gleichzeitig zu den Polyurethan-Baumwoll-Verbänden wurden Kunstharzverbände entwickelt, die zwar das gleiche Harz, nämlich Polyurethan, jedoch ein anderes Trägermaterial verwenden. Fiberglasfasern bieten schon von sich aus, bei noch ausreichend guter Verarbeitungsmöglichkeit, hohe Stabilität. Dadurch kann der Kunstharzauftrag geringer gehalten werden, und es wird insgesamt weniger Material benötigt als bei den Baumwollverbänden. Wegen relativ hoher Herstellungs- und Materialkosten für dieses Gewebe senkt der niedrigere Materialverbrauch allerdings nicht die Kosten für den Verband, sondern ermöglicht lediglich ein schnelleres Arbeiten.

Die Eigenschaften der Fiberglasfasern ermöglichten außerdem eine Verbesserung der Anlegequalitäten. Durch Gestaltung der textilen Struktur der Glasfasergewebe war man in der Lage, längs- und querelastisches Material herzustellen. Durch die Einarbeitung von Gummifäden in die Glasfiberbinden wurde als weiterer Schritt eine extreme Längsdehnbarkeit des Materials mit hoher Rückstellkraft erreicht, womit es heute möglich ist, faltenfreie und gut anliegende Verbände herzustellen. Daraus ergeben sich zwangsläufig jedoch bei unkritischer Anwendung dieses Materials erhöhte Gefahren.

Die Fiberglasverbände haben sich sicherlich aufgrund ihrer relativ leichten, wenngleich nicht gefahrlosen Anwendbarkeit am besten verbreitet.

Polyurethan-Polyester-Verbände

Die Polyesterverbände verwirklichen das gleiche Prinzip wie die vorgenannten Verbände, allerdings wird als Trägermaterial hier ein Polyestergewebe verwendet, welches gegenüber Baumwolle und Fiberglas Vorteile bietet.

Polyester ist absolut bruchsicher, bei guter Verarbeitungsfähigkeit fast ebenso stabil wie Fiberglas und vor allem absolut röntgentransparent. Damit wird ein entscheidender Vorteil gegenüber dem Fiberglasgewebe sichtbar.

Die Verlaufsbeurteilung der Frakturheilung wird durch qualitativ schlechte Röntgenbilder erschwert. Überlagerungseffekte, wie sie bei Fiberglasverbänden bekannt sind, können durch den Einsatz von Polyesterverbänden sicher vermieden werden.

Die Polyesterverbände können ebenfalls durch eine günstige Gestaltung der Gewebestruktur sowie Einarbeitung von Gummifäden längs- und querelastisch gestaltet werden, so daß auch mit diesem Material eine zügige Verbandherstellung möglich ist.

Da Polyester absolut bruchsicher ist, kann schon mit einem geringen Materialaufwand ein höchst stabiler Verband hergestellt werden.

Kosten von Gips und Gipsersatzmaterial

Bei vergleichender gegenüberstellung der Kosten der verschiedenen Materialien zeigt sich natürlich sofort die Überlegenheit des Gipsverbandes. Alle Kunststoffverbände sind wegen der hohen Materialkosten 3- bis 4mal teurer als Gipsverbände.

Bezieht man jedoch in die Überlegungen weitere Kriterien wie Tragekomfort, Hygiene, Stabilität, Möglichkeit zur Frühmobilisation und frühfunktionellen Behandlung, Röntgentransparenz und Haltbarkeit des Verbandes mit ein, wird die absolute Verteuerung des Verbandes relativiert.

Der mit einem Kunststoffverband versorgte Patient wird möglicherweise früher rehabilitiert, benötigt kürzere Krankenhauspflegezeiten und wird evtl. früher in seinem Beruf einsetzbar. Dafür sind viele Beispiele zu nennen. Damit vermindern sich die Gesamtbehandlungskosten.

Zusammenfassung

Ohne Frage wird der Gipsverband seinen festen Platz in der Versorgung behalten. Der Gipsverband wird weiterhin in der Primärversorgung unserer Patienten eingesetzt werden. In der Sekundärversorgung, während der Rehabilitationsphase hat jedoch der Kunststoffverband heute schon einen sicheren Platz.

Durch weitere Verbesserung der Kunststoffverbände im Hinblick auf eine bessere Modellierbarkeit, die heute schon mit chemischen Zusätzen erreicht wird, kann der Kunststoffverband sicherlich in Zukunft auch noch weitere Verbreitung finden. Außerdem wird es sinnvoll sein – in Anbetracht der großen Zahl der Patienten, die mit stabilisierenden Verbänden auch in Zukunft versorgt werden müssen – neue, noch bessere Gipsersatzmaterialien zu entwickeln.

Das Problem der Entsorgung von Kunststoffen sollte dabei nicht übersehen werden.

Neuentwicklung von Stabilisationshilfen

P. Habermeyer

Chirurgische Klinik Innenstadt und Chirurgische Poliklinik der LMU München
(Direktor: Prof. Dr. L. Schweiberer), Nußbaumstraße 20, W-8000 München 2,
Bundesrepublik Deutschland

Einleitung

Die konservative Behandlung von Frakturen gehört noch immer zum Repertoire jedes
Chirurgen und Orthopäden. Im Gegensatz zu den modernen Entwicklungen bei den Im-
plantaten, hat die konservative Behandlung mit Gips und Gipsersatzprodukten jedoch keine
Neuentwicklungen aufzuweisen. Seit der Einführung des Gipses durch den holländischen
Militärarzt Mathiesen im Jahre 1852 dauerte es über 100 Jahre bis zur Einführung von
Kunststoffstützverbänden. Die von Sarmiento inaugurierte Brace-Technik hat zumindest
im deutschsprachigen Raum noch nicht überall Einzug gehalten, auch ist sie nicht für die
primäre Behandlung geeignet. Auf dem nordamerikanischen Markt sind nun aber in den
letzten Jahren vorgefertigte Stabilisationshilfen für den Unterschenkel auf den Markt gekommen, welche jedoch alle nicht – wie der Gips- oder Kunststoffverband – modellierfähig
sind.

1988 begannen wir ein modernes Gipsersatzprodukt zu entwickeln, das ähnliche Eigenschaften wie der Gips aufweist, jedoch vorgefertigt einen möglichst großen Komfort für
Patient und Arzt darstellen sowie zeitsparend und umweltschonend sein sollte. Nach Vorliegen der Patentanmeldung konnte der „Vacu-Cast" in Zusammenarbeit mit einem deutschen
Skistiefelhersteller entwickelt werden.

Konzeptionsmerkmale

Der Unterschenkel-„Vaku-Cast" ist in seiner Funktion ein Unterdruck-Hülsen-Apparat und
stellt ein modellierfähiges, stabiles Gipsersatzsystem dar. Die Konstruktion besteht aus
einer den Fuß und den Unterschenkel umschließenden vakuierbaren, mehrteiligen Vakuummanschette mit Füllmaterial. Über ein Sicherheitsventil wird die Vakuummanschette
evakuiert und nimmt eine formstabile und feste Konsistenz an. Die Konsistenz ergibt sich
aus dem Elastizitätsmodul des Füllkörpers. Die den Fuß und Unterschenkel umschließende
Vakuummanschette ist vergleichbar einem langen Skistiefel, von einer mehrteiligen Kunststoffschale umgeben (Abb. 1). Nach Anlegen und Arretieren der Kunststoffschalen formt
sich ein biegungsstabiles Rohrsystem, welches eine sehr hohe Rotations- und Seitenstab-
ilität aufweist. Vergleichbar der Sarmiento-Brace-Technik erzeugt die zirkuläre Kunst-
stoffhülse eine komprimierende Kraft, welche die Fraktur stabilisiert (Abb. 2, 3). Als weiteres Konzeptionsmerkmal weist der „Vacu-Cast" ein stufenlos regulierbares Gelenk auf
Höhe des oberen Sprunggelenks auf. Hierdurch wird es möglich, sowohl eine gewünschte
Stellung zu fixieren, z. B. Spitzfußstellung nach Achillessehnennaht, als auch eine Bewegung im OSG zwischen 70° und 100° im Rahmen der frühfunktionellen Behandlung zu
ermöglichen.

Hefte zur Unfallheilkunde, Heft 222
P. Habermeyer/L. Schweiberer (Hrsg.)
© Springer-Verlag Berlin Heidelberg 1992

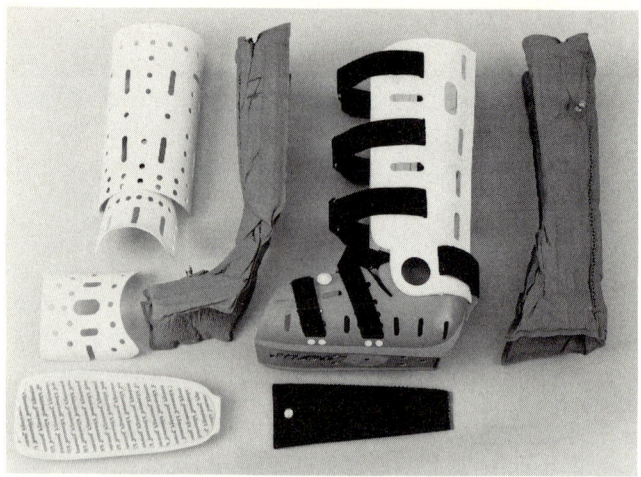

Abb. 1. Die verschiedenen Komponenten des Vacu-Cast: evakuierbare modellierbare Formkissen, formgerechte Formteile als externe Stabilisatoren, wechselbare Laufsohle, Einlegesohle

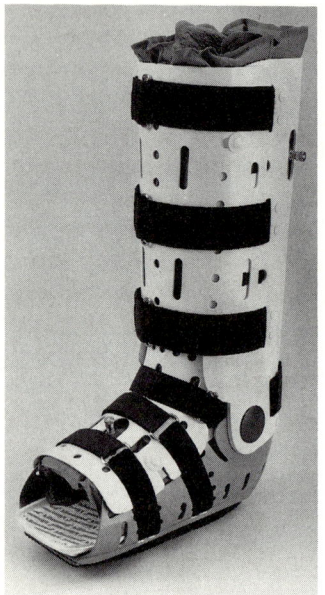

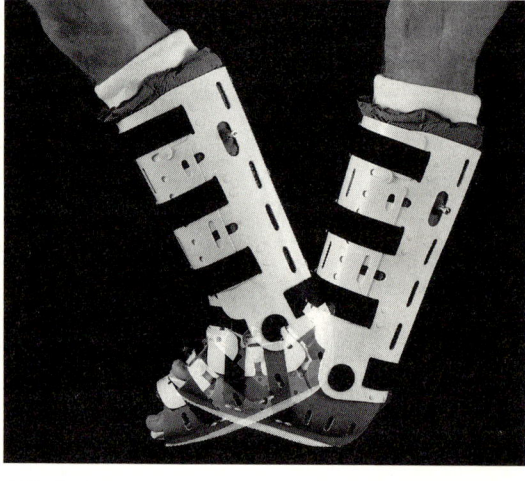

Abb. 3. Funktionsaufnahme der Abrollbewegung im Vacu-Cast

Abb. 2. Fertig montierter Vacu-Cast, bestehend aus inneren modellierbaren Vakuumkissen und externer stabiler Doppelschalenform, stufenlos mit Velcro-Bändern arretierbar

Anpassen des Vacu-Cast-Systems

Das Anlegen des Vacu-Cast-Systems für den Unterschenkel erfolgt wie bei herkömmlichen Techniken. Der Patient liegt auf dem Gipstisch und erhält zunächst einen Baumwollschlauch bis zum Kniegelenk. Auf eine dünne Lage Zellstoff- oder Kunststoffwatte kann verzichtet werden. Der Chirurg hebt nun vorsichtig Fuß und Unterschenkel und legt ihn in die U-förmige Halbschale, welche innen mit dem Vakuumkissen vollständig ausgekleidet ist. Unter Bildwandlerkontrolle wird nun z. B. die Sprunggelenkfraktur reponiert und bei korrekter Stellung das Vakuumkissen evakuiert. Bereits zu diesem Zeitpunkt ist eine Formstabilität erreicht, so daß nun eine weitere Manipulation für den Patienten schmerzfrei erfolgen kann. Im nächsten Schritt wird nun ein zweites Vakuumkissen auf den Fußrücken und ein drittes Vakuumkissen über den ventralen Unterschenkelbreich gelegt und der Extremität angepaßt. Wie ein Deckel werden nun über den Fußbereich und den ventralen Unterschenkelbereich 2 Kunststoffschalen auf die plantare und dorsale Plastikschale geschoben. Hierfür sind eigene Führungseinrichtungen vorgesehen, so daß die Halbschalen vollkommen sicher ineinander stufenlos einrasten können. Der Verschluß des Hülsenapparates erfolgt über Velcro-Klettverschlußbänder mit individueller Einstellbarkeit. Im nächsten Schritt werden mit einer in jedem Krankenhaus vorrätigen Absaugpumpe die beiden vorne liegenden Vakuumkissen evakuiert. Durch das Entweichen der Luft schmiegen sich die beiden Kissen der Extremität an und werden durch abschließendes Nachspannen der Velcro-Bänder durch die Plastikschalen entsprechend der Sarmiento-Brace-Technik angedrückt. Das bisher geübte Spalten des Gipses erübrigt sich, da der Hülsenapparat schmerzfrei angepaßt wird und beim Auftreten von Schmerzen jederzeit der Weichteilschwellung angepaßt werden kann. Es folgt das Anfertigen von Röntgenbildern in 2 Ebenen.

Der „Vacu-Cast" kann als „Liege- und Gehgips" eingesetzt werden, für letztere Anwendung wird ein Gehkeil mit Dämpfungselement unter die Sohlenplatte geschoben und mit einer Schraube gesichert. Durch diese Formstabilität des Vakuumkissens und durch den Anpreßdruck der zirkulären Kunststoffschale sind Fuß und Unterschenkel vor einem Verrutschen und Verschieben sicher. Lästige Druckstellen, wie es sie im herkömmlichen Gips durch Gipsleisten häufig gibt, können mit dem Vakuumsystem nicht mehr entstehen. Die notwendigerweise auftretenden Falten werden durch den Unterdruck in das Kissen hineingezogen, es entsteht ein negatives U-Profil; dadurch sind Druckstellen aufgrund der physikalischen Gesetze ausgeschlossen.

Der Anwendungs- und Indikationsbereich für den Unterschenkel-Vacu-Cast umfaßt dasselbe Spektrum, das durch herkömmliche Gipse und Kunststoffstützverbände abgedeckt wird.

Konzeptionelle Vorteile

Die konzeptionellen Vorteile des Vacu-Cast-Systems sehen wir in folgenden Punkten:

- Durch die anatomische Ausformung der Kunststoffschale wird immer eine korrekte Stellung des Fußes im Sprunggelenk erreicht sowie eine fehlerhafte Spitzfußstellung, wenn nicht nach Achillessehnenoperation erwünscht, verhindert.
- Das Unterdruckkissen erlaubt eine Modellierbarkeit und eine anatomische Paßform. Ohne Weichteilkompression und Druckschäden wird die Formstabilität erreicht, d. h. Formstabilität statt Kraftstabilität.
- Es handelt sich um einen schnellen und durch das Ventilsystem jederzeit wiederholbaren Anlegevorgang. Ein Verwerfen des Gipses und Neuanlegen bei fehlerhafter Stellung der Fragmente im Röntgenbild oder bei technisch falscher Ausführung erübrigt sich.

- Durch die sekundenschnelle „Aushärtezeit des Vakuumkissens" ergibt sich ein patientenfreundliches, komfortables und weitgehend schmerzfreies Anlegen des Unterdruck-Hülsen-Apparates.
- Das herkömmliche Spalten des Gipses entfällt.
- Wundpflege und Verbandwechsel sind bei guter Zugänglichkeit wesentlich erleichtert.
- Es kommt zu einer deutlichen Hygieneverbesserung für den Patienten; der „Vacu-Cast" ist abwaschbar.
- Man erreicht eine erhebliche Zeitersparnis bei der Personal- und Raumbeanspruchung.
- Das „Vacu-Cast-System" bietet eine Wiederverwendbarkeit bei Lagerhaltung und Verleihsystem.
- Der „Vacu-Cast" ist beidseits verwendbar.
- Recyclingfähiger Kunststoff kommt zur Anwendung.

Klinische Erprobung

Zum gegenwärtigen Zeitpunkt (10/90) hat das Vacu-Cast-System die Vorserienreife abgeschlossen, eine technische Produktprüfung hinsichtlich der Stabilität des Systems wird gegenwärtig durch die TÜV-Produkt-Service GmbH durchgeführt. Nach Abschluß dieses Gutachtens erfolgt die klinische Probephase.

Allgemeines zur Gipstechnik

R. Härter

Regionalspital Herisau, CH-9100 Herisau

Bis in die Mitte des letzten Jahrhunderts wurden Verbände zur Frakturruhigstellung mit Pappe, Kleister, Zinkleim oder Stärke versteift. Es wurden *Steifverbände* angelegt.

Mathijsen ersetzte diese Verbandzusätze durch in Binden eingestreutes Gipspulver. Er schuf die Einstreugipsbinde und erstellte damit den *Gipsverband*.

1930 wurde als entscheidende Weiterentwicklung die fixierte Gipsbinde erfunden. Das Gipspulver wird mit wasserlöslichen Bindern auf das Trägergewebe fixiert. Aus diesem Material konfektioniert die Industrie Gipsbinden und die sog. Gipslongetten oder Schienen. Damit lassen sich Gipsfixationselemente in trockenem Zustand vorbereiten.

Mit diesem Material habe ich mich intensiv beschäftigt, vor allem mit den Möglichkeiten der Longuette: Aus dieser Auseinandersetzung entstand meine Gipsphilosophie und der Begriff der *Gipskonstruktion*.

Gipsen ist ein Handwerk und muß als solches erlernt und geübt werden. Was für den Handwerker Voraussetzung ist, sollte für den „Gipser", der mit Patienten arbeitet, selbstverständlich sein. Es scheint mir eine absolute medizinische und menschliche Forderung zu

Hefte zur Unfallheilkunde, Heft 222
P. Habermeyer/L. Schweiberer (Hrsg.)
© Springer-Verlag Berlin Heidelberg 1992

sein, daß Gipsfixationen weder von Bastlern noch von rudimentär angelerntem Personal, sondern nur von ausgebildeten, im Idealfall von eigentlichen Kunsthandwerkern ausgeführt werden.

Rüstzeug zum Handwerk

Zur Ausübung eines Handwerks sind nebst großer Übung fundiertes Wissen über das verwendete Material, seine Eigenschaften und seine Anwendung notwendig. In unserem Fall kommt die Kenntnis der Gefahren, der Konsequenzen und Komplikationen der Anwendung hinzu. Über all dies zu sprechen würde den Rahmen eines Kurzvortrages bei weitem sprengen. Ich kann nicht in 10 min 35 Jahre Berufserfahrung weitergeben. Hinweisen darf ich aber auf unsere „Checkliste Gipstechnik" [1]. In diesem Handbuch sind Theorie und praktische Leitfäden aufgezeichnet. Meine dort umgesetzte Gipsphilosophie geht den Weg:

Vom Gipsverband zur Gipskonstruktion

Verbände werden mit Mullbinde, elastischen Binden, Klebe- und Pflasterbinden als Deck-, Stütz- und Kompressionsverbände angelegt. Sie lassen sich beim Entfernen in ihre Einzelteile zerlegen.

Mit Gips aber stellen wir stabile, nicht mehr zerlegbare Fixationselemente her. Diese sind mit der Wortkombination „Gips-Verband" mit Sicherheit falsch umschrieben.

Wer als Gipser sein Werk mit „Gipsverband" umschreibt, benutzt einen falschen Begriff. Wer aber mit Gips Verbände herstellt, praktiziert eine falsche, nicht materialgerechte Applikationstechnik.

Es ist übrigens interessant, daß bei Großgipsen wie Liegeschale, Korsett, Minervagips, Becken-Bein- oder Abduktionsgips kein Mensch von Gipsverband spricht. All diese Erkenntnisse brachten für mich ein Umdenken und eine Umgestaltung meiner Gipstechnik von der Binden- zur *Longuettentechnik* und damit eine andere Umschreibung dessen, was ich mit Gips anfertige. Meine Gipse sind keine „Gipsverbände". Die Longuette übernimmt, belastungsgerecht eingesetzt, die Fixation. Die Gipsbinde verschließt das Ganze dort, wo es notwendig ist, zum geschlossenen Rohr. Mit Schienenkonstruktionen lassen sich mit weniger Material formschönere, leichtere und trotzdem stabilere Fixationen herstellen.

Konstruieren heißt, die Kräfte, die auf die Fixation einwirken, zu kennen und entsprechende Gegenkräfte einzusetzen. Es heißt aber auch, die Eigenschaften des Fixationsmaterials zu kennen.

Gips besitzt eine sehr hohe Druckfestigkeit. Das Trägergewebe, die Baumwollfäden, bringen große Zugbelastbarkeit.

Bei der Anwendung wirkt die Mullbinde als Transportmittel, mit dem der Gipsbrei auf den Körper des Patienten gebracht wird. Im abgebundenen Gips ist das Baumwollgeflecht verschwunden, in der Gipsmasse fixiert. Die Fäden entsprechen nun der Armierung im Beton. Wo also Biegezugkräfte aufzufangen sind, braucht es mehr Gipsmaterial. Als Beispiel dient der Sohlenteil des Gehgipses oder die Aufliegestellen beim Sitzen oder Liegen (Abb. 1).

Der Konstruktionsingenieur sagt uns: Je höher ein Profil über seiner Grundlinie aufgebaut ist, desto mehr Biegekräften kann es standhalten. Die Umsetzung dieser physikalisch-

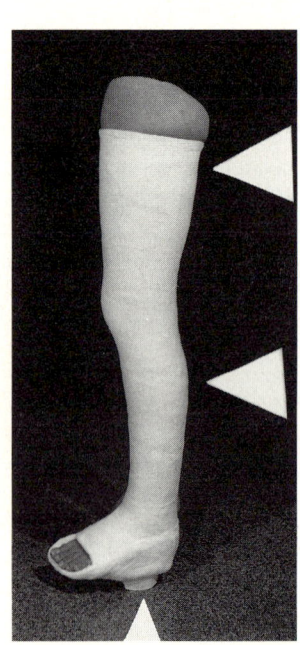
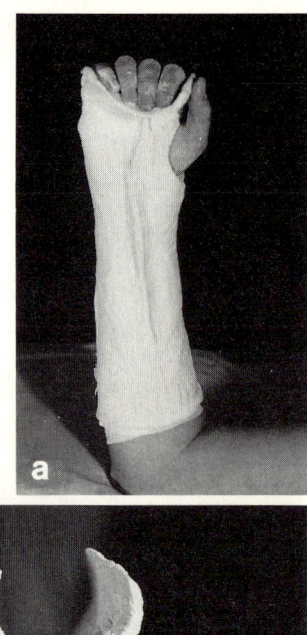
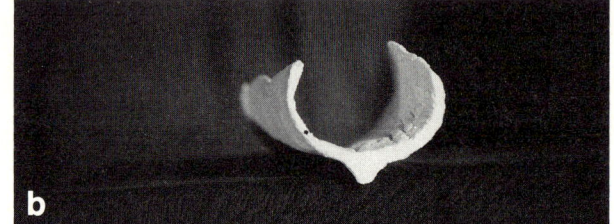

1

2

Abb. 1. Druckbelastung von außen beim Stehen, Sitzen oder Liegen

Abb. 2. a Handschiene mit Verstärkungsrippe. **b** Hohes Profil mit Verstärkung (Handschiene)

technischen Überlegungen in unsere Alltagspraxis möchte ich mit einigen Beispielen zeigen. Der Querschnitt einer *Handschiene* zeigt das seitlich hochgezogene U-Profil (Abb. 2). Im Bereich des Handgelenks, wo die größte Zug- und Druckbelastung einwirkt, wird eine Verstärkungsrippe aufgebaut.

Oberarm-Doppel-U-Schiene: Zwei lange Longuetten werden so dimensioniert und aufgelegt, daß auf der Arminnenseite eine ungefähr 2 cm breite Spalte offen bleibt (Abb. 3). Auf der Außenseite überlappen sich die Schienenteile und bilden so ein gespaltenes Rohr. Dies ergibt eine sehr stabile Frakturfixation der oberen Extremität und zugleich den *primär gespaltenen Gips.*

Damit kommen wir auf einfachste Weise einem uralten, heute noch absolut gültigen Gebot nach: Jeder bei frischer Affektion zirkulär angelegte Gips muß bis zum letzten Faden der Polsterung aufgeschnitten und hochgelagert werden.

Wer sich mit der Longuettentechnik vertraut gemacht hat, stellt jede Erstfixation in dieser Art her. Es ist nicht einsehbar, weshalb man mit mehr Aufwand an Material und Zeit zuerst einen geschlossenen Gips anlegen soll, um ihn unmittelbar nach Fertigstellung wieder mit viel Mühe aufschneiden zu müssen.

Die U-L-Schiene an der unteren Extremität erfüllt die gleichen Anforderungen (Abb. 4). Ich arbeite für Erwachsene mit zwei 15 cm breiten, fünflagigen Longuetten. Dies genügt für die Unterschenkelfixation. Bei kräftigem Oberschenkel werden 1–2 zusätzliche Schie-

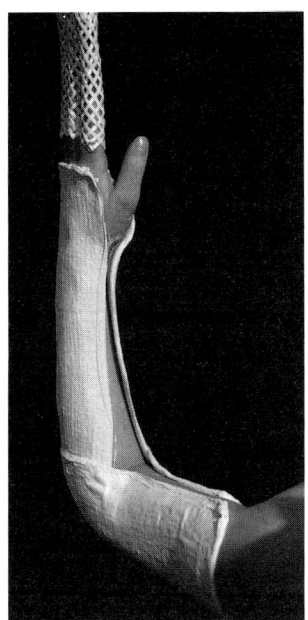
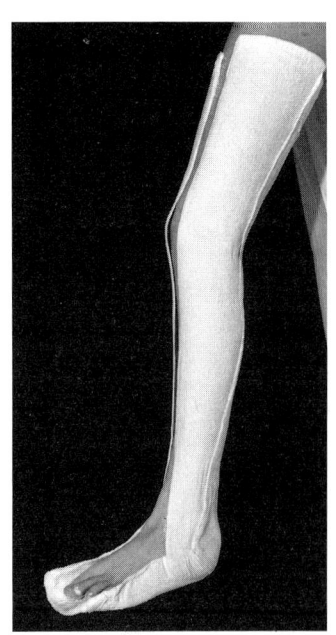

3   4

Abb. 3. Oberarm-Doppel-U-Schiene = primär gespaltene Fixation

Abb. 4. U-L-Schiene als gespaltene Unter- oder Oberschenkel-Erstversorgung

nen benötigt, um hinten das gespaltene Rohr zu schließen. Eine lange Longuette wird seitlich als U so aufgelegt, daß sich die Ränder vorn bis auf 2–3 cm schließen. Die hintere oder L-Schiene überlappt beidseits die U-Schienenanteile. Die Länge der L-Schiene ist so bemessen, daß der Sohlenteil doppelt gelegt werden kann. Schräg umgeschlagen reicht diese Sohlendoppelung bis zum inneren Knöchel. Dadurch wird der Sohlenteil mit dem Schaft verbunden und das Sprunggelenk sicher fixiert. Unter dem Vorfuß ist dadurch, im Querschnitt gesehen, das stabilisierende U-Profil entstanden (Abb. 5).

Das Anmodellieren der Schienen geschieht durch möglichst frühes Umwickeln mit Papierkreppbinden unter sehr kräftigem, gleichmäßigem Zug. Nach dem Abbinden des Gipses werden die Papierwicklungen entfernt und die Randkanten etwas aufgebogen. Zirkuläre

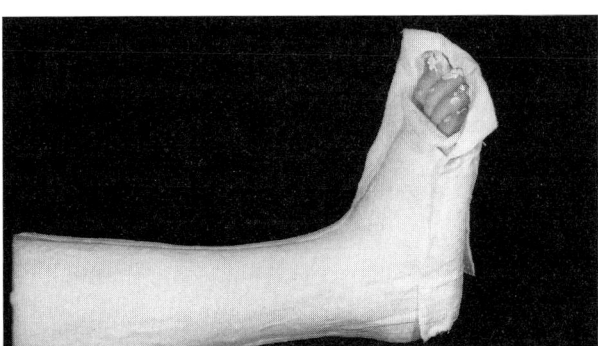

Abb. 5. Schräges Umschlagen der Sohlen-Schienen-Doppelung

Polsterungen schneiden wir in der Schienenspalte auf, das Ganze fixieren wir mit elastischen Binden. *Als Operations- oder Transportgips* wird die Fixation mit Wattewicklungen unterpolstert.

Bei der Frakturerstversorgung polstern wir nur druckexponierte Stellen und Abschlußränder mit geeigneten Polstern. Es ist darauf zu achten, daß unter der Schienenspalte ein Polsterstreifen liegt, der die Randkanten schützt. Beim Aufschneiden der Kreppapierwicklungen darf dieses Polster nicht durchgeschnitten werden, es würde sonst aus der Fixation herausfallen.

Sekundärverschluß der gespaltenen Fixation nach Schwellungsresorption und Muskelatrophie. Voraussetzung sind gute Gelenkwinkel- und Frakturstellung und eine noch genügend gut sitzende Erstfixation. Unter ständiger Rücksprache mit Patienten wird mit einer Gipsbinde die Fixation so weit zusammengezogen, daß sie wieder sitzt, aber nicht einengt. Vor allem bei der Frakturversorgung bei Kindern wenden wir diese Technik seit Jahren erfolgreich an. Entsprechend vorgeplant, läßt sich so die primär gespaltene Erstfixation zum geschlossenen Liegegips vervollständigen, ohne einen eigentlichen Gipswechsel vornehmen zu müssen.

Im zirkulären Gips übernehmen die Longuetten ebenfalls die eigentliche Fixation. Ich lege die Longuetten auf eine erste, zirkulär angewickelte und gut anmodellierte Gipsschicht, um Randkanten zu vermeiden (Abb. 6). Nach Umschlagen der Polsterränder schließe ich das Gipswerk mit letzten zirkulären Wicklungen und kräftigem Durchmodellieren aller Schichten ab.

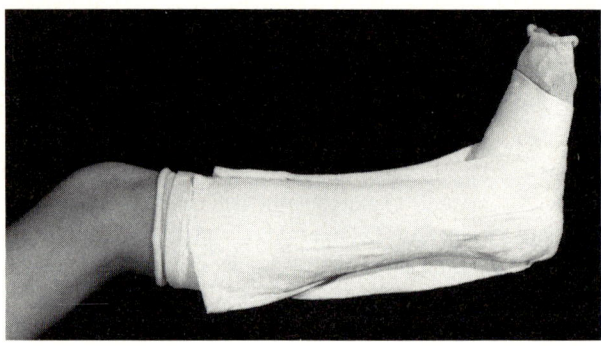

Abb. 6. Verstärkungslonguetten auf die erste Zirkulärschicht legen

Stellungnahme zur Polstertechnik

Polstermaterialien müssen hautfreundlich sein, Transpirationsfeuchtigkeit aufnehmen und diese mit ihrer Dochtwirkung nach außen über den Gips ableiten. Aus den gleichen Gründen, aus denen Baumwollwäsche empfohlen wird, verwende ich als Polster unter Gips nur Baumwollmaterialien:

- als Watte
- als Schlauchmull und
- als doppelt gerauhten Molton.

Damit glaube ich, dem Patienten ein Maximum an Gipskomfort bieten zu können. Immer aber gilt der weitere Grundsatz für die Gipsnachbehandlung: Jeder Patient, der über seinen Gips klagt, hat recht.

Literatur

1. Spier W, Härter R, Kern G (1987) Checkliste Gipstechnik. Thieme, Stuttgart

Kostenanalyse bei konservativer und operativer Frakturenbehandlung

E. Höcherl

Chirurgische Klinik Innenstadt und Chirurgische Poliklinik der LMU München, Nußbaumstraße 20, W-8000 München 2, Bundesrepublik Deutschland

Der bloßen Analyse der Kosten bei operativer oder konservativer Behandlung von Frakturen muß immer die Nutzendimension des jeweiligen Therapieprinzips gegenübergestellt werden. Dieser Nutzen ist die Ergebnisqualität der ärztlichen Handlung. Er setzt sich zusammen aus Struktur- und Prozeßqualität. An ihm wurden und werden Ärzte seit Jahrhunderten gemessen.

Die Struktur ärztlicher Dienste, ihre Arbeitsstätten und deren Qualität sind von vorgegebenen finanziellen und politischen Rahmenbedingungen abhängig. Diese „Hardware" wird ständig fortgeschrieben und ist in aller Regel auf dem Stand der Technik.

Auf die Prozeßqualität – die Software – vermögen Ärzte unmittelbar Einfluß zu nehmen. Dieser Einfluß bezieht sich auf alle diagnostischen und therapeutischen Maßnahmen und deren technischen Ablauf (Standard).

Zu den vorgegebenen Rahmenbedingungen zählt aber auch ein steigendes Kostenbewußtsein im Gesundheitswesen. Am Beispiel der Frakturen des Unterschenkelschaftes soll das Kostenumfeld aufgezeigt werden. Diese Frakturen können nahezu ausnahmslos sowohl operativ als auch konservativ behandelt werden und eignen sich daher besonders für einen Vergleich.

Aus einer bundesweiten Sammelstatistik des AOK-Bundesverbandes des Jahres 1988 ist zu ersehen, daß durch einen Bruch des Unterschenkelschaftes eine Arbeitsunfähigkeit von durchschnittlich 82 Tagen bedingt wird. Diese Zeitspanne stimmt mit den Angaben der medizinischen Literatur über die Heilungsdauer einer derartigen Verletzung weitgehend überein. Multipliziert man diese Tage der Arbeitsunfähigkeit mit den von Schneider 1980 angegebenen betriebswirtschaftlichen Kosten von DM 850,– pro Tag der Arbeitsunfähigkeit eines Arbeitnehmers, so entstehen Kosten in Höhe von DM 70 000,– DM, denen die Krankenhauskosten noch hinzugerechnet werden müssen. Die Dauer des Krankenhausaufenthaltes und die hieraus resultierenden Kosten sind in Tabelle 1 zusammengestellt.

Hefte zur Unfallheilkunde, Heft 222
P. Habermeyer/L. Schweiberer (Hrsg.)
© Springer-Verlag Berlin Heidelberg 1992

Tabelle 1. Kosten der gewerblichen Berufsgenossenschaften
für geschlossene bzw. offene Frakturen des Unterschenkelschaftes
(Erläuterungen s. Text)

	Verweildauer im Krankenhaus	Kosten
Männer	20,54 Tage	6 200,– DM
Frauen	26,29 Tage	7 900,– DM

Gegenüber den betriebswirtschaftlichen Kosten sind diejenigen für den Krankenhausaufenthalt von 6 200,– bzw. 7 900,– DM vergleichsweise gering.

Eine effektive Kostenrechnung wurde basierend auf den Daten des Jahres 1985 vom Hauptverband der gewerblichen Berufsgenossenschaften vorgelegt (Tabelle 2).

Tabelle 2. Kosten der gewerblichen Berufsgenossenschaften
für geschlossene bzw. offene Frakturen des Unterschenkelschaftes
(Erläuterung s. Text)

	Kosten der Berufsgenossenschaften bei Fraktur des Unterschenkelschaftes	
	Geschlossen	Offen
Kosten der BG	87 000,– DM	148 000,– DM
Volkswirtschaftliche Kosten	140 000,– DM	211 000,– DM

Demnach sind die Kosten der Berufsgenossenschaften bei geschlossenen Frakturen im Mittel mit 87 000,– DM anzusetzen. Bei den offenen Frakturen jeden Schweregrades im Bereich des Unterschenkelschaftes ergibt sich ein Mittel von 148 000,– DM. In diesen Zahlen sind die Dauer der Arbeitsunfähigkeit hochgerechnet und der Rentenverlauf aus dem Verlauf früherer Jahre fortgeschrieben. Betrachtet man die Kosten volkswirtschaftlich nach dem von Krupp/Hundshausens angegebenen Modell, so betragen die Kosten 140 000,– DM bei geschlossenen Frakturen und 211 000,– DM bei offenen Frakturen. In diesem Modell bleiben die Verstorbenen unberücksichtigt. Auf der Basis dieser Kosten, die sich je nach Rechenmodell zwischen 80 000,– und 211 000,– DM bewegen, sollen die Unterschiede zwischen operativer und konservativer Frakturbehandlung dargestellt werden.

Die in Tabelle 3 zusammengefaßten Daten einer AO-Sammelstatistik aus den Jahren 1980–1989 berücksichtigen die Angaben von 80 Kliniken. Bei der operativen Behandlung ergibt sich eine durchschnittliche Hospitalisationsdauer von 22 Tagen und bei konservativer Behandlung von 13 Tagen.

Die konservative Therapie führt zu einer Verkürzung der Hospitalisationsdauer um rund 40%. Diese Einsparung ist sicherlich bei den immer knapper werdenden Ressourcen an Krankenhausbetten beachtlich, relativiert sich jedoch im Hinblick auf die Gesamtkosten der Behandlung.

Eine Einsparung von 9 Tagen Krankenhausbehandlung bedingt im Mittel eine Einsparung von 2 700,– DM auf der Kostenseite. Sieht man diese Einsparung im Vergleich

Tabelle 3. Hospitalisationsdauer bei operativer bzw. konservativer Behandlung von Frakturen des Unterschenkelschaftes

	AO-Sammelstatistik der Jahre 1980–1989	
	Operativ	Konservativ
Frauen	20,17 (n = 1549)	14,31 (n = 60)
Männer	23,39 (n = 3579)	12,92 (n = 142)
Durchschnitt	22,41 (n = 5128)	13,32 (n = 202)

mit den Gesamtkosten, so ergibt sich ein Sparpotential von 2–4 %. Betrachtet man die Einsparmöglichkeiten aus Sicht der volkswirtschaftlichen Kosten, so nähern sich diese der 1 %-Marke. Würde man alle Unterschenkelschaftfrakturen konservativ behandeln, so ergäbe sich bei einem Gesamtaufwand von 85 Mio. DM im Bereich der Berufsgenossenschaften (Wegeunfälle) eine Einsparung von 2,3 Mio. DM (Stand 1985).

Die Kostenseite mit ihren vielen Variablen kann somit ein Plädoyer für die konservative Knochenbruchbehandlung am Unterschenkelschaft nicht ausreichend begründen.

Betrachtet man jedoch die eingangs erwähnte Nutzendimension für die Patienten, die sich in der Komplikationsrate wiederspiegelt, so ist hier die konservative Behandlung eindeutig überlegen (Tabelle 4).

Tabelle 4. Komplikationsraten bei Entlassung aus stationärer Behandlung; operative versus konservative Therapie von Unterschenkelschaftfrakturen

	AO-Sammelstatistik der Jahre 1980–1989	
	Operativ	Konservativ
Allgemein	6,1 %	4,1 %
Lokal	14,9 %	2,9 %

Die Kosten-Nutzen-Analyse operative gegen konservative Therapie von Unterschenkelschaftfrakturen läßt die konservative Therapie in einem günstigen Licht erscheinen. Die Vorteile der konservativen Therapie sind Kosteneinsparung und niedrige Komplikationsrate. Nicht unerwähnt bleiben soll jedoch, daß diesen rein mathematischen Aspekten die subjektive Empfindungswelt des Patienten gegenübersteht – d.h. der Dyskomfort durch das Tragen eines Gipsverbandes und die hieraus resultierende Einschränkung der Mobilität über viele Wochen. Zudem ist das Risiko einer thromboembolischen Komplikation erhöht und ggf. eine ambulante Thromboseprophylaxe erforderlich. Nicht berücksichtigt werden konnten auch Faktoren wie die Entlastung stationärer und operativer Einheiten durch eine konservative Behandlung von Frakturen. Diesem Aspekt wird bei stetig zunehmenden Mangel an Pflegekräften und dem sich abzeichnenden Mißverhältnis zwischen angebotenen Krankenhausbetten und stetig steigendem Bedarf in der Zukunft große Bedeutung zukommen.

Es liegt auf der Hand, daß der Versuch einer retrospektiven Analyse von Kosten und Nutzen verschiedener Therapieprinzipien mit Fehlern behaftet ist. Die Darstellung kann daher sowohl Anlaß zur Kritik aber auch Anstoß zu einer prospektiven Erhebung von Folgekosten und Nutzen verschiedener Therapieprinzipien sein.

Für die tatkräftige Unterstützung danke ich der AO-International, dem Hauptverband der Gewerblichen Berufsgenossenschaften und dem Bundesverband der Ortskrankenkassen.

Grundlagen der Knochenbruchheilung unter konservativer Behandlung

The Morphology of Fracture Healing

A. E. Goodship

Comparative Orthopaedic Research Unit, Department of Anatomy, School of Veterinary Science, University of Bristol, Park Row, Bristol BS1 5LS, England

The skeleton provides structural support for the body and a system of levers which in combination with other skeletal tissues permit movement and locomotion. The common perception of the skeleton is that of the long-lasting inert tissue seen in museums. However, bone is far from inert; it is a highly plastic dynamic tissue.

Unlike many structures, the loading demands made upon the skeleton are diverse and may change throughout life as individuals undertake different types of activity, requiring appropriate changes in bone size and shape. Any minor damage resulting from normal wear and tear must also be repaired without affecting everyday activities. Catastrophic overload resulting in gross fracture necessitates rapid repair, which must result in restoration of mechanical integrity and return to normal function.

To understand the factors responsible for differences in the morphology of fracture healing it is first necessary to review the relationships between form and function in intact bones.

In the latter part of the last century Culman noted the similarity between the patterns of trabecular arcades in the proximal femur of man and stress trajectories calculated for the Fairbairn crane, a struckture closely resembling the shape of the femur and loaded in a similar manner. The relationship between morphology and functional requirement in bone was also studied by Julius Wolff who, on the basis of clinical observations and some early experimental work, put forward his classic low of bone remodelling. This hypothesised that both the mass and architecture of individual bones are precisely controlled to withstand the magnitude and direction of prevailing loads in an optimal manner. In order to verify these concepts in a quantitative manner it was necessary to be able to measure the mechanical input and biological output of the system. In the late 1960s a technique was developed to attach strain gauges to the surface of living bone. This allowed the direct measurement of magnitude and orientation of bone deformation resulting from the loads applied during normal activities (Lanyon, Cochran etc.). These experimental studies not only provided evidence to support Wolff's Law in terms of the orientation of trabecular architecture (Lanyon 1973), but also allowed further studies on the response of bone to different levels of imposed strain. An increase in strain levels resulted in an adaptive remodelling response

Hefte zur Unfallheilkunde, Heft 222
P. Habermeyer / L. Schweiberer (Hrsg.)
© Springer-Verlag Berlin Heidelberg 1992

to restore physiological strain magnitude (Goodship 1976). Further evidence has shown that the customary level of deformation occurring in bone during normal activity is similar across a number of animal species, including man, and at various sites on different bones (Rubin 1987). This ubiquitous strain „window" suggested that the bone cell populations interacted to change the morphology of a bone in response to deviations from the normal strain environment. Such a remodelling episode may be generalised throughout the skeleton or localised to one bone or even a particular site within a bone. For instance, Jones has shown that the serving arm of a professional tennis player may have a bone mass 30 % greater than the contralateral non-serving arm. A reduction in mechanical stimulation, such as that experienced during space flight, will result in a net loss of bone mass. However, it has been shown that the bone loss associated with removal of gravitational force is not uniform throughout the skeleton but is modulated by the level of activity experienced by a particular bone. The loss in the upper limbs is not as great as that in the lower limbs and correlates with the increase in mechanical demands associated with performing tasks during the astronaut's time in space. Furthermore, the remodelling response to change in functional environment has been shown to be evoked by only a very short period of mechanical stimulus. Rubin (1987), working on an isolated avian ulna, found that as few as 36 loading cycles given over a period of 72 seconds each day would initiate a maximal adaptive hypertrophy comprising periosteal and endosteal bone formation. In the same preparation it was shown that removal of normal mechanical stimuli resulted in a decrease in bone mass, resulting from endosteal resorption, reducing cortical thickness, and increased intracortical porosity. The intermittent cyclical nature of the stimulus has been shown to be essential in producing an osteogenic response. Deformation of the same magnitude and distribution applied as a static stimulus does not elicit the formation of new bone.

Thus, the morphology of an intact bone at a particular point in time is determined by a combination of inherent genetic information, systemic factors and the prevailing local mechanical environment. The mechanisms for transduction of mechanical stimuli to cell activity are poorly understood, but to some extent the pathway and sensitivity of the response have been defined. Application of a short period of mechanical stimulation results in changes in proteoglycan orientation within the bone matrix. Skerry has shown that a sequence of as few as fifty cycles of loading produces a maximal effect on these large molecules within the matrix. Not only are these molecules charged but there is evidence that they may be attached to the cytoskeleton of the osteocytes. This effect on the matrix has been suggested to act as a strain memory, since the change persists for some 24 hours after an episode of stimulation. The sensitivity of the response is further demonstrated by the finding that protein forming enzyme systems are stimulated in the osteocytes within minutes of the application of an osteogenic strain regime and within a few days the osteogenic layer of the periosteum has been activated. Such a mechanism would indeed act as means of integrating the cellular remodelling response in a whole bone. Thus the remodelling process can respond very rapidly to changes in mechanical demand in intact bone.

The ability to adapt morphology in relation to structural requirements is also seen in the healing process; by utilising current understanding of these biological mechanisms some degree of control of the healing process is possible. The morphological patterns of repair in bone are divided into two distinct types of healing. The first is the direct or primary repair, which is seen in situations where the fracture fragments are rigidly stabilised and direct contact is made at the fracture line. Rigid internal fixation using compression techniques may provide such conditions in clinical fractures. Experimentally, it has been shown that repair of an osteotomy under such conditions occurs with little or no external callus and direct osteonal remodelling across the closely apposed fragments (REF). This type of healing occurs over a long period of time and relies upon the presence of an implant for mechanical support for a considerable portion of the healing time. Although with good anatomical reduction the gross morphological characteristics of the bone are restored, the presence of a plate results in a temporary intracortical porosity, believed to be related to early vascular disturbance, and a reduction in cortical thickness due to endosteal resorption attributed to stress protection. In addition, on plate removal there is a risk of refracture at the junction of the plated and unplated regions of the bone.

Thus despite the normal anatomical appearance of this type of healing, the disadvantages are the length of time required for complete union and the weakness of the bone after plate removal. The mechanical environment at the fracture site is determined by the application of the plate and once applied there is little potential for change during the healing period.

The second type of healing is indirect or secondary fracture repair. In this process the fragments are fixed in a less stable manner and the biological response is to produce a periosteal bridging callus. This pattern of healing is observed in fractures treated conservatively, with casts, braces, external fixation, intramedullary nailing or with some types of low modules composite plates. The advantage of indirect healing is the relatively short time required to restore mechanical integrity, although remodelling of the periosteal callus to restore the normal anatomical morphology may take a long time.

Perhaps the most important measure of fracture healing is related to the restoration of mechanical integrity, since for both the patient and the surgeon it is the ability of the patient to use the limb without additional support and without risk of refracture that is the primary goal. Therefore in addition to looking at radiographs it is important to attempt to measure some aspect of the progression of healing in mechanical terms. This philosophy was pioneered by Burny, who attached strain gauges to orthopaedic devices and monitored the progress of individual patients. Evans et al. developed the technique further and produced a strain transducer that could be attached to a single-sided fixator at intervals during healing. Data from the transducer were recorded simultaneously with those from force measuring devices as loads were applied to test the stability of the fracture. Both sets of data were then used to calculate an index of fracture stiffness. The advantage of using this system on a single-sided fixator was that with a known fixator geometry the system stiffness could be calculated, and this permitted absolute values of fracture stiffness to be used in comparing groups of patients.

The mechanical properties of various types of external fixators have been quantified by bioengineers in laboratory test using the devices on simulated bones in material test machines. These studies provide considerable data on the relative stiffness and rigidity of frames with many different configurations. Thus it is theoretically possible for the surgeon to construct a frame to give a specific mechanical environment at the fracture site. However, on the biological side although, as previously discussed, the type of healing is related to mechanical environment the relationship between rate of healing and defined movements at the fracture site is not known. Therefore it has not been possible in the clinical situation to utilise fully the potential to adjust the frame configuration to control fracture healing.

This limitation in understanding is perhaps illustrated by the number of different devices currently on the market and the different configurations seen even with the same device on similar fractures. Until the required mechanical environment can be defined the surgeon cannot be given the information to construct appropriate external fixator configurations for particular fractures.

An hypothesis can be put forward that there is an optimal mechanical environment that will result in maximal rate of healing. Using an experimental model to test this hypothesis, the effect of fixator stiffness on the healing of a 3mm mid-diaphyseal osteotomy was evaluated in the ovine tibia. The restoration of mechanical integrity was determined using the strain transducer technique, and mineralisation was observed on standard radiographs and measured using dual photon-absorptiometry scanning through the fracture gap at intervals during a 12 week healing period. The change in stiffness of the frames was achieved by using two different offset distances (25 mm and 35 mm) between the fixator column and the bone, thus requiring no disturbance or change to the pin/bone interface. Healing was studied over a 12 week period and significant differences were seen between the two groups in both the rate of increase in fracture stiffness and mineralisation, with healing being inhibited in the stiffer frame configuration (25 mm offset). The use of some external fixators of a rigid nature appeared to inhibit healing in clinical use, yet these stiff frames are generally associated with a low incidence of pin tract complications. In contrast the more flexible frame configurations may encourage good callus but also tend to result in a higher incidence of problems at the pin/skin and pin/bone interfaces.

In an attempt to capitalise on the advantages of both systems and avoid the disadvantages associated with each, it was further hypothesised that the oteogenic potential of indirect fracture healing may be achieved by very short periods of appropriate mechanical stimulations, as has been shown for intact bone. This hypothesis was tested on the same experimental model by attaching a miniature servo-hydraulic actuator (Dartec) to the fixator for approximately 17 minutes each day to provide a controlled cyclical interfragmentary micromovement. This system allowed the magnitude and rate of displacement together with the magnitude of applied force to be varied independently. Healing was assessed by standard radiographs and measurement of rates of mineralisation of the gap and increase in fracture stiffness with time. Short periods of dynamic mechanical stimulation were found to modulate the process of indirect fracture repair. Some micromovement regimes significantly enhanced the rate of repair, others had no significant effect and some produced a significant inhibition of healing. These data emphasise the sensitivity of the repair process to changes in mechanical environment at the fracture site. Healing appeared to be enhanced by low magnitude displacements applied with low force at a high rate of displacement. Inhibition of healing was found to be associated with high levels of displacement and applied force. Regimes with low rates and magnitudes of displacement at low applied loads did not produce a significant effect on fracture healing. The experimental evidence confirmed clinical observations that very rigid frames inhibited healing. This suggest that a knowledge of frame geometry in relation to the mechanical characteristics of the frame could be combined with objective measures of healing, such as fracture stiffness, to enable the clinician to control the repair process by making appropriate adjustments to the frame. This approach to fracture management indicate the potential of external skeletal fixation to capitalise upon the rapid type of healing associated with conservative management, but avoid the undesirable aspects of treatment with casts such as muscle atrophy and joint stiffness. The additional advantage of using controlled dynamisation to enhance the rate of healing in clinical cases, even where weight bearing was precluded by concurrent injuries, required evaluation in a clinical trial. A two centre trial was used in a prospective study on the use of micromovement to stimulate fracture healing. In this trial an objective end point was used in which the frames were removed when a fracture stiffness of 15 Nm per degree was achieved. Previous experience had shown a minimal risk of refracture at the level of stiffness. Fractures were classified into severity categories and randomly allocated to treatment. On statistical analysis a significant reduction in healing time was found as a result of treatment with controlled dynamisation. No increase in complication rate, either in healing or in pin tract problems was seen as a result of the mechanical stimulation. Further experimental work has shown that the dynamisation enhances healing when applied in the early stages of fracture repair, which supports the philosophy of early mobilisation in fracture treatment. In fact, the recent interest in the Ilizarov fixator and method of fracture treatment also encompasses the role of controlled interfragmentary movement and early mechanical stimulation in fracture repair.

Objective monitoring of the restoration of mechanical integrity is an active area of research. Orthopaedic surgeons have traditionally used subjective methods, such as manual manipulation and clinical experience, to assess the state of union in healing fractures. The introduction of methods to quantify and record the increase in stability of fractures during healing should increase the ability of surgeons to detect both delayed union and potential non-unions at an early stage. This approach, combined with an understanding of the response of the repair process to mechanical environment, will allow the surgeon to utilise the biological feedback in the control and modulation of the fracture healing repair process. Furthermore, once the relationship between mechanical environment and rate of repair has been established it will be possible to select a fixation device and configuration that affords the optimal mechanical environment at the fracture site. One major advantage of using external fixation frames is the ability to adjust the degree of rigidity and flexural stiffness by changing the geometry of the frame without the need for further surgical intervention. Internal fixation techniques, although essential in some types of fracture, do not provide the same degree of versatility in controlling the mechanical environment at the fracture site during the course of fracture healing.

The role of dynamisation is a current area of interest, but the definition of this term is not yet universal. Some authors consider dynamisation to be the adjustment of the clamps on the external fixator to allow some freedom of movement of the fracture fragments in a predominantly axial plane. This movement relies upon forces generated by the patient and the level of friction between components of the fixator. To some extent the type of micromotion occurring will be influencd by the degree of weight bearing tolerated by the patient. Mechanical stops can be used to limit the extent of the interfragmentary movement. Binding of the sliding components of the frame will prevent further micromovement. This type of dynamisation may merely result in collapse of the fracture gap. Other authors describe dynamisation as an actively applied and controlled cyclical movement of the fracture fragments, in which the duration, degree of displacement, rate of motion and force to effect movement can be predetermined and controlled. This type of dynamisation can be applied using a small actuator attached to the fixator and is therefore independent of the ability of the patient to bear weight. Consequently such dynamisation can be applied in the early stages of healing even in patients with multiple injuries and confined to bed.

Once weight bearing, the cyclical micromovement can be sustained by the use of a spring mechanism in which the spring charactristics are related to the degree of weight bearing achieved by the individual.

Although some regimes of dynamisation have been shown to be beneficial in experimental studies, even when applied for only short periods each day, and the concept confirmed in a clinical trial, individual requirements may vary and change during the course of healing. The combination of objective monitoring of fracture fhealing and the facility for dynamisation now provides a system with which fracture healing can be both stimulated and controlled.

The pathways by which changes in mechanical environment at the fracture site influence the cellular processes of repair are poorly understood. It is possible that a common path links some of the other physical stimuli shown to influence fracture healing. Ultimately, elucidation of the transduction mechanisms at a molecular level will enable fracture healing to be controlled by pharmacological means, independent of the type of device used to provide the initial stabilisation. Until such time the repair process can be influenced by understanding the implications of Wolff's law in relation to fracture management.

Die Pathophysiologie der Knochenheilung

L. Schweiberer und K. Wolf

Chirurgische Klinik Innenstadt und Chirurgische Poliklinik der LMU München, Nußbaumstraße 20, W-8000 München 2, Bundesrepublik Deutschland

Die Pathophysiologie der Knochenbruchheilung blieb lange Zeit auf die Deutung von Einzelphänomenen beschränkt. In der allgemeinen Betrachtung der Osteogenese dominierte zunächst die Osteoblastenlehre, später die Induktionslehre. Für die operative Frakturheilung wurde bislang den Druckkräften großes Interesse geschenkt; heutzutage treten jedoch auch die Dehnungskräfte mehr in den Mittelpunkt der Betrachtung. Küntscher sprach von der reinen periostalen Vaskularisation, Ilisarov von der Unberührbarkeit der medullären Vaskularisation als Voraussetzung der Frakturheilung – beide Autoren sind Initiatoren großartiger klinischer Methoden.

Klinische Erfolge mit der einen oder anderen Methode führen dazu, daß der „Praktisch-Tätige" sich der gerade vorherrschenden Meinung zuwendet und dementsprechend seine Therapieverfahren ausrichtet.

Regelmechanismen der Osteogenese

Bei den Überlegungen betreffend den Regelmechanismen der Osteogenese stellt sich die Frage: Wie sollen die Theorien der Osteogenese unter Druck und unter Distraktion vereinbar sein, wenn nicht ein „übergeordneter Regelmechanismus" besteht? Eine Erklärung

Hefte zur Unfallheilkunde, Heft 222
P. Habermeyer / L. Schweiberer (Hrsg.)
© Springer-Verlag Berlin Heidelberg 1992

hierzu liefert das übergeordnete multifaktorielle Prinzip der Knochenbruchheilung. Der neueste Stand der Forschung konzentriert sich auf eine Vielzahl von Phänomenen, welche für die Knochenneubildung verantwortlich sind oder sie wesentlich beeinflussen.

Man unterscheidet notwendigerweise zwischen übergeordneten Regelmechanismen und solchen, welche die übergeordneten Regelmechanismen unterstützen, unterbrechen oder einfach als Resultat der Regelmechanismen erscheinen. Zu den grundsätzlichen, „übergeordneten Regelmechanismen" gehört die Fähigkeit des Organismus, spezifisches Gewebe, in diesem Falle Stützgewebe, durch Zelldifferenzierung zu produzieren. Diese Produktion erlischt oder kommt erst gar nicht zustande, wenn die Vaskularisation gestört ist. In dem bekannten Modell von Brookes [3] geht die Blutversorgung des Röhrenknochens im wesentlichen von den medullären Gefäßsystemen aus, welche über die Volkmann-Kanäle durch die Kortikalis verlaufen. Auch das periostale Kapillarsystem verdient dabei Beachtung, besonders der venöse Abstrom über das kapilläre und venöse System des Periosts. Ebenso von Bedeutung ist der venöse Abstrom über die Areale der Muskelinsertion.

Eine der größten Unbekannten in dem Regelkreis der übergeordneten Regelmechanismen bleibt vorerst noch die Innervation. Rein biologisch gesehen kann kein Zweifel bestehen, daß das vegetative Nervensystem ganz wesentlich in den Regelmechanismus von Zelldifferenzierung und/oder Vaskularität eingreift.

Unterstützt oder gestört werden die Regelmechanismen durch Sekundärphänomene (Tabelle 1), z. B. die mechanischen Kräfte: Druck erzeugt nicht neuen Knochen. Unter der Bedingung einwandfreier Vaskularität kann der Druck die Fraktur so weit ruhigstellen, daß sogar eine primäre Knochenbruchheilung resultiert. Die klinisch bezogene Forschung der vergangenen Jahrzehnte hat diese Tatsache anschaulich belegt; sie ist z. B. in den klassischen Arbeiten von Schenk beschrieben [10]. Die Frage der interfragmentären Druckosteosynthese bezieht sich darauf, ob Frakturtrauma und operative Manipulation die Vaskularität in bestimmten Bereichen des Skelettsystems, z. B. am Tibiaschaft, in einem überproportional großen Maße stören.

Tabelle 1. Unterstützende und unterbrechende Regelmechanismen mit Hilfe von Sekundärphänomenen

1. Mechanische Kräfte (Druck, Zug, Scherung)
2. Primäre und sekundäre Knochenbruchheilung
   (Kontakt-, Spalt-, Kallusheilung)
3. Reaktion und Beschaffenheit des Weichgewebes
   (primäre und sekundäre Wundheilung, bakterielle
   und/oder abakterielle Metallose, Allergie – Entzündung
4. Gewebemilieu (Sauerstoff- und CO_2-Partialdruck)
5. Medikamente (Chemotherapie, Antibiotika usw.)
6. Elektromagnetismus
7. Biorhythmus

Als 2. Beispiel wäre die Distraktionsosteosynthese zu nennen. Unter abrupter Distraktion entsteht eine Pseudarthrose. Der Regelmechanismus der Osteogenese ist hierbei nachhaltig gestört, da quantitativ der Prozeß der Zellproliferation in der Zeiteinheit überfordert ist. Ganz anders liegen die Verhältnisse bei der langsamen, kontrolliert kontinuierlichen Distraktion. Die Relation zwischen Zeit und quantitativer Zellproliferation, zwischen Zeit und Gefäßsprossung, verbunden mit der nötigen Ruhigstellung – mit oder ohne Relativbewegungen – , führten zur ossären Überbrückung großer Defekte.

Differenzierung osteogenetischen Gewebes

Zwei anscheinend diametral gegensätzliche Auffassungen der kausalen Osteogenese standen sich jahrzehntelang gegenüber: die Osteoblasten- und die Induktionslehre. Beiden Anschauungen gemeinsam war die Kenntnis, daß die transplantierte Knochengrundsubstanz abstirbt; heute würde man sagen, daß sie mediatorenbedingt und mediatorenwirksam aufgelöst und durch neue Knochengrundsubstanz ersetzt wird. Die absterbende Knochengrundsubstanz übt einen spezifischen Reiz aus, der nach der Osteoblastenlehre auf die spezifischen osteoblastischen Zellen, nach der Induktionslehre auf die pluripotenten Mesenchymzellen des Frakturgebietes wirkt.

Zur Induktion pluripotenter Mesenchymzellen stellte Levander 1938 und Annersten 1940 fest [1], daß es in der Knochengrundsubstanz einen Faktor geben muß, der die zelldifferenzierung bis hin zum Osteoblasten bewirkt. Obertalhoff nannte diesen Faktor 1947 den K-Faktor. Es gelang jedoch nicht, diesen Faktor nachzuweisen. Man vermutet, daß dieser Faktor in den Interzellularsubstanzen angesiedelt sein muß. Urist et al. konnten 1974 erstmals ein spezifisches Protein, das „Bone Morphogenetic Protein" isolieren [13]. Die Forschung der letzten 15 Jahre zeigte, daß zur Zell- und Gewebedifferenzierung zahlreiche lokale autokrine und parakrine Mediatorsysteme notwendig sind. Ohne Anspruch auf Vollständigkeit sind in Tabelle 2 einige der Mediatoren aufgelistet, die untereinander kommunizieren.

Tabelle 2. Kommunizierende Mediatoren. Zu den Mediatoren zählen auch lokale bioelektrische Effekte sowie noch unentdeckte physikalische Membranpermeabilitätseffekte

Prostaglandin PGE 1
Prostaglandin PGE 2
Somatomedine
Bone Morphogenetic Protein
Epidermal Growth Factor
Verschiedene angiogene Wachstumsfaktoren
Fibronectin
Interleukin 1
Interleukin 2
Platelet Growth Factor
Tumor Nekrose Faktor
Osteoclast-Activation Factor
Bradykinin
Neuropeptide
Unentdeckte Prozesse

Zu den Mediatoren sind die lokalen und bioelektrischen Effekte zu addieren, welche durch zahlreiche Untersuchungen charakterisiert wurden, sowie andere, noch unentdeckte physikalische Membranpermeabilitätseffekte. Die Details, welche den Heilungsprozeß kontrollieren, sind viel komplexer als vor Jahren noch erwartet wurde.

Phänomenologie der Knochenbruchheilung

Die Osteoklasten und Osteoblasten, welche alte Knochengrundsubstanz abbauen und neue produzieren, existieren nach einer Fraktur oder einer Osteotomie nicht in ausreichender Anzahl. Würden die vor Ort existierenden präformierten Osteoblasten und Osteoklasten alleine für den zellulären Erfolg einer Frakturheilung verantwortlich sein, würde die Heilung einer Fraktur einige Jahrzehnte in Anspruch nehmen – wie veröffentlichte Daten der Histomorphometrie nachweisen. Die funktionelle Lebenszeit eines Osteoblasten im Menschen beträgt 3 Monate, wie Frost 1986 [6] zeigen konnte. Die prompten Anforderungen an die Knochenheilung erhöhen die Anzahl der Osteoblasten und Osteoklasten um ein Tausendfaches, was nur durch die Mediatorenmechanismen zu erklären ist.

Den hochdifferenzierten Endstufen der Osteoklasten und Osteoblasten gehen Vorläufer- und Helferzellen voraus, Kapillaren, Lymphgefäße und Nervenfasern, sowie lokale autokrine und parakrine Regulationssysteme. Unter dem Einfluß lokaler und systemischer Stoffe bestimmt der Mediatorenmechanismus die Anzahl von Fibroblasten, Chondroblasten und Osteoblasten, welche an verschiedenen Orten erscheinen.

Ein regionales Beschleunigungsphänomen (RAP = Regional Acceleratory Phenomenon) wurde primär als eine Funktionseinheit durch Colar 1983 beschrieben. Das RAP beschleunigt nach einem Ereignis wie Fraktur, Osteotomie, Entzündung die normalen regionalen Prozesse. Es scheint keine neuen Prozesse auszulösen, die Geschwindigkeit der zellulären Reaktionen während der Heilungsphase wird jedoch beschleunigt.

Bei den zellulären Reifungsprozessen stellt sich die Frage nach ihrer Lokalisation. Sie vollziehen sich im Periost, in den Havers-Systemen der Kortikalis, im endostalen System sowie im spongiösen Trabekelsystem.

Das Periost stand Anfang dieses Jahrhunderts bei Axhausen, Lexer und anderen Autoren im Mittelpunkt des Interesses der Osteogeneseforschung [2, 8]. Man wußte bereits, daß eine adventitielle Schicht, eine Elastikaschicht und eine Kambiumschicht des Periostes existiert. Die Kambiumschicht galt als hauptsächliche Lokalisation der Osteogenese, sofern das Periost in Verbindung mit der Knochengrundsubstanz des kortikalen Knochens blieb.

Heutzutage weiß man, daß 3 Schichten unterschiedlich differenzierter Zellen vorhanden sind. In der 1. Schicht befinden sich differenzierte Zellen im Sinne von Osteoblasten, in der 2. Schicht befinden sich Vorläuferzellen – und zwar flache Bindegewebezellen in Bindegewebefasern eingelagert – und in der 3. Schicht lockere Bindegewebefasern mit verschiedenen und unterschiedlich reifen Bindegewebezellen. Die mediatorenbedingte Reifung osteoblastischer Zellen im Periost des wachsenden Organismus bedarf einer Stimulation durch Verletzung oder anderer, die Osteogenese stimulierender Prozesse.

Die periostalen Prozesse sind vor allem in der Diaphyse von Bedeutung. Im Meta- und Epiphysenbereich sind es hauptsächlich die spongiösen Trabekelstrukturen, welche die Osteogenese hauptsächlich vollziehen. Daß die Endostsysteme und auch die Havers-Systeme auch im Diaphysenbereich an osteogenetischen Systemen partizipieren, ist hinreichend bewiesen. Quantitativ wird die Produktion von osteoblastischem Gewebe durch periostale Prozesse jedoch meist maskiert.

Vaskularisation und Vaskularität

Von den 3 hauptsächlichen Regelmechanismen der Frakturheilung ist die Vaskularität und die Vaskularisation des verletzten Knochens wohl am besten untersucht [11, 12, 14]. Es ist das vom Organismus angestrebte Ziel, das normale physiologische Verteilungsmuster der Gefäße während der Frakturheilung wieder herzustellen. Wichtig ist heutzutage angesichts der viel diskutierten Osteogenese unter Distraktion, daß das Periost als ein vaskuläres und osteogenetisches Bindeglied zwischen Weichgewebe und Knochen fungiert. Es erfüllt im Frakturstadium nicht nur eine wichtige Funktion für die arterielle Revaskularisation von Fragmenten, sondern trägt auch zur venösen Drainage des Frakturgebietes bei.

Innervation als Teil des übergeordneten Regelmechanismus

Es stellt sich hierzu die Frage: Hat die Innervation im Regelmechanismus der Frakturheilung eine Bedeutung? Die Innervation war primär im Knochen nur mit dem Elektronenmikroskop darstellbar. Erst seit kurzer Zeit erlauben immunzytochemische Methoden, die neuropeptidhaltigen vegetativen Nervenfasern zu erfassen. Das periphere und vegetative Nervensystem im Knochen besitzt offensichtlich einen potenten Steuermechanismus bei der Knochenneubildung, wie von Cooper et al., Frymoyer u. Pope bereits vermutet wurde [4, 5]. Hill u. Elde stellen im Jahre 1991 immunreaktive Nervenfasern im Periost der Ratte

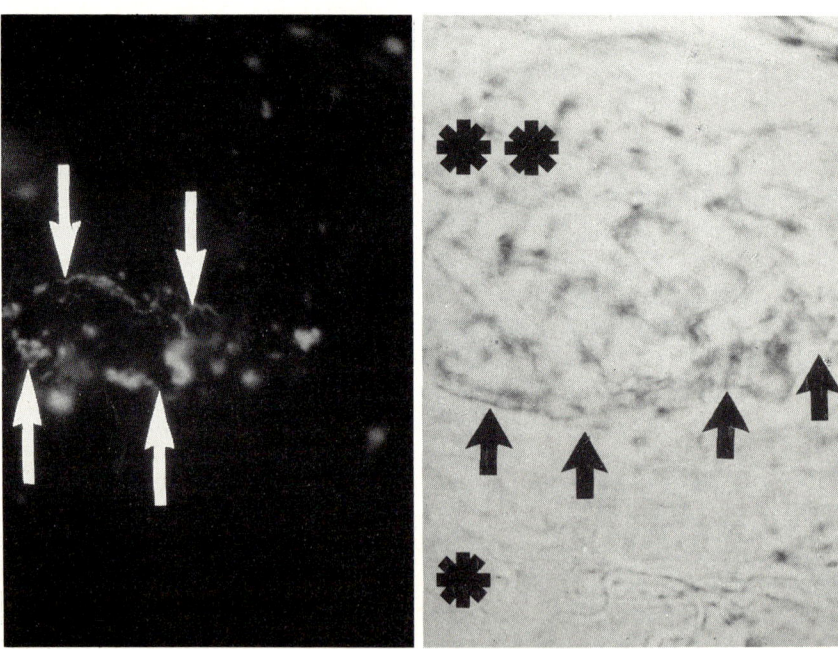

a   b

Abb. 1a, b. CGRP-positive Nervenfasern (*Pfeile*) (**a**) im Kallusgewebe des Osteotomiespaltes (2 mm Distanz der Osteotomie) an der Kaninchentibia (fluoreszenzmikroskopisches Bild), nach einem postoperativen Zeitraum von 4 Wochen; Vergrößerung 1000-fach; Antikörper gegen CGRP (vom Meerschweinchen, Anti-Rabbit), die beiden Bilder (a, b) entsprechen sich in ihrer Lokalisation, wobei die Pfeil-Linie (**b**) im lichtmikroskopischen Bild die Gefäß-Knochen-Grenze angibt

dar [7]. Sie konnten den 3 unterschiedlichen Schichten von Zellen im Periost – die wir bereits beschrieben haben – entsprechende Neuropeptid-positive Fasern zuordnen. Alle 3 Schichten zeigten unterschiedliche Dichteverteilungen von Neuropeptiden.

Wir führen derzeit Untersuchungen mit Hilfe von immunreaktiver Markierung der Neuropeptide durch. Unsere Fragestellung lautet: Ab welchem Zeitpunkt sind vegetative Nervenfasern in neugebildetem Knochen während der Frakturheilung vorhanden und um welchen Typ von neuropeptidhaltigen Nervenfasern handelt es sich. In Abb. 1 sind neuropeptidhaltige Nervenfasern im Kallus 4 Wochen nach der Osteotomie nachgewiesen und immunzytochemisch markiert. Ein neuraler Steuermechanismus bei der Frakturheilung darf vermutet werden.

Bereits 1970 [12] wurde in Abhängigkeit von Gewalteinwirkung, Retraktion und Kontraktion von Gefäßen im Frakturgebiet in der Akutphase der Verletzung nachgewiesen, daß dies auf das Vorhandensein und die Wirksamkeit neuraler Steuerung schließen läßt.

Die Pathophysiologie der Knochenbruchheilung umfaßt ein immenses Gebiet biochemischer und physikalischer Phänomene. Wir stehen sozusagen erst am Anfang unseres Wissens, obwohl Ollier bereits 1867 den wissenschaftlichen Grundstein der Osteogeneseforschung legte [9]. Wenn wir uns auf wenige, in der Natur und in der Biologie immer wiederkehrende Gesetzmäßigkeiten konzentrieren, ist die Bedeutung für den Kliniker überschaubar. Der Regelmechanismus zwischen Osteogenese, Vaskularität und Innervation schafft die Leitschiene für klinisch-therapeutisch anwendbare Prinzipien.

Literatur

1. Annersten S (1940) Experimentelle Untersuchungen über Osteogenese und die Biochemie des Frakturcallus. Acta Chir Scand [Suppl] 84:60
2. Axhausen W (1952) Die Knochenregeneration, ein zweiphasiges Geschehen. Zentralbl Chir 77:435
3. Brookes M (1971) The blood supply of bone. Butterworth, London
4. Cooper RR, Milgram JW, Robinson RA (1966) Morphology of the osteon. An electron microscopic study. J Bone Joint Surg [Am] 48:1239–1271
5. Frymoyer JW, Pope MH (1977) Fracture healing in the sciatically denervated rat. M Trauma 17:355–361
6. Frost HM (1989) The biology of fracture healing, an overview for clinicians. Part I. Clin Orthop 248:283–293
7. Hill EL, Elde R (1991) Distribution of CGRP-, VIP-, DβH-, SP- and NPY-immunoreactive nerves in the periosteum of the rat. Cell Tissue Res 264:469-580
8. Lexer E (1904) Weitere Untersuchungen über Knochenarterien und ihre Bedeutung für krankhafte Vorgänge. Arch Klin Chir 73:481–491
9. Ollier L (1867) Traité experimentale et clinique de la régéneration des os de la production artificielle du tissu osseux. Masson & Cie, Paris
10. Schenk R (1965) Die mikroskopische Untersuchung der unentkalkten Knochenpräparate und die Kriterien des An- und Abbaues. In: Weibel ER, Elias H (Hrsg) Quantitative methods in morphology. Universitätsdruckerei H. Stürtz AG, Würzburg, Band 1, S 203–217
11. Schweiberer L, Eitel F (1976) Pathophysiologie der Frakturheilung. In: Zenker R, Deucher F (Hrsg) Chirurgie der Gegenwart, Bd IVa. Schink, Köln
12. Schweiberer L, Van de Berg PA, Dambe L (1970) Das Verhalten der intraossären Gefäße nach Osteosynthese der frakturierten Tibia des Hundes. Therapiewoche 20:1330
13. Urist MR, Iwata H, Boyd SD, Cecotti PC (1974) Observations implicating an extracellular enzymic mechanism of control of bone morphogenesis. J Histochem Cytochem 22:88–103
14. Wolf K, Stock W, Glodek W, Hierner R (1987) The analysis of vascularity. A new morphometrical technique for evaluating cortical structures in long bones. Acta Stereolog 6:621–626

Funktionelles Bracing

A. Sarmiento

Department of Orthopaedics, University of Southern California, 2300 South Flower Street, Los Angeles, CA 90001, USA

Funktionelles Bracing von Frakturen ist keine Technik und sollte auch nicht als solche verstanden werden. Funktionells Bracing bedeutet: „Philosophie des Frakturmanagements". Es handelt sich um eine Philosophie, die sich an dem Glauben orientiert, daß eine Mobilisierung gut für die Frakturheilung ist, und daß die Bewegung an der Frakturstelle einen wichtigen osteogenetischen Faktor in diesem Zeitraum darstellt. Diese Philosophie ist kein Dogma; sie läßt sich nicht auf alle Frakturen anwenden. Es gibt viele Frakturen, die sehr gut auch durch andere Methoden behandelt werden können. Ich beziehe mich hierbei auf die Fälle eines der größten Traumazentren in den Vereinigten Staaten. Die Anzahl der Frakturen, bei denen wir den Brace verwenden, ist relativ klein, wenn man berücksichtigt, daß wir kaum eine Femurfraktur konservativ behandeln. Die Mehrheit der Femurfrakturen wird mit Hilfe der offenen Reposition und der internen Fixierung behandelt. Frakturbracing findet seinen Platz hauptsächlich in der Behandlung von geschlossenen Frakturen und weniger im Management offener Frakturen.

Neben einem vorgefertigten Brace verwenden wir einen patientengerecht maßgeschneiderten Bracetyp. Ein Brace wird nie am Tag des Unfalls angelegt, sondern erst, wenn die akuten Symptome abgeklungen oder verschwunden sind. Im Falle einer frakturierten Tibia wird in den meisten Fällen ein Brace nach einem Zeitraum von etwa 1–2 Wochen angelegt, z. B. wenn die Verletzung aufgrund einer geringen Gewalteinwirkung entstand. Bei einer ausgeprägteren Traumatisierung warten wir mit dem Anlegen eines Brace etwa 2–4 Wochen, und zwar immer so lange, bis die Zeichen der akuten Verletzung verschwunden sind. Bei einer Tibiafraktur wird der Brace nach 1 Woche bzw. 10 Tage nach dem Trauma angelegt. Zuerst wird die Fraktur immobilisiert, und zwar in einem Oberschenkelgips, mit dem Knie in Extensions- und dem Sprunggelenk in Neutralstellung.

Es ist sehr wichtig zu wissen, daß im Falle einer geschlossenen Fraktur die gesamte und endgültige Verkürzung der Extremität während des Unfallereignisses stattfindet. Der Betrag der Verkürzung ist begrenzt durch die Schädigung des Weichteilgewebes. Ein Brace wird nur angewendet, wenn die initiale Beinverkürzung akzeptiert werden kann. Ansonsten sollte er keine Anwendung finden. Ein Brace läßt sich verwenden, wenn die initiale Beinverkürzung nach dem Trauma korrigiert und stabilisiert wurde. Die initiale Beinverkürzung wird sich bei der alleinigen Bracebehandlung nicht ausgleichen, egal ob man die Extremität früh oder spät belastet. Die initiale Verkürzung verändert sich nicht. Der Frakturmechanismus streift das Weichteilgewebe vom Knochen ab. An einem bestimmten Punkt stoppt die Verkürzung. Das Weichteilgewebe ist noch intakt und hält die instabile Fraktur. Das Bein stellt sich in jeder Verkürzung ein, die initial durch das Unfallereignis hervorgerufen wurde. Vier Dinge sollte man beachten:

1. Die Verwendung eines Brace verhindert nicht die Beinverkürzung.
2. Die Kürzung ist determiniert seit dem Zeitpunkt der Verletzung.

Hefte zur Unfallheilkunde, Heft 222
P. Habermeyer/L. Schweiberer (Hrsg.)
© Springer-Verlag Berlin Heidelberg 1992

3. Bei der geschlossenen Fraktur bleibt die initale Beinverkürzung erhalten.
4. Die Fraktur verheilt mit der initialen unveränderten Beinverkürzung.

Eine Achsabweichung muß bei erhaltener Beinverkürzung korrigiert werden. Der Patient belastet aufgrund seiner noch vorhandenen Beschwerden nicht voll. Die Symptome diktieren, wieviel eine Extremität belastet werden darf. Es ist ein Fehler, zu glauben, daß ein Patient eine frakturierte Extremität belastet. Die Patienten sollten sich im Falle einer Fraktur wie die Tiere verhalten: Sie sollten so viel Gewicht tragen wie sie können, ohne daß sie Schmerzen verspüren, und die Belastung gemäß dem Rückgang der Symptome erhöhen.

Obwohl die initiale Beinverkürzung nicht wechselt, wird sich die initiale Verkürzung auch nicht verschlechtern. Wenn eine frakturierte Extremität belastet wird, verkürzt sich das Bein. Bei verringertem Gewicht „geht" es wieder in seine initiale Verkürzung zurück, ähnlich einem Gummiband.

Bei Druck an der Ferse verkürzt sich das Bein, doch sobald der Druck weggenommen wird, springen die Fragmente wieder in die Ausgangsstellung zurück. Vermutlich liegt genau diese Situation vor, wenn ein Mensch belastet und sich bewegt. Das Bein wird kürzer und wird wieder länger. Die Frakturfragmente bewegen sich und man vermutet, daß diese Bewegung von größter Bedeutung ist. Das erklärt, warum Schrägfrakturen stabiler sind als Querfrakturen, die genau reponiert wurden. Es stellt sich die Frage, wieso ein frakturiertes Bein nicht kürzer wird und die initiale Beinverkürzung unverändert bleibt. Der Grund hierfür liegt im Weichgewebemantel. Die „dicke Außenmembran" wirkt wie ein Gummiband, welches die initiale Beinverkürzung beibehält. Wenn Sie nun diese Membran bei der Dehnung betrachten, z. B. mit einem Vergrößerungsglas, dann wird sich die Geometrie verändern. Die Bindegewebefasern sind nicht gewunden, vorausgesetzt die Kraft ist nicht zu groß. Es ist wie bei einem Stück dehnbaren Materials: Ohne die Fasern zu verletzten, kann die Geometrie verändert werden.

Wenn man sich die Frakturstelle auf der verletzten Seite vorstellt, gibt es eine Bewegung zwischen den Fragmenten, welche verschiedene Dinge bewirkt: Die Temperatur des Mediums verändert sich. Es wurde experimentell im Labor dargestellt, daß sich während des Wachstums von Knochenzellen die Temperatur erhöht. Will man das Wachstum verzögern, erniedrigt man die Temperatur. Es finden sich chemische Veränderungen sowie Veränderungen des elektrischen Potentials, aber am allerwichtigsten sind die Veränderungen der Vaskularität: Wenn eine Bewegung zwischen Fragmentenden stattfindet, entsteht eine Entzündung. Diese „Entzündung" läßt Gefäße entstehen – und Gefäße produzieren seit Jahrtausenden Knochen. In der funktionellen Umgebung, wenn die Bewegung an der Frakturstelle stattfindet, wird die Aktivität der Osteoblasten größer. Dies wird durch die Vergrößerung des endoplasmatischen Retikulums bewiesen. Im Osteoblasten besteht ein hoher Anteil endoplasmatischen Retikulums, welcher der Aktivität entspricht. Weniger Aktivität wird bei immobilisierten Tieren beobachtet. Die Bewegung an den Frakturenden ist eine der wichtigsten Faktoren der Osteogenese. Nicht die Immobilisation, sondern die Mobilisation schafft diese Voraussetzung. Es existiert eine Korrelation zur Anzahl der Kapillaren und dem Grad der Osteogenese. Je mehr „Entzündung" und Bewegung, desto mehr Gefäße entstehen. Je mehr Gefäße in den Frakturspalt einsprossen, umso mehr Knochenzellen entstehen. Das Periost ist eine außergewöhnlich wichtige Struktur für den normalen Metabolismus und für das normale Knochenwachstum. Die Rolle des Periosts für die Be-

34

handling der Fraktur ist minimal. Ich glaube nicht, daß das Periost eine große Rolle spielt.

Stellenwert der konservativen Behandlung in Japan

A. Matsuzaki

Department of Orthopaedic Surgery, Chikushi Hospital, Fukuoka University, 377 1 Oaza Zokumyoin, Chikushino, 818 Fukuoka, Japan

Krankenhäusern eine Ausbildung ableisten), und 80 niedergelassene Ärzte der Orthopädie. Bei ihnen haben wir eine Umfrage über die Frakturbehandlung durchgeführt. Bei dieser Umfrage wurden die folgenden Fragen gestellt:

1. Wird bei der geschlossenen Fraktur der Erwachsenen grundsätzlich die konservative Behandlung vorgezogen (d. h. ob die konservative Behandlung angewendet wird, wo sie anwendbar ist)?
2. Wird die operative Behandlung bevorzugt? Wenn ja, ob in Einzelfällen wenn kaum oder wenig Dislokation vorhanden ist, trotzdem konservativ behandelt wird.
3. Die prozentuale Angabe der Patienten, die zum Krankenhaus kamen und konservativ behandelt wurden, je nach Art der Fraktur (ausgenommen bei Becken- und Wirbelfrakturen).

Außerdem haben wir über die Indikation zur konservativen und operativen Behandlung sowie über die Methode der Behandlung Fragen gestellt.

Die Beantwortungsquote war folgendermaßen:
- Universitätskliniken: 68/107 = 63,5 %;
- Krankenhäuser: 130/309 = 42,1 %;
- praktische Ärzte: 38/80 = 47,5 %.

In Tabelle 1 ist die Anzahl der medizinischen Anstalten, welche grundsätzlich die konservative Behandlung vorziehen, und der Patienten, die tatsächlich konservativ behandelt wurden, prozentual in der Reihenfolge Universitätsklinik, Krankenhaus und Praktischer Arzt dargestellt (Tabelle 1). Da es meines Erachtens kaum einen Unterschied in der Behandlungsmethode gibt, wird nur ein Teil davon erläutert.

Da die Ergebnisse von vielen Faktoren abhängen, z. B. dem Charakter der Patienten, habe ich keine statistische Auswertung vorgenommen. Die Zahlen, die dargestellt wurden, sind Prozentangaben. Damit kann eine ungefähre Dimension, wieviel Prozent der Patienten in Japan konservativ behandelt werden, gezeigt werden, wenn auch ein Systemunterschied der medizinischen Behandlung in den beiden Ländern, Japan und Bundesrepublik Deutschland, existiert. Die „perkutane Drahtfixation" ist der operativen Behandlung zugeordnet.

Es gibt außer den Praktikumskrankenhäusern, die oben erwähnt sind, noch andere Kliniken. Da die Patienten auf verschiedene medizinische Anstalten verteilt sind und Beispiele seltener Frakturen fehlen oder wenig vorhanden sind, gibt es in der Tabelle extreme Schwankungen.

Die proximale Humerusfraktur kommt überwiegend bei alten Leuten vor. Bei der „3- und 4-Fragment-Fraktur" gibt es einerseits Krankenhäuser, die nur konservativ behandeln, und andere, die nur operieren. Der hieraus berechnete Durchschnitt ist in der Tabelle dargestellt. Bei der Behandlung werden die folgenden Methoden angewendet:

- Hangingcast,
- Extension in der „Null-Position",
- Fixierung mit Gipsverband,
- Sling,
- Fixierung mit Verbänden.

Was die Diaphysenfraktur betrifft, wird sie sowohl in den Universitätskliniken als auch in den anderen Krankenhäusern in 5–100 % der Fälle operiert. Es gab Krankenhäuser, welche

Tabelle 1. Obere Zeile: Die prozentuale Anzahl der Krankenhäuser, welche grundsätzlich die konservative Behandlung vorziehen. Untere Spalte: Die prozentuale Anzahl der Patienten in allen in Betracht gezogenen Krankenhäusern, die tatsächlich konservativ behandelt wurden. Die Zahlen in Klammern sind die obere und die untere Grenze

		Univ. Klinik ($n = 68$) %	Krankenhaus ($n = 131$) %	Praktikant ($n = 38$) %
Klavikula		91,2 73,3 (100 ~ 20)	75,6 69,8 (100 ~ 0)	92,1 81,7 (100 ~ 10)
Humerus	Proximale 2-Fragment-Fraktur	85,3 70,9 (100 ~ 20)	80,9 80,2 (100 ~ 0)	76,3 80,5 (100 ~ 20)
	Proximale 3-Fragment-Fraktur	58,8 56,5 (100 ~ 0)	63,4 68,7 (100 ~ 0)	57,9 70,7 (97 ~ 0)
	Proximale 4-Fragment-Fraktur	50,0 36,7 (95 ~ 0)	52,7 63,8 (100 ~ 0)	26,3 37,9 (100 ~ 0)
	Schaft	60,3 50,6 (95 ~ 0)	49,6 41,1 (95 ~ 0)	60,5 64,4 (100 ~ 0)
	Suprakondyläre Fraktur	52,9 50,3 (100 ~ 0)	46,6 49,6 (100 ~ 0)	71,0 54,6 (100 ~ 0)
	Condylus radialis	8,8 17,6 (100 ~ 0)	14,5 23,3 (90 ~ 0)	15,8 42,6 (100 ~ 0)
	Condylus ulnaris	19,1 28,4 (100 ~ 0)	22,9 33,8 (90 ~ 0)	28,9 34,8 (95 ~ 0)
	Interkondyläre Fraktur	17,9 20,8 (80 ~ 0)	14,5 27,5 (100 ~ 0)	44,7 30,6 (100 ~ 0)
Radius	Köpfchen	55,9 30,6 (95 ~ 0)	61,8 67,3 (100 ~ 0)	68,4 67,7 (100 ~ 20)
	Schaft	48,5 40,2 (100 ~ 2)	26,0 35,6 (90 ~ 0)	39,5 45,4 (90 ~ 0)
	Colles-Fraktur	95,6 84,5 (100 ~ 20)	93,9 85,4 (100 ~ 10)	94,7 88,7 (100 ~ 40)
	Smith-Fraktur	77,9 74,0 (100 ~ 5)	73,3 71,5 (100 ~ 0)	73,3 78,0 (100 ~ 10)
	Barton-Fraktur	42,6 40,2 (100 ~ 0)	39,7 42,5 (100 ~ 0)	52,6 55,3 (100 ~ 0)
	Galeazzi-Fraktur	17,6 20,5 (95 ~ 0)	16,0 22,9 (100 ~ 0)	23,7 27,7 (100 ~ 0)
Ulna	Olekranon	4,4 15,3 (65 ~ 0)	13,0 12,3 (50 ~ 0)	21,1 20,8 (90 ~ 0)
	Schaft	54,4 51,1 (100 ~ 20)	29,0 33,5 (100 ~ 0)	60,5 55,0 (90 ~ 10)
	Monteggia-Fraktur	17,6 19,0 (90 ~ 0)	18,3 17,0 (90 ~ 0)	26,3 40,2 (100 ~ 0)
Radius + Ulna		13,2 25,0 (80 ~ 0)	11,5 24,3 (90 ~ 0)	28,9 38,5 (90 ~ 0)
Bennett-Fraktur		17,6 22,0 (95 ~ 0)	12,1 27,1 (100 ~ 0)	57,9 47,9 (100 ~ 0)

Tabelle 1 (Fortsetzung)

Metakarpus		76,5	77,1	92,1
		61,2 (100 ~ 0)	65,3 (100 ~ 0)	75,5 (100 ~ 50)
Kahnbein		45,5	60,1	71,8
		55,9 (100 ~ 0)	68,7 (100 ~ 0)	84,2 (100 ~ 10)
Femur	Schenkelhals interartikuläre Fraktur	1,5 8,5 (50 ~ 0)	0 3,2 (50 ~ 0)	2,6 11,2 (90 ~ 0)
	per-, intertrochantäre Fraktur	4,3 10,9 (80 ~ 0)	1,5 7,1 (90 ~ 0)	5,3 14,6 (50 ~ 0)
	Schaft	2,9 13,9 (90 ~ 0)	0,8 6,7 (70 ~ 0)	7,9 12,3 (50 ~ 0)
	supra-, interkondyläre Fraktur	7,4 13,8 (75 ~ 0)	5,3 13,6 (50 ~ 0)	15,8 24,2 (70 ~ 0)
Tibia	Kopf	14,7 23,1 (85 ~ 0)	12,2 21,9 (80 ~ 0)	23,7 36,5 (90 ~ 0)
	Schaft	42,6 39,4 (90 ~ 0)	15,3 30,5 (90 ~ 0)	39,5 36,3 (95 ~ 10)
	Gelenkfraktur des distalen Tibiaendes	23,5 25,4 (90 ~ 0)	14,5 23,2 (90 ~ 0)	36,8 36,5 (80 ~ 10)
	Malleolus tibialis	17,6 22,1 (90 ~ 0)	6,9 18,7 (90 ~ 0)	15,8 24,0 (80 ~ 0)
Fibula	Schaft	98,5 97,2 (100 ~ 60)	96,2 92,7 (90 ~ 10)	97,4 94,2 (100 ~ 80)
	Malleolus fibularis	45,6 47,2 (100 ~ 0)	29,7 30,6 (100 ~ 0)	52,6 47,4 (100 ~ 10)
Kalkaneus		67,6 56,0 (100 ~ 0)	56,5 56,5 (100 ~ 0)	81,6 61,5 (100 ~ 10)

keine Erfahrung mit der Galeazzi-Fraktur hatten. Die meisten Operationen der Colles- und der Metakarpalfraktur sind perkutane Drahtfixationen. Bei der blutigen Reposition kommt es nur selten vor, daß der Bruch zusätzlich mit Minischrauben, Platten oder „Fixateur externe" fixiert wird. Bei der Bennet-Fraktur gibt es einen großen Unterschied zwischen Krankenhaus und niedergelassenen Ärzten. Das kommt daher, daß die Krankenhäuser dazu neigen, die Fraktur exakt zu reponieren und mit Drähten zu fixieren. Selbstverständlich wird die Fixierung auch mit Schrauben durchgeführt, dies aber nicht so häufig.

Im Unterschied zu Deutschland kommt die Rhizarthrose in Japan sehr selten vor, aber noch seltener gibt es Patienten, die über Schmerzen von der durch Fraktur verursachten Rhizarthrose klagen. In der Praxis wird die Dislokation oft nicht korrigiert; es handelt sich dabei nur um Abduktionsstörungen. Niemals klagte ein Patient über Schmerzen. (Das könnte der Unterschied zwischen Japan und Deutschland sein.)

Neuerdings verwendet man bei Frakturen des Os naviculare immer mehr Herbert-Schrauben, so daß es heute Universitäten gibt, die nur noch operieren. Aber die frischen

Fälle werden noch in vielen Krankenhäusern mit Gipsverband oder mit synthetischem Gipsverband konservativ behandelt. Damit werden anscheinend Erfolge erzielt. Im Falle einer Proximalfraktur oder wenn die Dislokation groß ist, wird die Operation vorgenommen.

Seitdem die Lebenserwartung der Japaner die höchste der Welt ist, steigt die Anzahl der Schenkelhalsfrakturen. Im Vergleich zu den Amerikanern gibt es bei Japanern häufiger Osteoporose; trotzdem liegt die Frakturrate bei 1/3 der amerikanischen [1]. Diese Frakturen werden operativ behandelt. Es gibt aber trotzdem Fälle, bei denen die Fraktur konservativ behandelt wird. Meines Erachtens kommt es daher, weil es oft Fälle gibt, in denen wegen des schlechten körperlichen Zustandes des Patienten eine Operation nicht möglich ist, und weil bei intraartikulärer Schenkelhalsfraktur auch eine Abduktionsfraktur möglich ist. Es gibt Krankenhhäuser, in denen eine extraartikuläre Schenkelhalsfraktur konservativ behandelt wird, bei jüngeren Patienten, oder wenn der körperliche Zustand des Patienten gut ist. Wenn es darum geht, inwieweit man bei einer Tibiakopffraktur die Dislokation der Gelenkfläche konservativ behandeln soll, gibt es eine Spanne zwischen 0 und 5 mm, die in jedem Krankenhaus differiert. Für die Diaphysenfraktur der Tibia werden oft Gipsverband, PTB-Brace oder PTB-Gipsverband verwendet. In 12 % der Universitätskliniken wurde der „functional brace" verwendet. Bei der medialen Malleolarfraktur und der Sprunggelenkfraktur wurde überwiegend operiert, aber es gab etliche Kliniken, die konservativ behandelten. Trotzdem gab es kaum Arthroseprobleme.

Bei der Kalkaneusfraktur werden viele verschiedene Methoden angewendet: Man kann ohne Repositionsversuch einen elastischen Verband anlegen, das Bein hoch lagern und frühzeitig bewegen lassen, oder man reponiert und fixiert mit Gipsverband.

Als weiteres Beispiel wird über die Omoto-Methode [2] berichtet: Hierbei handelt es sich um eine Methode bei der ausgenutzt wird, daß das Lig. calcaneofibulare an dem Gelenkfragment haftet. Allerdings kann man diese Methode in den folgenden Fällen nicht anwenden:

– Wenn keine Lig. calcaneofibulare am Gelenkfragment haftet.
– Wenn das Fragment zerbrochen ist und das Lig. calcaneofibulare am kleinen zerbrochenen Fragment haftet.
– Bei Ligamentruptur.

Ich halte aber diese Methode in vielen Fällen durchaus für einen Versuch wert. Der Repositionsversuch wird in Lumbalanästhesie und in Bauchlage vorgenommen. Das Kniegelenk wird auf 90° gebeugt, und ein Helfer stellt sich an die Seite des Patienten und hält mit beiden Händen die hintere Seite des unteren Oberschenkelendes fest. Der Arzt stellt sich vor den Fuß des Patienten, umfaßt mit beiden Händen den Kalkaneus und verflechtet seine Finger. Dann drückt der den Kalkaneus stark von beiden Seiten und wiederholt schnell Varisation und Valgisation, indem er den Kalkaneus emporhebt (Abb. 1). Die Stärke der „Extension" sollte so sein, daß das Knie angehoben wird. Es ist zu empfehlen, dabei nasse Baumwollhandschuhe zu tragen, um ein Ausrutschen zu vermeiden. Während der Reposition spürt man eine „Krepitation" mit der Hand; wenn sie verschwindet, hat man die Reposition erreicht. Nach der Reposition legt man einen elastischen Verband an, lagert den Fuß hoch und kühlt ihn. Vom selben Tag an läßt man die Zehen bewegen. Wenn die Anschwellung abgeklungen ist, fertigt man einen PTB-Brace in der Spitzfußlage an und läßt den Patienten frühzeitig laufen.

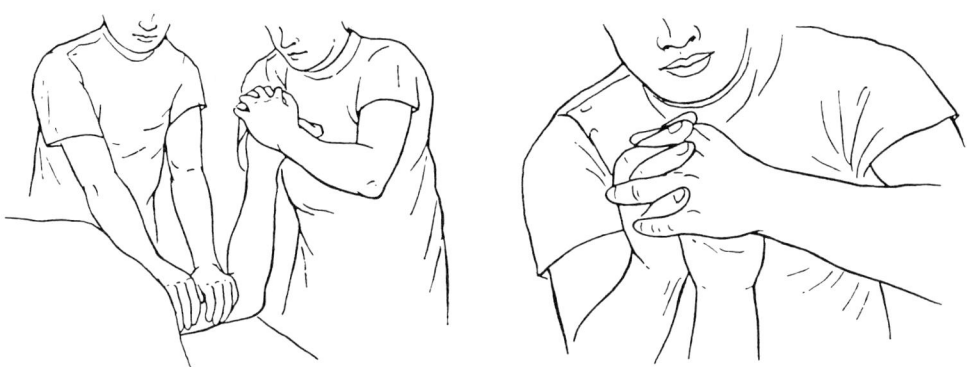

Abb. 1. Der Arzt, der mit beiden Händen den Kalkaneus einhüllt, verflechtet seine Finger. Dann drückt er den Kalkaneus stark von beiden Seiten und wiederholt schnell die „Varisation und Valgisation" [2]

Schlußfolgerung

Hier wurde von den Ergebnissen der Umfrage, inwieweit die geschlossene Fraktur der Erwachsenen heute in Japan konservativ behandelt wird, berichtet. Die konservative Behandlung ist langwierig, aber sie wird wohl deshalb in Japan heute noch gerne vorgenommen, weil die Japaner erstens traditionell dazu neigen, möglichst jede Körperverletzung zu vermeiden, und zweitens weil sie, abgesehen von einigen Einzelfällen, von der Funktion her kaum einen Unterschied zur operativen Behandlung sehen.

Außerdem wurde über die Omoto-Methode, eine Methode der manuellen Reposition der Kalkaneusfraktur, berichtet.

Grenzen konservativer Knochenbruchbehandlung

H. Tscherne

Unfallchirurgische Klinik, Medizinische Hochschule Hannover (Direktor: Prof. Dr. H. Tscherne), Konstanty-Gutschow-Straße 8, W-3000 Hannover 61, Bundesrepublik Deutschland

Wenn wir über Frakturbehandlung sprechen, müssen wir uns folgende Frage stellen: Was erwartet unser Patient, was toleriert unser Patient, was toleriert unser Patient nicht? Die Antworten werden sehr unterschiedlich ausfallen, sie sind vor allem von der Bevölkerungsstruktur beeinflußt. Diese Feststellung muß ich meinen Ausführungen voranschicken, da wir an diesem Symposium eine internationale Fakultät haben. In Mitteleuropa betreuen wir i. allg. Patienten, die medizinisch aufgeklärt sind und die sehr hohe Erwartungsansprüche haben.

Hefte zur Unfallheilkunde, Heft 222
P. Habermeyer / L. Schweiberer (Hrsg.)
© Springer-Verlag Berlin Heidelberg 1992

Das *Ziel jeder Knochenbruchbehandlung* ist die Wiederherstellung der vollen Funktion des verletzten Bewegungssegments in möglicht kurzer Zeit. Der Zeitfaktor spielt in der heutigen Zeit für die Indikationsstellung eine nicht unerhebliche Rolle.

Mißerfolge in der Knochenbruchbehandlung beruhen in erster Linie auf allgemeinen und technischen Indikationsfehlern. Indikationsfehler sind meist Folge von Fehlbeurteilungen des Verletzten und seiner Verletzung oder sie entstehen durch eine Fehlinterpretation der zu wählenden Behandlungsmethode. Zahlreiche Faktoren bestimmen die Auswahl des für den Patienten optimalen Verfahrens. In ihrer Vielfalt liegt naturgemäß das Risiko des Fehlgriffs. Grundsätzliche Indikationsfehler ergeben sich aus der Nichtbeachtung eines oder mehrerer dieser Faktoren.

Der Verletzte selbst spielt eine bedeutende Rolle in der *Indikationsstellung*. Alter, allgemeiner Gesundheitszustand, Beruf, soziales Umfeld und Begleitverletzungen sind für die Auswahl eines Behandlungsverfahrens mitbestimmend. Beim Kind beispielsweise ist der konservativen Behandlung ein breiter Spielraum gegeben, aber auch hier sind der nichtoperativen Therapie Grenzen gesetzt. Im Gegensatz dazu muß beim alten Menschen die Indikation zur Operation sehr weit gestellt werden, vor allem wenn es sich um Verletzungen handelt, die zu längerer Bettruhe zwingen. Hier besteht oft eine vitale Indikation zur Operation, da jede länger dauernde Immobilisation beim alten Menschen zu einem rapiden Leistungsschwund mit all seinen lebensgefährlichen Folgen führt. Eine pertrochantäre Fraktur z. B. kann einfach und ohne Operation in 8–10 Wochen zur Ausheilung gebracht werden, es bleibt aber die Frage offen, ob der alte Mensch seine Frakturheilung erleben würde.

Beim Polytrauma hat die operative Stabilisierung der Frakturen in den letzten beiden Jahrzehnten große Bedeutung erlangt. Es muß aber auch ganz klar festgestellt werden, daß man von einem fatalen Indikationsfehler sprechen muß, wenn durch eine Osteosynthese das Leben des Verletzten gefährdet wird.

Neben der sozialen und beruflichen Situation sind auch besondere Lebensgewohnheiten – etwa sportliche Betätigung – in der Indikationsstellung zu berücksichtigen.

Lokale Begleitverletzungen schränken die Indikation von konservativen Verfahren erheblich ein. Frakturen mit begleitendem schweren Weichteilschaden sind nur ausnahmsweise für eine konservative Behandlung geeignet. Hier besteht eine klare Indikation zur primären Osteosynthese. Ähnliches gilt für begleitende Gefäßverletzungen, Kompartmentsyndrome, Replantationen. Auch bei vielen Nervenverletzungen ist es zweckmäßig, im Hinblick auf die Rehabilitationsmöglichkeiten operativ vorzugehen.

Bei Serienfrakturen ist es meist nicht möglich, alle Frakturen geschlossen optimal einzurichten. Bei den instabilen Wirbelverletzungen, besonders aber bei Beteiligung des Rückenmarks, werden die konservativen Behandlungsmöglichkeiten zunehmend in den Hintergrund gedrängt.

Im Hinblick auf Frakturtyp und Lokalisation ergeben sich spezielle Indikationsstellungen in der Frakturbehandlung. Sie lassen sich in 3 Gruppen zusammenfassen: *absolute, relative und Gegenindikationen.*

Absolute Indikationen für eine konservative Frakturbehandlung liegen immer dann vor, wenn auf konservativem Wege ein perfektes Ergebnis zu erwarten ist und wenn ein operatives, risikoreicheres Verfahren kein besseres Resultat erwarten läßt.

Gegenindikationen zur konservativen Behandlung bestehen bei all jenen Frakturen, die ohne Osteosynthese oder ohne offene Reposition nicht heilen können. Beispiele dafür sind Distraktionsfrakturen an der Patella und am Olekranon, mediale Schenkelhals-Adduktions-Frakturen, Interposition von Weichteilen. Frakturen mit Diastase infolge von Weichteilzerreißung oder Frakturen mit Knochendefekten sind für ein konservatives Vorgehen nicht geeignet. Weitere Gegenindikationen bestehen bei Frakturen mit schlechter Heilungstendenz und/oder langer Heilungsdauer wie z. B. Unterarmschaftbrüche. Bei diesen Verletzungen gelingt in der Regel die geschlossene Reposition, die Retention bereitet aber erhebliche Schwierigkeiten und die Ruhigstellungsdauer von 10–14 Wochen ist mit schlechten Endergebnissen verbunden. Auch Oberschenkelschaftbrüche des Erwachsenen werden heute fast ausnahmslos operativ versorgt. Nicht indiziert ist die konservative Behandlung letztlich bei dislozierten und nicht einzurichtenden intraartikulären Frakturen.

Bei den *relativen Indikationen* kann der behandelnde Arzt seine Indikation in die eine oder andere Richtung weiter stellen. Relative Indikationen zur konservativen Behandlung bestehen auch in Situationen, wo zwar kein perfektes Ergebnis zu erwarten ist, ein operatives Verfahren aber wegen fehlender medizinischer Infrastruktur zu risikoreich ist. So ist es nicht angezeigt, eine Fersenbein- oder Azetabulumtrümmerfraktur operativ anzugehen, wenn der Chirurg diese Art von Osteosynthese nur 1- oder 2mal jährlich durchführt.

Indikationen bei Schaftfrakturen

Absolute Indikationen zum konservativen Vorgehen sehen wir bei Schaftfrakturen des Humerus und der Ulna, wenn wir von den eingangs erwähnten Kontraindikationen absehen. Auf die vielen Indikationen am Schienbeinschaft soll hier nicht eingegangen werden, da dieses Thema anderen Vorträgen vorbehalten ist. Gegenindikationen für eine konservative Behandlung bestehen an Unterarm- und Femurschaft.

Indikationen bei Gelenkfrakturen

Indikationen zur konservativen Behandlung bestehen bei allen nichtdislozierten, aber auch dislozierten, einfach zu reponierenden Frakturen mit kurzer Heilungszeit; das betrifft die Gelenkfrakturen der Schulter, des Ellenbogens, der Hand, der Hüfte und der meisten intraartikulären Fußfrakturen. Diese Indikationen sind allerdings relativ zu sehen bei Frakturen mit langer Heilungszeit, nämlich bei Frakturen am distalen Oberarm, bei den kniegelenknahen Frakturen von Femur und Tibia oder bei distalen Tibiafrakturen. Hier zeigt sich doch die Überlegenheit der Osteosynthese bei den funktionellen Endresultaten.

Gegenindikationen für eine konservative Behandlung von Gelenkfrakturen sehen wir bei allen irreponiblen Frakturen oder bei Frakturen, bei denen es sich um komplexe Gelenkverletzungen handelt.

Die Kunst der Knochenbruchbehandlung liegt darin, aus der Vielfalt der Methoden die für den Einzelfall beste auszuwählen. Die hervorragende Bedeutung der Indikationsstellung kommt in einem Wort K. H. Bauers zum Ausdruck: „Nirgends ist in einem einzigen Entschluß soviel Verantwortung wie bei der Anzeigestellung zur Operation."

Oberarm

Klassifikation der Humeruskopffrakturen

E. Wiedemann, E. Euler und P. Habermeyer

Chirurgische Klinik Innenstadt und Chirurgische Poliklinik der LMU München
(Direktor: Prof. Dr. L. Schweiberer), Nußbaumstraße 20, W-8000 München 2,
Bundesrepublik Deutschland

Bei der Klassifikation von Humeruskopffrakturen ist von folgenden Voraussetzungen aus-
zugehen: Frakturen des proximalen Humerus machen 5 % aller Extremitätenfrakturen aus
[11]. Es handelt sich demnach um ein häufiges Geschehen, das vor allem ältere Patienten betrifft. Etwa 85 % dieser Frakturen heilen unter konservativer Therapie gut aus.
Ein operatives Vorgehen ist mithin nur bei den Frakturen angezeigt, die konservativ nicht
behandelt werden können, weil sie disloziert oder instabil sind, oder bei den Frakturen,
die unter konservativer Behandlung erfahrungsgemäß schlechte Ergebnisse aufweisen. Aus
diesen Zusammenhängen lassen sich unmittelbar die Anforderungen ableiten, die an ein
Klassifikationsschema der Humeruskopffrakturen gestellt werden:

– exakte Erfassung der Frakturmorphologie,
– Berücksichtigung der biologischen Verhältnisse,
– Ableitung von Therapierichtlinien,
– Beurteilung der Prognose und nicht zuletzt
– einfache Handhabung in der klinischen Praxis

sollen gewährleistet sein.

Historisch gesehen wurden diese Kriterien in mehreren Stufen entwickelt. Analog den
Frakturen am Femur teilte Kocher 1886 die proximalen Humerusfrakturen nach der anatomischen Höhe der Frakturlinie in die Fracture colli anatomici, die Fractura pertubercularis
und in die Fractura colli chirurgici ein [5]. Diese rein deskriptive Beschreibung folgt den
Skelettelementen des Humeruskopfes mit collum anatomicum den beiden Tubercula und
dem Collum chirurgicum (Abb. 1).

Im Jahr 1934 erkannte Codman [1], daß proximale Humerusfrakturen grundsätzlich
zwischen 4 anatomischen Grundsegmenten verlaufen:

– artikuläres Segment,
– Tuberculum majus,
– Tuberculum minus und
– Humerusmetaphyse.

Hefte zur Unfallheilkunde, Heft 222
P. Habermeyer/L. Schweiberer (Hrsg.)
© Springer-Verlag Berlin Heidelberg 1992

44

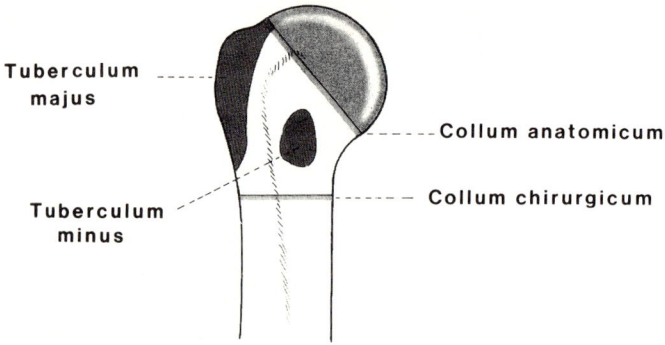

Tuberculum
majus

Collum anatomicum

Tuberculum
minus

Collum chirurgicum

Abb. 1. Schematische Darstellung der Skelettelemente der Humeruskopfes

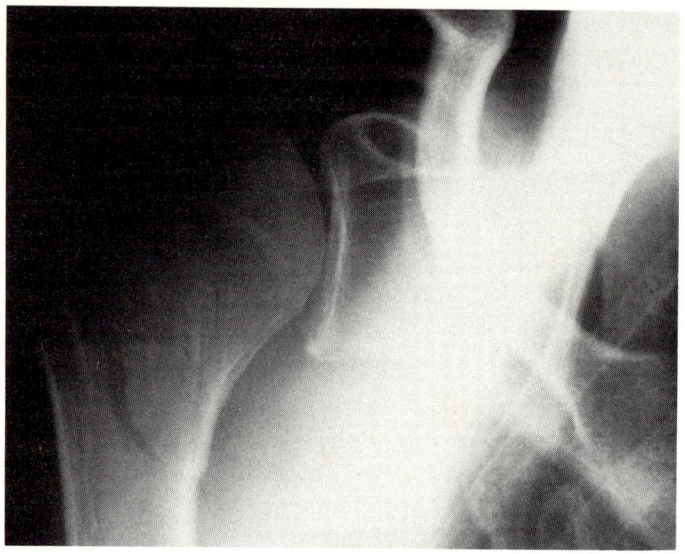

Abb. 2. Nichtdislozierte Humeruskopffraktur, die weder vollständig durch den chirurgischen Hals noch vollständig durch das Tuberculum majus verläuft. Diese ungewöhnliche Bruchform ist schwierig zu klassifizieren. Unter konservativer Therapie kam es zur folgenlosen Ausheilung

Diese Einteilung stellte die Grundlage für die Erfassung der Frakturmorphologie dar, die sich in allen Klassifikationsschemata bewährt hat [4, 8, 10, 14, 15]. Einschränkend ist zu sagen, daß es auch Humeruskopffrakturen gibt, die nicht diesen anatomischen Strukturen folgen. Die beispielsweise in Abb. 2 gezeigte, nichtdislozierte Humeruskopffraktur verläuft weder vollständig durch den chirurgischen Hals noch vollständig durch das Tuberculum majus. Eine solche Fraktur, die sicherlich die große Ausnahme darstellt, ist somit schwierig zu klassifizieren.

Biologische Aspekte wie Durchblutung, Vitalität und Nekroserate der Kopffragmente haben einen großen Einfluß auf das funktionelle Ergebnis. Für die Vitalität des frakturierten

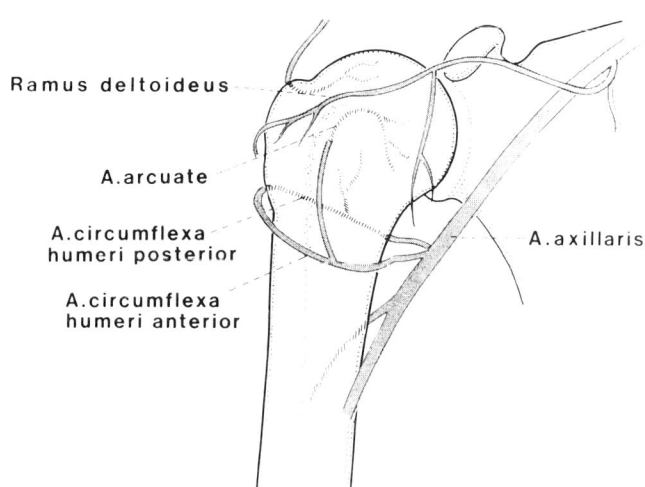

Abb. 3. Vereinfachte Darstellung der Gefäßversorgung des Humeruskopfes

Humeruskopfes ist die vaskuläre Versorgung des Kopfsegments von entscheidender Bedeutung [2, 4, 6, 13]. Sie erfolgt im wesentlichen von distal nach proximal über aufsteigende Äste aus den Aa. circumflex humeri anterior und posterior (Abb. 3). Von entscheidender Bedeutung ist dabei ein kräftiges, meist aus der A. circumflexa humeri anterior entspringendes Gefäß, welches im Sulcus intertubercularis aufsteigt. Es wird in den Nomina anatomica nicht aufgeführt, ist jedoch in seinem intraossären Verlauf als A. arcuata bekannt [6].

Ein von zentral zuführendes Gefäß existiert nicht. Somit erklärt sich das hohe Risiko einer vaskulären Kopfnekrose bei den Frakturen im Bereich des Collum anatomicum. Die Vitalität des Humeruskopfes hängt dann ausschließlich vom Erhalt einer vaskulären Versorgung über die beiden Tubercula ab. Die Blutversorgung des Kopffragments ist dabei in der Regel gewährleistet, wenn wenigstens eines der beiden Tubercula in festem Kontakt mit dem Humeruskopf steht. Das Risiko einer vaskulären Nekrose steigt also mit der Höhe der Frakturlinie(n) und mit der Zahl und Dislokation der Fragmente [4, 8, 10, 12].

Die Berücksichtigung dieser biologischen Verhältnisse war die wesentliche Grundlage für die Klassifikation von Neer aus dem Jahre 1970 [8]. Damit wurde der Einteilung in die funktionell wichtigen 4 Segmente zum Durchbruch verholfen (Abb. 4). In der Gruppe I werden alle minimal verschobenen Humeruskopffrakturen zusammengefaßt, unabhängig davon, wieviel Segmente betroffen sind. Diese Frakturen haben in der Regel eine günstige Prognose. Die dislozierten Frakturen sind je nach den betroffenen Segmenten in die Gruppen II–VI unterteilt. In diesen Gruppen erfolgt eine weitere Aufschlüsselung nach der Anzahl der dislozierten Segmente. Als disloziert gelten dabei Frakturen, deren Fragmente um mehr als 10 mm ad latus verschoben oder mehr als 45° abgekippt sind. Gruppe VI enthält die Luxationsfrakturen. Bei den vorderen Luxationsfrakturen ist dabei stets das Tuberculum majus, bei den hinteren das Tuberculum minus frakturiert. Sie haben nach Neer das höchste Nekroserisiko. Schwierig zu klassifizieren sind die in Gruppe VI noch aufgeführten Frakturen mit Beteiligung der Gelenkfläche sowie die Impressionsfrakturen.

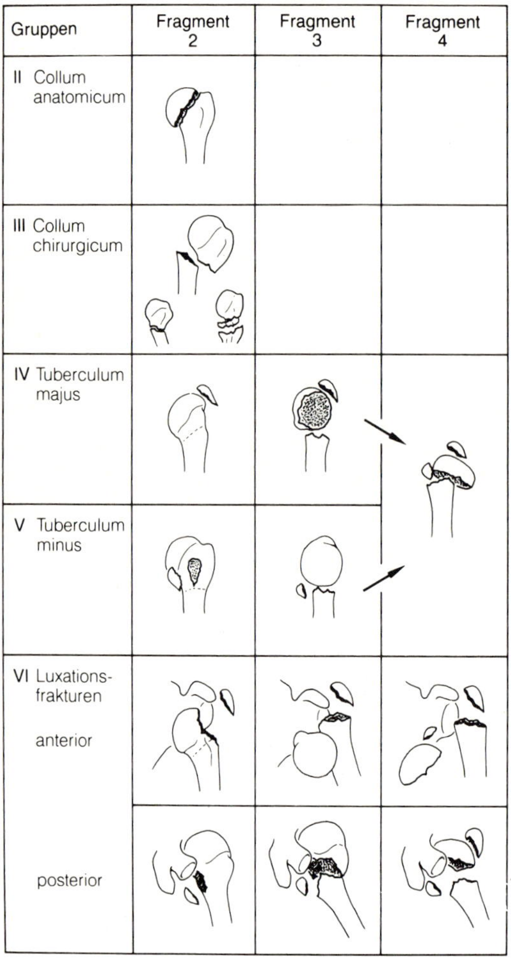

Gruppen	Fragment 2	Fragment 3	Fragment 4
II Collum anatomicum			
III Collum chirurgicum			
IV Tuberculum majus			
V Tuberculum minus			
VI Luxations- frakturen anterior			
posterior			

Abb. 4. Klassifikation der Humeruskopffrakturen nach Neer

Die Einteilung nach Neer in 2-, 3- und 4-Segment-Frakturen [8, 10] ermöglichte erstmals eine Aussage über den Schweregrad der Verletzung. Darüberhinaus wurden aber auch traumatische Veränderungen an der Rotatorenmanschette und an der Insertion der Kapsel berücksichtigt. Dabei ist das Muster der Weichteilverletzungen sowie die Dislokationsrichtung der einzelnen Fragmente weitgehend uniform. Es wird im wesentlichen durch den Muskelzug der Rotatoren betimmt, soweit diese noch intakt sind:

- Ein abgerissenes Tuberculum majus disloziert z. B. durch den Muskelzug des M. supraspinatus nach kranial unter den Fornix humeri. Zwangsläufig kommt es dabei zum Einriß der Rotatorenmanschette im sog. Rotatorenintervall zwischen M. supraspinatus und M. subscapularis.
- Die Dislokation einer Tuberculum minus Fraktur verläuft dagegen nach ventromedial, bedingt durch den Zug des M. subscapularis.

– Bei einer dislozierten Collum-chirurgicum-Fraktur kann es durch den Zug des M. pectoralis zu einer Verschiebung des Humerusschaftes nach ventromedial kommen. Nicht selten verbleibt dadurch ein instabiles Repositionsergebnis.
– Bei den 3-Segment-Frakturen kommt es durch die Wirkung der erhaltenen Rotatoren zu einer erheblichen Rotationsfehlstellung des Kopfsegments, so daß die Gelenkfläche nach ventral oder dorsal zu liegen kommen kann.

Die mittlerweile 20 Jahre alte Neer-Klassifikation weist trotz aller Vorzüge Schwächen auf. In der Gruppe II werden die dislozierten Brüche im anatomischen Hals gleich hinter den einfachen, nicht verschobenen Frakturen der Gruppe I eingereiht. Dies wird der tatsächlich ungünstigen Prognose mit einer extrem hohen Nekroserate nicht gerecht und müßte zu einer tieferen Einstufung Anlaß geben. Weiterhin sind die 4-Segment-Brüche nicht eindeutig den Gruppen IV und V zuzuordnen: Man kann sie gleichermaßen in Gruppe IV oder V einstufen. Damit verliert die Klassifikation aber an Eindeutigkeit und an Schärfe. Vergleichsstudien kranken an der zufälligen, wahlweisen Graduierung. Dieses Problem hat Neer selbst schon erkannt und umgangen [9], indem er global 4-Segment-Frakturen beschreibt und nicht jeweils einen differenzierten Bezug zu den Gruppen IV oder V herstellt.
Hat man sich die Einteilung von Neer zu eigen gemacht, so fällt es schwer, auf die AO-Klassifikation der Humeruskopffrakturen umzudenken [7]. Mit dem sonst bewährten ABC-Gliederungssystem unterteilt die AO in die extraartikulären „unifokalen" 2-Fragment-Brüche (Typ A), die extraartikulären „bifokalen" 3-Fragment-Brüche (Typ B) und in die intraartikulären Brüche (Typ C). Die 3 Gruppen A, B und C verteilen sich wiederum

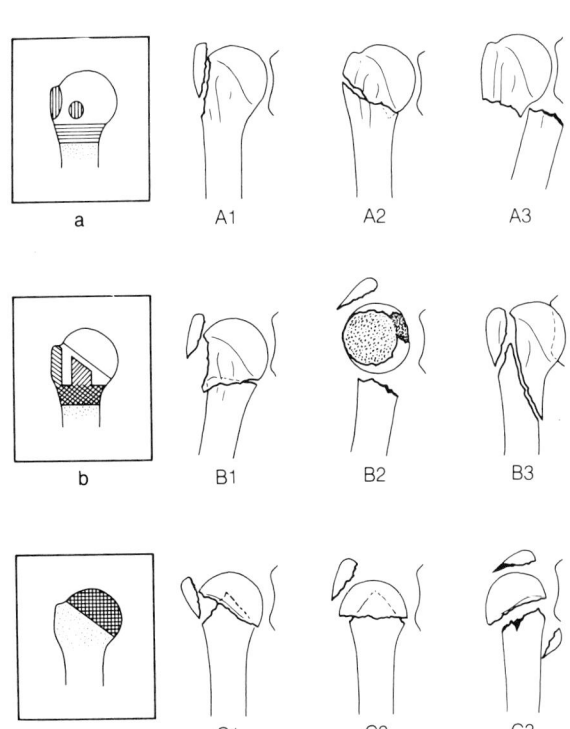

Abb. 5. AO-Klassifikation der Humeruskopffrakturen

48

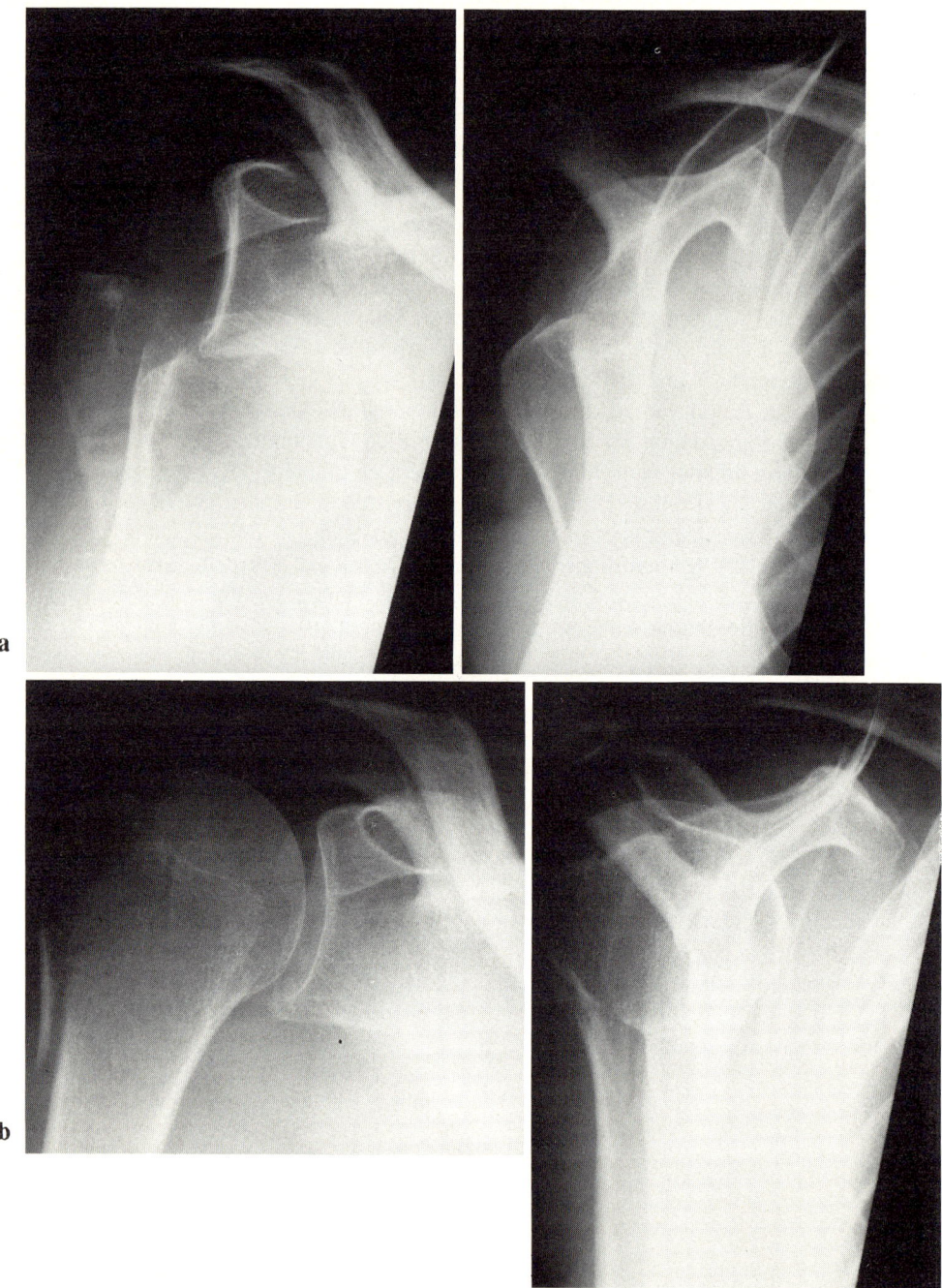

Abb. 6. a Vordere Luxationsfraktur mit Abriß des Tuberculum majus. **b** Nach geschlossener Reposition hat sich das Tuberculum majus in günstiger Stellung angelegt. Die Fraktur wird nach Habermeyer als Typ A I (nach vorderer Luxation) klassifiziert

auf 3 Untergruppen 1, 2 und 3 (Abb. 5). Im Gegensatz zu Neer erklärt diese weitere Aufschlüsselung nicht die Anzahl, sondern das Ausmaß der Dislokation der Fragmente (z. B. entspricht der Typ 3 der Luxationsfraktur).

Trotz dieser Aufteilung in 9 Gruppen werden aber verschiedene Frakturformen überhaupt nicht erfaßt, wie z. B. eine vordere Luxation mit isolierter Fraktur des Tuberculum majus (Abb. 6) oder eine hintere Luxation mit isolierter Fraktur des Tuberculum minus. Undislozierte wie auch Luxationsfrakturen finden sich über alle 3 Hauptgruppen A, B und C verteilt. Deshalb erlaubt die Zugehörigkeit zu einer Gruppe bzw. Untergruppe keine Beurteilung der Prognose einer Fraktur. Damit ist die Planung eines geordneten Therapeutischen Vorgehens nicht möglich: A1-Frakturen müssen z. B. operiert werden, A2-Frakturen können konservativ behandelt werden, und bei A3-Frakturen hängt das Vorgehen vom Repositionszustand ab.

An unserer Klinik wurde deswegen eine Einteilung entwickelt, die auf den Prinzipien der Klassifikation von Neer beruht, eine Vereinfachung darstellt und gleichzeitig versucht, die Mängel der Neer-Klassifikation zu beheben (Abb. 7). Sie beinhaltet nicht die Aufzählung und Beschreibung jedes einzelnen Frakturfragments, sondern legt besonderen Wert auf eine praktikable Handhabung und auf eine klare Orientierung an der Prognose. Unsere Einteilung basiert auf dem Ausmaß der Dislokation, der Anzahl der Fragmente (2–4 nach Neer) und der Höhe des Frakturverlaufs:

Gruppe A: Frakturen mit 2–4 Fragmenten, extrakapsulär, nicht disloziert.
Gruppe B: Frakturen mit 2–4 Fragmenten, extrakapsulär, mit Dislokation.
Gruppe C: Frakturen mit 2–4 Fragmenten, intrakapsulär, mit und ohne
          Dislokation der Fragmente.

Der Hauptunterschied zur Klassifikation nach Neer besteht darin, daß Luxationsfrakturen (Abb. 6) erst im Zustand nach der geschlossenen Reposition nach dem Frakturschema

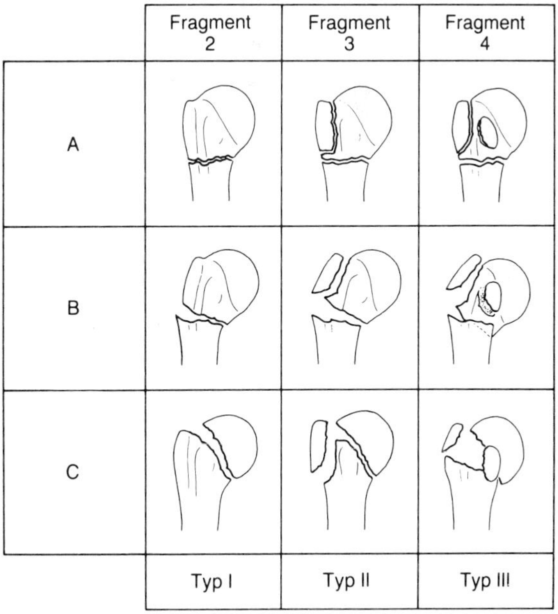

Abb. 7. Klassifikation der Humeruskopffrakturen nach Habermeyer

von Abb. 7 klassifiziert werden. Es wird lediglich die Luxationsrichtung festgehalten (entsprechend Neer). Wir fühlen uns zu dieser Vereinfachung berechtigt, weil es zweifelhaft erscheint, ob eine Luxationsfraktur per se eine schlechtere Prognose aufweist als der korrespondierende dislozierte Frakturtyp [3]. Die zweite Vereinfachung sehen wir darin, daß es keine bestimmte Reihenfolge für die Fragmenteinteilung gibt. Es wird lediglich zwischen 2, 3 und 4 Fragmenten unterschieden. Eine subkapitale Humerusfraktur mit Abriß des Tuberculum majus wird genauso der Gruppe B II zugeordnet wie eine subkapitale Fraktur mit Beteiligung des Tuberculum minus, Dislokation oder Abkippung der Fragmente vorausgesetzt.

In unserem Klassifikationsschema verschlechtert sich die Prognose einer Fraktur mit dem Anstieg in der Skala A-B-C sowie I-II-III. Bei den unverschobenen Frakturen der Gruppe A ist die funktionelle Integrität des proximalen Humerus erhalten, weil Durchblutung, Periost und Rotatorenmanschette aufgrund der geringen Dislokation nur wenig beeinträchtigt sind. Hier ist in der Regel eine konservative Therapie angezeigt. Die Operationsindikation ist nur bei den instabilen und dislozierten Frakturen der Gruppen B und C zu überprüfen. Die intrakapsulären 4-Segment-Frakturen (Typ C III) sind die Problemfrakturen mit der schlechtesten Prognose.

Abschließend soll gezeigt werden, wie sich 332 Humeruskopffrakturen, die an unserer Klinik in den Jahren 1984–1989 konservativ behandelt wurden, in das eben dargestellte Klassifikationsschema einordnen lassen (Tabelle 1).

Tabelle 1. Einteilung von 332 konservativ behandelten Humeruskopffrakturen nach der Klassifikation von Habermeyer

	I	II	III
Typ A (n = 221)	108	107	6
Typ B (n = 103)	53	48	2
Typ C (n = 8)	3	5	0

221 dieser 332 Frakturen waren nicht disloziert und gehören damit in die Gruppe A. In der weiteren Unterteilung der Gruppe A waren 2- und 3-Segment-Frakturen nahezu gleich häufig vertreten und machten die übergroße Mehrheit aus. Nichtdislozierte extrakapsuläre 4-Fragment-Frakturen (Typ A III) waren mit einer Anzahl von 6 relativ selten.

103 Frakturen oder 31% der Gesamtheit aller konservativ behandelten Humeruskopfbrüche waren disloziert ohne Beteiligung des anatomischen Halses (Gruppe B). Auch diese Frakturen verteilen sich mehrheitlich auf die Untergruppen I und II, nur 2 Frakturen wiesen 4 Fragmente (Typ B III) auf. Auf den ersten Blick steht der hohe Anteil von konservativ behandelten Frakturen der Gruppe B im Widerspruch zu der Aussage, daß solche Frakturen operativ versorgt werden sollten. Die Analyse der Einzelfälle zeigt jedoch, daß hier verschiedene Faktoren zusammentreffen. Bei einer Reihe von älteren Patienten wäre das allgemeine Risiko bei einer Operation unvertretbar hoch gewesen, so daß konservativ verfahren werden mußte. Etliche Patienten stimmten trotz der Aufklärung über die funktionellen Vorteile der operativen Versorgung einer solchen nicht zu. Nicht zuletzt zeigt aber die retrospektive Analyse, daß bei vielen Patienten aus den Jahren 1984–1987 die Ope-

rationsindikation nicht gestellt wurde, obwohl dies bei konsequenter Anwendung unseres Klassifikationsschemas angezeigt gewesen wäre.

Frakturen unter Beteiligung des anatomischen Halses (Gruppe C) wurden nur konservativ behandelt, wenn sie nicht disloziert waren oder eine Kontraindikation bestand. Dementsprechend waren unter den 332 konservativ behandelten Humeruskopffrakturen nur 8 (oder 2 %) solcher Frakturen, wobei es sich hauptsächlich um 3-Fragment-Frakturen (Typ C II) handelte. Alle intrakapsulären 4-Fragment-Frakturen (Typ C III) wurden operativ versorgt; sie erscheinen demzufolge hier nicht.

Zusammenfassend darf festgestellt werden, daß die dislozierten Frakturen des Typs B und C nur dann konservativ behandelt werden sollten, wenn eine klare Kontraindikation besteht oder die Patienten der operativen Versorgung widersprechen. Für die konservative Therapie geeignet sind in erster Linie die Humeruskopffrakturen der Gruppe A. Dies war mit 67 % auch die überwiegende Mehrheit der von uns behandelten Patienten.

Literatur

1. Codman EA (1934) The shoulder: Rupture of the supraspinatus tendon and other lesions in or about the subacromial bursa. Miller, Brooklyn
2. Galle P, Munk P, Passl R, Strickner M, Eschberger J (1976) Zur Gefäßversorgung des Oberarmkopfes. Hefte Unfallheilk 126 : 19–20
3. Hägg O, Lundberg B (1984) Aspects of prognostic factors in comminuted and dislocated proximal humeral fractures. In: Bateman JE, Welsh RP (eds) Surgery of the shoulder. Mosby, St. Louis Toronto London
4. Jakob RP, Kristiansen T, Mayo K, Ganz R, Müller ME (1984) Classification and aspects of treatment of fractures of the proximal humerus. In: Bateman JE, Welsh RP (eds) Surgery of the shoulder. Mosby, St. Louis Toronto London
5. Kocher T (1896) Beiträge zur Kenntnis einiger praktisch wichtiger Frakturformen. Sallmann, Basel
6. Laing PG (1956) The arterial supply of the adult humerus. J Bone Joint Surg [Am] 38 : 1105–1116
7. Müller ME, Nazarian S, Koch P, Schatzker J (1990) The comprehensive classification of fractures of long bones. Springer, Berlin Heidelberg New York London Paris Tokyo Hong Kong Barcelona
8. Neer CS II (1970) Displaced proximal humeral fractures part I. Classification and evaluation. J Bone Joint Surg [Am] 52 : 1077–1089
9. Neer CS II (1970) Displaced proximal humeral fractures part II. Treatment of three-part and four-part displacement. J Bone Joint surg [Am] 52 : 1090–1103
10. Neer CS II, Rockwood CA (1984) Fractures and dislocations of the shoulder, part I: Fractures about the shoulder. In: Rockwood CA, Green DP (eds) Fractures in adults. Lippincott, Philadelphia
11. Schweiberer L, Betz A, Eitel F, Krueger P, Wilker D (1982) Bilanz der konservativen und operativen Knochenbruchbehandlung – Obere Extremität. Chirurg 54 : 226–233
12. Siebler G, Kuner EH (1985) Spätergebnisse nach operativer Behandlung proximaler Humerusfrakturen beim Erwachsenen. Unfallchirurgie 11 : 119–127
13. Sturzenegger M, Fornaro E, Jakob RP (1982) Results of surgical treatment of multifragmented fractures of the humeral head. Arch Orthop Trauma Surg 100 : 249–259
14. Weigand H, Müller HA, Gutjahr G, Ritter G (1984) Einteilung der Frakturen des Proximalen Humerusendes nach prognostischen und therapeutischen Gesichtspunkten. Unfallchirurgie 10 : 221–236
15. Wörsdorfer O (1982) Klassifizierung der proximalen Humerusfrakturen. Hefte Unfallheilkd 160 : 117–122

Konservative Behandlung von Humeruskopffrakturen

J. Bayley

Consultant Orthopaedic Surgeon, Royal National Orthopaedic Hospital, 234 Great Portland Street, London W 1, England

Die konservative Frakturbehandlung bei der proximalen Humerusfraktur weist derzeit einen rückläufigen Trend auf, ähnlich wie es sich bei anderen konservativen Verfahren darstellt. Proximale Humerusfrakturen treten häufig auf. Sie repräsentieren 5 % aller Verletzungen des Bewegungsapparates sowie 47 % aller Humerusfrakturen des Erwachsenen. Es besteht kein Zweifel daran, daß die Klassifikation von Neer einen großen Fortschritt darstellt. Klassifikationen wie Adduktions- und Abduktionsfraktur sollten vermieden werden. Die erste Klassifikation wurde durch Codman beschrieben. Codman war ein bemerkenswerter Mann der in der ersten Hälfte dieses Jahrhunderts in Boston arbeitete. Er publizierte sein klassisches Textbuch über die Schulterchirurgie im Jahre 1934. Jeder interessierte Schulterchirurg sollte dieses klassische Buch der Schulterchirurgie gelesen haben. Für Codman war es damals sehr schwierig, sein Buch zu publizieren, da sich zu diesem Zeitpunkt niemand dafür interessierte. Es wurde zum klassischen Buch der Schulterchirurgie. Seine Frakturklassifikation enthält 4 Abschnitte und verschiedene Unterteilungen. Hinter den Unterteilungen verbirgt sich eine sehr wichtige anatomische Struktur und zwar die Sehne des langen Bizepskopfes.

Zwischen dem Jahre 1970 und 1984 untersuchten wir 105 Patienten aus einer Gesamtgruppe von 200 Patienten mit Frakturen des proximalen Humerus. Unser Patientengut weist jedoch eine gewisse Selektion auf, da sich in unserer Schulterambulanz viele Problemfälle einfinden.

An erster Stelle des konservativen Therapiemanagements sollte man beachten, daß im Zentrum der Patient selbst steht. Das konservative Therapiemanagement ist keine Behandlungsmethode bei der man den Patienten alleine lassen darf. Die Ziele der Behandlung sind genau zu bestimmen. Wichtig ist die Frühmobilisation, um die Rückkehr zu einer normalen Funktion zu ermöglichen. Clifford hat unter vielen anderen gezeigt, daß die Frühmobilisation innerhalb der ersten 3 Wochen einen entscheidenden Einfluß auf das Ergebnis hat. Natürlich lassen sich einige Frakturen nicht immobilisieren. Jedes Behandlungsregime ist nur für einen bestimmten Einsatz geeignet. Das Prinzip besteht jedoch darin, die Bewegungstherapie so früh wie möglich zu beginnen und zwar innerhalb der ersten 3 Wochen. Die Ergebnisse ihrer Behandlungsmethode werden umso besser werden, je mehr sie das berücksichtigen. Heutzutage wird im konservativen Behandlungsschema die Bewegung der Außenrotation vermieden. Häufig sieht man Patienten mit einem Abduktionssplint. Es handelt sich zumeist um eine neutrale Rotation. Der Arm sollte sich jedoch in einer Außenrotationsstellung befinden. Wir bezeichnen diese Stellung als Billy-Graham-Position. Ein anderes Prinzip betrifft die Wiederherstellung des Muskeltonus. Das Muskeltraining sollte bei den Patienten frühzeitig beginnen. Die statische Stabilisierung mit Hilfe des M. deltoideus verhindert die Distraktion der proximalen Humerusfraktur. Genauso wird die Luxation nach kaudal behindert, die dem behandelnden Arzt manchmal große Sorgen bereitet.

Hefte zur Unfallheilkunde, Heft 222
P. Habermeyer / L. Schweiberer (Hrsg.)
© Springer-Verlag Berlin Heidelberg 1992

Heutzutage besteht das Bestreben, Resultate gewisser Behandlungsmethoden zu eva-
luieren. Es existiert die Klassifikation nach Neer, wobei die funktionellen Ergebnisse auch
die Beschwerdesymptomatik, das Bewegungsausmaß und die Röntgenbefunde berücksichtigt. Die Bewertungsrichtlinien sind auf alle 3 Punkte ausgerichtet. Um ein exzellentes
Ergebnis zu erzielen, muß man 90–100 Punkte erreichen. Wenn man ein zufriedenstel-
lendes Ergebnis anstrebt, müssen 80 Punkte erreicht werden. Alle anderen Ergebnisse
mit weniger als 80 Punkten sind als nicht zufriedenstellend zu bewerten. In diesem Bewertungsschema erhält ein Patient mit einer schmerzfreien Schulter und nahezu keinerlei
Bewegungseinschränkung etwa 60–65 Punkte. Wenn jedoch die volle Bewegung fehlt und
das Röntgenergebnis nicht normal ausfällt, dann werden in keinem Fall 80 Punkte erreicht.
Man erhält nach diesem Bewertungsschema einen Mißerfolg. Es stellt sich hierbei die
Frage, ob dieses Bewertungsschema wirklich realistisch ist. Might und Maine fanden im
Jahre 1959, daß die Adduktion keinerlei wichtige Rolle spielt, wenn eine Beschwerdefreiheit besteht und eine Adduktion bis zu 60 % möglich ist. Die Adduktion ist keineswegs eine
der wichtigsten Bewegungsrichtungen, sondern die Flexion. Die Fähigkeit des Patienten,
die Hand hinter den Kopf zu legen bzw. die Hand auf den Rücken zu führen, beweist ein
akzeptierbares Ergebnis. Nach der Klassifikation von Neer wäre dieses Ergebnis jedoch als
Fehlschlag zu bezeichnen. Wir müssen heutzutage mehr an den einzelnen Patienten denken,
und es ist zu fordern, daß man die Klassifikationen realistisch gestaltet. Viele proximale
Humerusfrakturen erlauben eine akzeptable Funktion trotz einer nicht anatomiegerechten
Stellung.

Trotzdem ergibt sich bei einigen Frakturen im proximalen Humerusbereich die Indikation zu einem operativen Eingriff. Jedoch sollte der operative Eingriff nicht nur wegen
des Operierens erfolgen. Bei einer intrakapsulären Fraktur, bei der der Humeruskopf von
seiner Blutversorgung abgetrennt wird, oder bei einer Humerusfraktur mit Spaltung des
Kopfes in 2 Hälften bestehen die Indikationen zur Prothese bzw. zur Hemiarthroplastik.
Die Therapieform hängt davon ab, ob das Glenoid mitbetroffen wurde oder nicht. Wir
bevorzugen im Rahmen der Schulterprothesenimplantation die zementlose Form. Zement
im Bereich des Glenoids ist eine gefährliche Angelegenheit. Generell muß man bei der
Frage der Operationsindikation sehen, daß auch bei sehr starken Achsenfehlstellungen aufgrund der proximalen Humerusfraktur gute funktionelle Ergebnisse erzielbar sind. Das
was Codman beschreibt, ist die prätibiale Position, bei vollständiger Elevation des Arms.
Die Kapsel des Schultergelenks ist so stabil, daß nur wenig Rotationsbewegung möglich
ist. Die Tuberositas des supraglenoidalen Tuberkulums wird durch die Sehne des langen
Bizepskopfes geführt. Diese anatomische Gegebenheit läßt sich bei der Reposition be-
stimmter Frakturtypen ausnützen. Man bringt den Arm in vollständige Elevationsstellung,
bei gebeugtem Ellenbogengelenk. Die Fraktur wird dekomprimiert und der Arm in seiner Stellung zum Akromion entlastet. Danach wird das Ellenbogengelenk gestreckt, und
zwar zur Sehne des langen Bizepskopfes hin. Der Arm wird abgesenkt, in Außenrotationsstellung, Streckstellung und zur Seite. Die Fraktur wird einerseits reponiert, andererseits
durch dieses Manöver etwas eingestaucht. Daraufhin läßt sich der Arm in Außenrotationsstellung bringen, denn nur in dieser Position ist die Beugung im Ellenbogengelenk
möglich. Danach wird eine Schlingenruhigstellung durchgeführt. Die Sequenz der Reposition berücksichtigt die Anatomie der Schulter. Diese Repositionsmaßnahme ist für eine
Reihe von subkapitalen Humerusfrakturen geeignet. Häufig werden reponierbare Frakturen
unnötigerweise operativ behandelt. Die Gipsbehandlung der proximalen Humerusfraktur

brachte bisher mehr Schaden als Nutzen. Die impaktierten Frakturfragmente werden hierdurch erneut auseinandergezogen. Wenn man eine gute Position erreicht hat, mit Impakton der Fraktur, dann ist die Trageschlinge die adäquate Behandlung. Bei stabilen impaktierten Frakturen sollte keinerlei operative Therapie angestrebt werden. Bei instabilen Frakturen ist eine perkutane Fixierung möglich. Es handelt sich um Techniken, die in ihrer einfachen Form angewendet werden können. In der Mehrheit der Fälle können sie dazu beitragen, eine chirurgische Intervention zu vermeiden. Falls ein chirurgischer Eingriff erforderlich wird, dann sollte primär eine geschlossene Reposition unter Röntgenkontrolle vorausgehen. Ist eine geschlossene Reposition nicht möglich, dann erfordert die offene Reduktion nur einen Minimalaufwand von Implantaten (z. B. lange Kirschner-Drähte, Drahtzuggurtung). Dadurch lassen sich Achsenabweichungen vermeiden. Im Zentrum des Interesses steht die Mehrfragmentfraktur, z. B. die Dreifragment- bzw. Vierfragmentfraktur. Das Problem besteht darin, daß viele Fragmente nekrotisch werden. Wenn in der Literatur die Forderung aufkommt, daß der Humeruskopf ersetzt werden sollte, fällt auf, daß die meisten Literaturstellen keine Standardklassifikationen angeben. Verfolgt man nun diese Literaturstellen für die Dreifragment- bzw. Vierfragmentfrakturen, finden sich in 60 % der Fälle gute oder exzellente Ergebnisse. Eine offene Reduktion führt nur in 50 % der Fälle zu guten Ergebnissen. Bei der Vierfragmentfraktur könnte man meinen, daß die geschlossenen Repositionsverfahren nur schlechte Ergebnisse bringen. Wir erreichten jedoch in 48 % der Fälle gute Ergebnisse nach geschlossener Reposition. Die offene Reposition führte nur in 27 % der Fälle zu guten Ergebnissen. Avaskulär bedingte Nekrosen der Vierfragmentfraktur stellen sich nicht zwingenderweise ein.

Indikation und Technik der Minimalosteosynthese beim Oberarmkopfbruch

E. H. Kuner und P. Münst

Abteilung Unfallchirurgie (Ärztlicher Direktor: Prof. Dr. E. H. Kuner), Chirurgische Klinik der Albert-Ludwigs-Universität, Hugstetter Straße 55, W-7800 Freiburg, Bundesrepublik Deutschland

Die Neer-Klassifikation der Frakturen und Luxationen am proximalen Humerus gibt gute Hinweise zur Wahl der einzuschlagenden Therapie. In den meisten Fällen fällt die Entscheidung zu Gunsten der konservativen Behandlung. Die technische Durchführung wird recht einheitlich gehandhabt und die Ergebnisse sind gut [4]. Ergibt sich aufgrund der Fraktursituation (unbefriedigende Reposition, mehrfache Zerlegung des Kopfes oder irreponible Luxation usw.) die Indikation zur Operation, so kommen unterschiedliche Verfahren in Betracht. Dabei wird zwischen kopferhaltenden rekonstruktiven Osteosynthesen und den resezierenden mit und ohne Alloarthroplastik unterschieden. Für uns steht bei den Überlegungen im Rahmen der primären Versorgung die Rekonstruktion im Zentrum. Dies gilt nicht nur bei der Versorgung jüngerer Patienten, sondern auch für die Altersgruppe der 60-

Hefte zur Unfallheilkunde, Heft 222
P. Habermeyer / L. Schweiberer (Hrsg.)
© Springer-Verlag Berlin Heidelberg 1992

und 70jährigen, bei denen gerade die schwereren Bruchformen in den letzten 10 Jahren zugenommen haben [1].

Die Prognose bezüglich einer brauchbaren Funktion wird sowohl von der Zahl der Fragmente und deren Dislokationsgrad bestimmt, als auch vom Weichteilschaden infolge Verletzung und Luxation [4]. Darüber hinaus aber konnte gerade in den letzten Jahren gezeigt werden, daß die z. B. für die T-Platten-Osteosynthese erforderliche exzessive Freilegung zu einer nicht unbeträchtlichen Störung der Humeruskopfzirkulation führt und damit die Nekroserate deutlich erhöht [8, 12]. Überraschend ergab eine AO-Sammelstudie, daß weder die primäre Humeruskopf-Endoprothese noch die T-Platten-Osteosynthese in der Lage waren, die Ergebnisse bei den schweren Frakturenformen (Neer Typ IV–VI) zu verbessern. Vielmehr fiel auf, daß die sog. Minimalosteosynthese weniger Kopfnekrosen nach sich zog und die Funktionsergebnisse häufiger mit „sehr gut" bzw. „gut" bewertet werden konnten, als dies bei der T-Platte der Fall war [3].

So kommt u. E. der primären limitierten Rekonstruktion zusammen mit der adaptierenden Osteosynthese gerade für die schweren Frakturformen eine berechtigte Indikation zu (Abb. 1, 2). Speziell sehen wir die Indikation für die Minimalosteosynthese bei den dislozierten 3- und 4-Fragment-Frakturen mit und ohne Luxation, d. h. sie kommt in Frage bei allen Frakturen, die für die konservative Behandlung oder die stabile T-Platten-Osteosynthese nicht geeignet sind.

Die Minimalosteosynthese (Abb. 3) ist definiert als eine operative Behandlungsmethode, für die folgende Kriterien gelten:

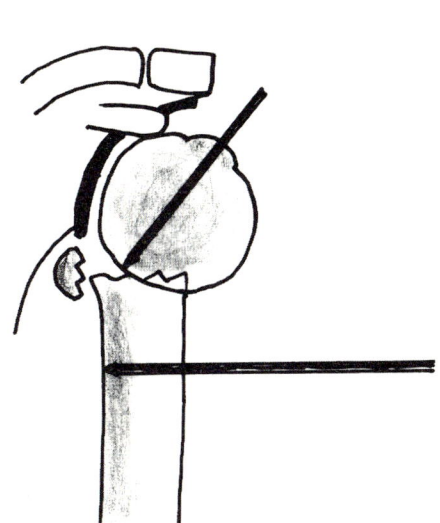

Abb. 1. „Full-moon"-Aspekt im a.-p.-Röntgenbild (= Rotationsfehlstellung um mindestens 90°). Steinmann-Nägel als Repositionshilfen

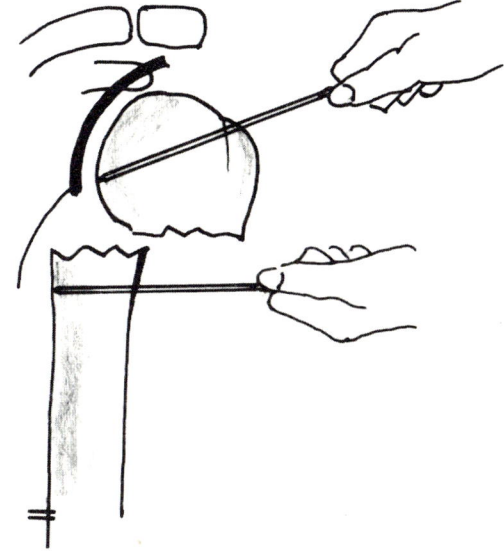

Abb. 2. Steinmann-Nägel als Repositionshilfen

56

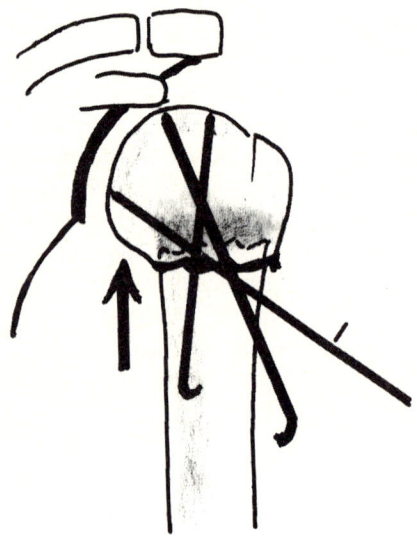

Abb. 3. Adaptierende Minimalosteosynthese. Aufgespreizte Lage der Bohrdrähte zur adaptierenden Fixation. Diese Osteosynthese gestattet in der Regel eine frühe geführte Bewegungstherapie. Die Bohrdrähte müssen umgebogen werden

– Sparsame Freilegung;
– Herstellung von Fragmentkontakt, Ausrichtung der Achsen einschließlich der Rotation;
– Rekonstruktion der Rotatorenansätze;
– Minimum an Implantaten zur adaptierenden Fixierung;
– Spongiosaplastik, falls notwendig;
– sorgfältige Nachbehandlung.

Als Implantate bzw. Operationsprinzipien kommen in Frage:

– Kirschner-Drähte, evtl. mit Gewinde;
– Zuggurtung;
– Schrauben (Stell- bzw. Zugschrauben);
– Osteosutur.

Gelegentlich müssen die einzelnen Elemente kombiniert werden. Mit der schonenden und sparsamen Freilegung der Fraktur soll vor allem die vulnerable Gefäßversorgung nicht zusätzlich kompromittiert werden. Um die biologischen Voraussetzungen für die knöcherne Heilung zu erhalten, darf unter gar keinen Umständen eine Zerlegung des Bruches in die einzelnen Teile stattfinden. Sie müssen vielmehr im Verband bleiben. Impaktierungen sollen nur so weit gelöst oder gelockert werden, als dies für die Ausrichtung der Achsen und die Rotationsstellung des Kopfes notwendig ist. Danach muß der Schaft wieder unter die Kopfkalotte gestellt werden.

Ein weiteres Operationsziel ist die Beseitigung von Interpositionen (Muskulatur, lange Bizepssehne), da sie keinen innigen Fragmentkontakt zulassen.

Vor allem bei den Mehrfragment-Luxationsfrakturen (Typ Neer VI) kann die Reposition oftmals äußerst schwierig sein. Man kommt kaum ohne Repositionshilfen aus. Bewährt hat sich, um das große Kopffragment wieder in das Gelenk zu bringen, das Eindrehen des Spongiosagewindeschneiders (Abb. 4). So kann man das Repositionsmanöver kontrolliert und ohne wesentlichen Zusatzschaden vornehmen. Vorsicht ist bei der Verwendung

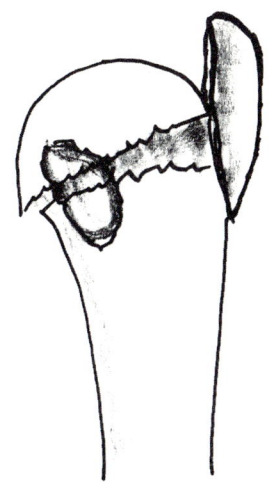 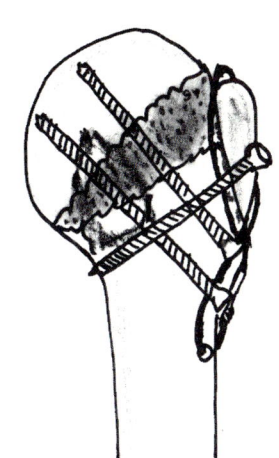

Abb. 4. Minimalosteosynthese einer 4-Fragment-Fraktur mit *Stellschrauben* und großer Spongiosaplastik (in Anlehnung an Empfehlungen des AO-Seminars, Hannover 1987)

des scharfen Einzinkerhakens geboten. Es kann bei ausgeprägter Osteoporose leicht zum Ausreißen und zu Sekundärschäden an der Kopfkalotte oder am Humerusschaft kommen.

Vielfach ergeben sich auch Schwierigkeiten, wenn der Kopf stark verdreht und gekippt ist. Auch hier kann man mit je einem stärkeren Kirschner-Draht oder einem dünneren Steinmann-Nagel in den Hauptfragmenten die Reposition schonend bewerkstelligen. Der Röntgenbildverstärker ist für ein gezieltes operatives Vorgehen Voraussetzung.

Eine reine Schraubenosteosynthese kommt in der Regel nur für jüngere Patienten mit hartem Knochen in Frage. Die alleinige Kirschner-Draht-Osteosynthese ist nur bei Frakturen vom Typ Neer III angezeigt, wenn die Rotatorenansätze unverletzt sind (Abb. 5). In diesen Fällen ist auch die T-Platte eine gute Lösung.

Die gebräuchlichste Form der Minimalosteosynthese ist die Kombination von 2–4 Kirschner-Drähten, am besten mit stirnseitigem Kurzgewinde und breiter Auffächerung im Kopf, verbunden mit einer Zuggurtung, welche proximal unter der Rotatorenmanschette verläuft, sich über dem reponierten Tuberculum majus kreuzt und distal am Schaft entweder durch eine Bohrung läuft oder um die herausstehenden Kirschner-Drähte (Abb. 6). Die Bohrdrähte werden immer umgebogen. Man kann sie knochennah kürzen oder auch länger lassen. Dies erleichtert die Entfernung wesentlich. Diese eben beschriebene Form der Minimalosteosynthese ist in der Regel übungsstabil, so daß postoperativ nach Entfernung der Redon-Drainagen mit geführten Bewegungsübungen die Physiotherapie aufgenommen werden kann. Handelt es sich um eine Monoverletzung, steht der Patient mit dem noch im OP angelegten Gilchrist-Verband auf. Bereits nach wenigen Tagen kann auch auf dem Armbewegungsstuhl vorsichtig passiv im schmerzfreien Bereich geübt werden. Die Rezeptur auch für die ambulante häusliche Weiterbehandlung ist möglich und wird von den Kassen übernommen. Die Dauer der stationären Behandlung beträgt etwa 6–10 Tage.

Als federführende Klinik der AO-Sammelstudie „Luxationsfrakturen proximaler Humerus" haben wir für die Auswertung die Neer-Klassifikation zugrundegelegt und die Funktionsergebnisse nach den von Breyer, Rahmanzadeh, Brauner festgelegten Kriterien bewertet [2, 8, 9]. In gleicher Weise sind wir mit den eigenen Fällen verfahren [3, 12]. Auf diesen Erkenntnissen beruht unsere heutige Auffassung über die Behandlung der schweren

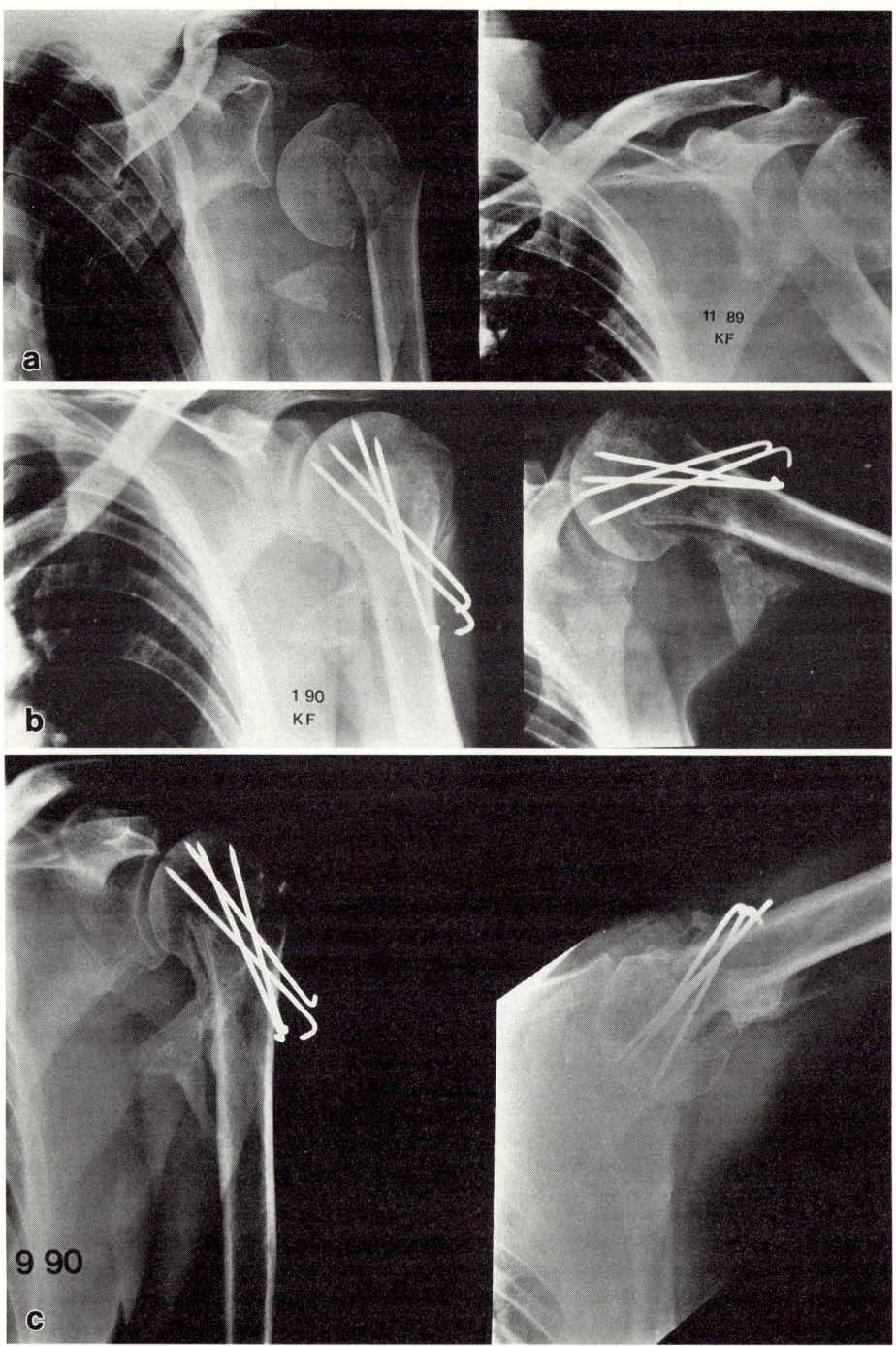

Abb. 5a–c

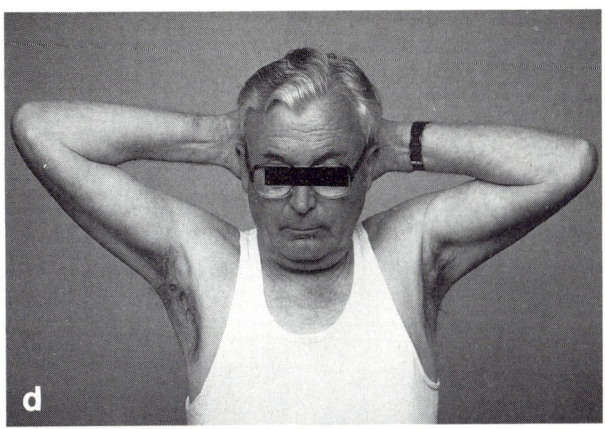

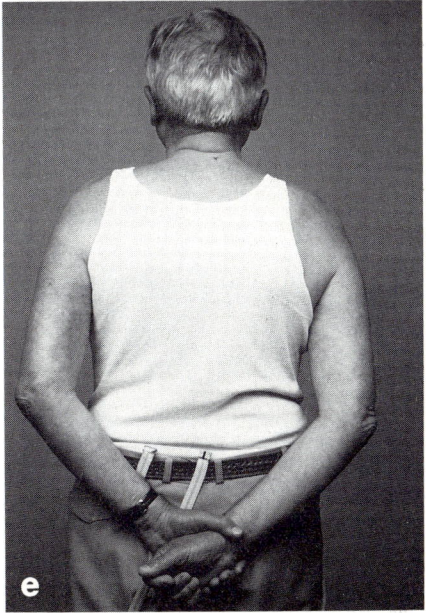

Abb. 5a–e. 73jähriger Patient, als Fußgänger von Pkw angefahren, Polytrauma mit stumpfem Bauchtrauma, offener Unterschenkelfraktur links. Luxationsfraktur linke Schulter (Neer VI). **b** Nach geschlossener Reposition Minimalosteosynthese am 4. Tag post trauma: offene Reposition und Fixation durch 4 Bohrdrähte. Röntgenbild 6 Wochen nach der Operation: Fraktur weitgehend achsengerecht verheilt. Der Patient ist außerordentlich kooperativ. **c** 10 Monate nach dem Unfall ist die Neer-VI-Fraktur vollständig knöchern konsolidiert. Die Implantate liegen reizlos und stören trotz Prominenz nicht. Daher keine Indikation zur Entfernung. **d, e** Nacken- und Schürzengriff sind weitgehend perfekt. Der Patient ist ohne jegliche Beschwerden. Sehr gutes funktionelles Ergebnis

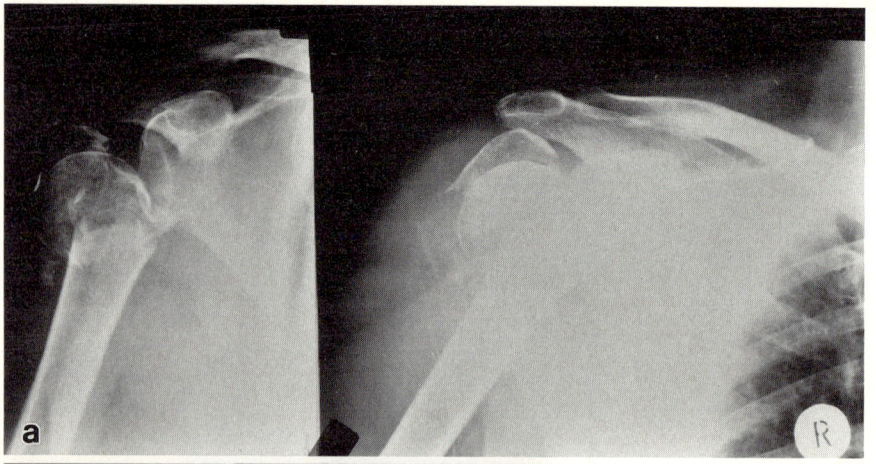

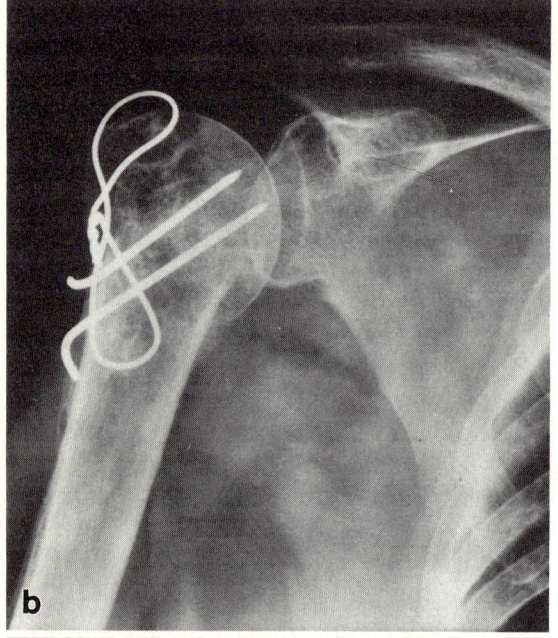

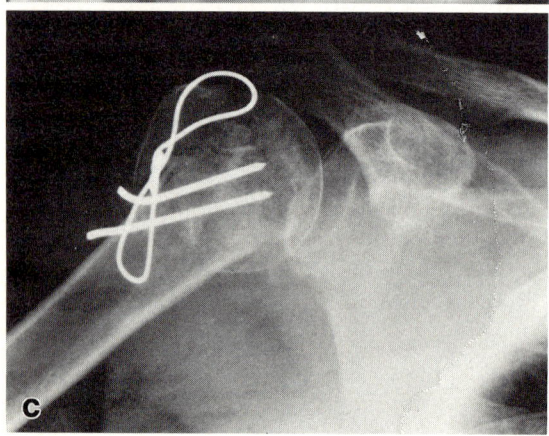

Abb. 6a–c. 74jährige Patientin, Sturz vom Hocker beim Vorhängeaufhängen (Einweisung 24 h nach dem Unfall). **a** Neer-VI-Fraktur. **b, c** Notfallmäßige Operation mit Reposition und Fixation mittels zweier Bohrdrähte und Tuberkulum-Zuggurtung. Bei der Operation wurde darauf geachtet, möglichst wenig von der Fraktur freizulegen. Das Ergebnis 6 Monate nach der Verletzung: Nacken- und Schürzengriff sind gut möglich, die Patientin ist schmerzfrei

Formen von Humeruskopffrakturen, wobei sich unsere Ansicht bezüglich der primären Rekonstruktion mit der anderer Autoren völlig deckt [5,6,11] und ebenso bezüglich der ungünstigen Resultate, die mit der primären Teilprothese zu erzielen sind [7,8,10].

Zusammenfassend ist festzuhalten, daß die Indikation für die Minimalosteosynthese vor allem bei den schweren Frakturformen mit und ohne Luxation (Neer IV–VI) gegeben ist. Operationsziel ist die Rekonstruktion an eine angenäherte Anatomie ohne wesentliche Devastierung. Dabei wird eine Zerlegung des Bruches in Einzelfragmente vermieden. Von Repositionshilfen (Abb. 1, 2) sollte in speziellen Fällen Gebrauch gemacht werden. Inniger Fragmentkontakt muß gewährleistet sein. Bei größeren Defekten durch Impaktierung der Spongiosa ist die autologe Spongiosaplastik erforderlich.

Postoperativ erfolgt Ruhigstellung im Gilchrist-Verband, aus dem heraus schon ab dem 2. postoperativen Tag vorsichtig geübt werden kann, um schon bald die weitere Behandlung auf dem Armbewegungsstuhl fortzuführen.

Der primären Schulterendoprothese stehen wir aufgrund der Ergebnisse der AO-Sammelstudie [8] mit Zurückhaltung gegenüber. Die Resultate, die durch die kopferhaltende Minimalosteosynthese erzielt werden können, befriedigen weitgehend.

Literatur

1. Bengnér U, Johnell O, Redlund-Johnell I (1988) Changes in the incidence of fracture of the upper end of the humerus duringa 30-year period. Clin Orthop Relat Res 231:179–182
2. Breyer HG, Rahmanzadeh R, Brauner HD (1980) Zur Bewertung der Bewegungseinschränkung im Schultergelenk. Hefte Unfallheilkd 148:871
3. Fischer A (1987) Spätergebnisse nach operativer Behandlung proximaler Humerusfrakturen. Med Dissertation, Universität Freiburg
4. Habermeyer P, Schweiberer L (1989) Frakturen des proximalen Humerus. Orthopäde, 18:200–207
5. Habermeyer P, Krueger P, Schweiberer L (1990) Schulterchirurgie. Urban & Schwarzenberg, München Wien Baltimore
6. Hägg O, Lundberg B (1984) Aspects of prognostic factors in comminuted and dislocated proximal humeral fractures. In: Bateman, Welsh (eds) Surgery of the shoulder replacement. J Bone Joint Surg [Am] 64:319–327
7. Holz U (1989) Fakturen des Humeruskopfes – Indikation zur primären Alloarthroplastik. Hefte Unfallheilkd 206:201–205
8. Kuner EH, Siebler G (1987) Luxationsfrakturen des proximalen Humerus – Ergebnisse nach operativer Behandlung. Eine AO-Studie über 167 Fälle. Unfallchirurgie 13:64–71
9. Neer CS (1970) Displaced proximal humeral fractures II. Treatment of three-part and four-part displacement. J Bone Joint Surg [Am] 52:1090–1103
10. Neumann K, Muhr G, Breitfuß H (1988) Die Endoprothese bei Oberarmkopftrümmerbrüchen. Unfallchirurg 91:451–458
11. Rüedi T (1989) Konservativ-operative Therapie der Humeruskopffrakturen. Hefte Unfallheilkd 206:194–198
12. Walz H, Siebler G, Kuner EH (1988) Möglichkeiten der Minimalosteosynthese bei Mehrsegmentfrakturen des proximalen Humerus. Z Unfallchir Versicherungsmed 81:133–135

Der Oberarmschaftbruch – Ergebnisse einer AO-Sammelstudie

D. Nast-Kolb

Chirurgische Klinik Innenstadt und Chirurgische Poliklinik (Direktor: Prof. Dr. L. Schweiberer), Nußbaumstraße 20, W-8000 München 2, Bundesrepublik Deutschland

Seit der Einführung der funktionellen Brace-Behandlung nach Sarmiento [4], deren exzellente Ergebnisse auf dem IX. Münchner Innenstadtsymposium von Professor Sarmiento demonstriert wurden, stellt die konservative Behandlung unumstritten die Regelbehandlung der Oberarmschaftfraktur dar. Obwohl heute übereinstimmend nur einige wenige Indikationen für eine operative Versorgung bestehen, wird jedoch weiterhin vielerorts überwiegend die Verletzung operativ behandelt. Es wird deshalb versucht, anhand der Ergebnisse einer prospektiven AO-Sammelstudie, an der 12 deutsche AO-Kliniken beteiligt waren, die konservative und operative Therapie der Oberarmschaftfraktur einander gegenüberzustellen.

In der Studie konnten die Ergebnisse bei 302 Patienten ausgewertet werden, davon wurden 170 operativ (56 %) und 132 (44 %) konservativ behandelt; 282mal handelte es sich um geschlossene Verletzungen, in 6,3 % der Fälle (10mal erst-, 3mal zweit-, 4mal dritt- und 2mal viertgradig offen) handelte es sich um offene Verletzungen, welche ausschließlich operativ versorgt worden waren. 4 Kliniken steuerten nur eine geringe Fallzahl bei (1, 5, 10, 13 Patienten), alle übrigen brachten 25–56 Patienten ein. Die Betrachtung der Klinikverteilung (Abb. 1) ergibt, daß lediglich in 3 Kliniken (Klinik Nr. 2, 5, 8) die konservative Behandlung überwog, während in den meisten anderen die operative Versorgung eindeutig im Vordergrund stand.

Die meisten Frakturen waren im mittleren Schaftdrittel lokalisiert (Abb. 2), wobei sich eine Reihe von Verletzungen über 2–3 Sechstel erstreckte.

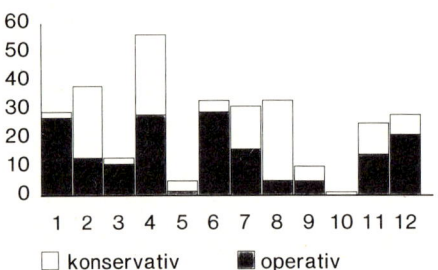

Abb. 1. Anzahl operativ und konservativ behandelter Oberarmschaftfrakturen der 12 beteiligten AO-Kliniken

primäre Radialisparese	n=33	(11%)
sekundäre Radialisparese	n=7	(2%)
sonstige Nervenverletzung	n=9	(3%)
Gefässverletzung	n=6	(2%)

Abb. 2. Zusatzverletzungen bei Oberarmschaftfrakturen

Die Zusatzverletzungen sind in Abb. 3 dargestellt. 17 % der Patienten wiesen unfallbedingte Radialisparesen auf, wovon 33 primär und 6 sekundär auftraten. Sonstige Nervenverletzungen kamen 9mal vor. Gefäßverletzungen waren mit 2 % selten, was entsprechenden Angaben in der Literatur entspricht [1, 5]. Die meisten der Radialisparesen waren bei Frakturen im mittleren Schaftbereich zu verzeichnen. Vergleicht man jedoch die Häufigkeit des

Hefte zur Unfallheilkunde, Heft 222
P. Habermeyer / L. Schweiberer (Hrsg.)
© Springer-Verlag Berlin Heidelberg 1992

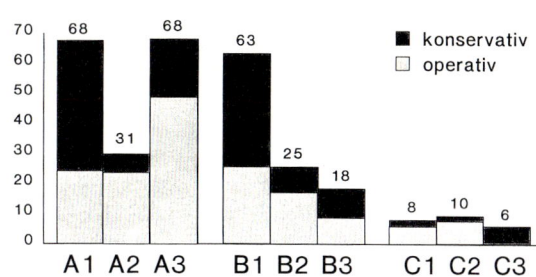

Lokalisation - Radialisparesen
n = 302   n = 40 (13%)

n = 25	n = 2
n = 115	n = 7
n = 161	n = 19
n = 100	n = 16
n = 44	n = 10
n = 3	

Abb. 3. Frakturlokalisation und diesbezügliche Zuordnung der Radialisparesen

Abb. 4. Einteilung der Frakturen nach der AO-Klassifikation

Auftretens dieser Nervenläsionen für die einzelnen Humerusschaftsegmente, so stellt sich von proximal nach distal eine zunehmende Häufigkeit heraus: Während bei Brüchen des zweiten Humerussechstels lediglich in 6 % der Fälle (7 von 115) Radialisparesen auftraten, stieg der Anteil zum 5. Sechstel auf 23 % (10 von 44) an (Abb. 2).

Sämtliche Frakturen wurden entsprechend der AO-Klassifikation [2] eingeteilt (Abb. 4). Es überwogen die einfachen Frakturtypen der Gruppe A und B, während die Trümmerbrüche der Gruppe C nur vereinzelt zu verzeichnen waren. Lediglich bei den Spiralfrakturen (A 1) sowie den Spiralfrakturen mit Drehkeil (B 1) war ein deutliches Überwiegen der konservativen Behandlung zu verzeichnen. Bei allen übrigen Frakturformen überwog die operative Versorgung, welche bei den Trümmerbrüchen der Gruppe C fast ausschießlich durchgeführt worden war.

Das am häufigsten verwendete Implantat (Abb. 5) stellte die DC-Platte der AO dar. 29mal wurden intramedulläre Verfahren durchgeführt, dabei überwiegend die Bündelnagelung. Alle übrigen Implantate kamen lediglich vereinzelt zur Anwendung.

Bei der konservativen Behandlung zeigte sich in der Regel ein 2phasiges Vorgehen, lediglich bei 31 Patienten erfolgte die Ausheilung mit einer einzigen Ruhigstellungsmethode, bei 21 % wurde ein 3. Verfahren angewendet. Die erste Behandlungsphase dauerte durchschnittlich 13 Tage, die zweite 33 und die dritte 31 Tage. Insgesamt erforderte die konservative Behandlung im Mittel eine externe Fixierung von 49 Tagen. In der ersten Phase überwog die Ruhigstellung mit dem Desault-Verband, in der zweiten und dritten Phase war der Kunststoff-Brace nach Sarmiento die am häufigsten verwendete Methode.

Operative Versorgung - Implantate (n = 172)

DCP breit	n = 115	(65%)
DCP schmal	n = 18	(10%)
Rundlochplatte	n = 5	(3%)
Schrauben	n = 4	(2%)
Fix. externe	n = 7	(4%)
Sonstiges	n = 29	(16%)

Abb. 5. Operative Behandlungsverfahren (*n* = 172)

Zur Analyse der stationären Behandlungsdauer sowie der äußeren Fixationsdauer wurden lediglich Patienten berücksichtigt, welche nachuntersucht worden waren und außer der Verletzung des Oberarms keine weiteren Zusatzverletzungen aufwiesen. Damit konnten 50 operative 57 konservativen Behandlungen gegenübergestellt werden. Erwartungsgemäß wurden sämtliche operativen Versorgungen (100 %), jedoch überraschenderweise auch 56 % der konservativen Behandlungen stationär durchgeführt, wobei dies in unserer Klinik die Ausnahme darstellt. Dabei war die mittlere Aufenthaltsdauer in der OP-Gruppe mit 24 Tagen nur geringfügig größer als bei den konservativ versorgten (20 Tage). Insgesamt waren jedoch für die operative doppelt so viele Krankenhausbehandlungstage erforderlich wie für die konservative Behandlung. Dabei wurde in 30 % der Fälle zusätzlich zur internen Stabilisierung eine äußere Fixierung durchgeführt, welche mit durchschnittlich 59 Tagen noch länger zur Anwendung kam als bei den ausschließlich konservativ behandelten Patienten (durchschnittlich 49 Tage).

173 Patienten wurden nachuntersucht. Bezüglich der Gebrauchsfähigkeit des Arms ergab sich kein wesentlicher Unterschied zwischen den operativ und konservativ behandelten Patienten: 87 bzw. 97 % hatten eine normale bzw. nur geringgradig eingeschränkte Funktion. In der operativen Gruppe hatten 30 %, in der konservativen Gruppe 57 % der Nachuntersuchten vor dem Unfall keinen Sport ausgeübt. Von den verbleibenden 69 operativ versorgten Patienten berichteten 52 % über eine vollständige, 29 % über eine eingeschränkte Wiedererlangung der Sportfähigkeit. Bei 19 % war keine sportliche Betätigung mehr möglich. Demgegenüber gaben von der verbleibenden kleinen Anzahl von 31 konservativ behandelten Patienten 81 % eine uneingeschränkte und 19 % eine eingeschränkte Sportfähigkeit an.

Die Funktionsprüfungen ergaben für beide Patientenkollektive ein gleich gutes Ergebnis mit in jeweils über 93 % nicht bzw. endgradig eingeschränktem Nacken- und Schürzengriff.

Die Auswertung der ausschließlich auf die Oberarmverletzung bezogenen subjektiven Beschwerdesymptomatik der Patienten (Abb. 6) zeigte hingegen ein deutlich besseres Ergebnis bei den konservativ behandelten Patienten. Während 45 % der konservativ Versorgten keinerlei Beschwerden angaben, betrug diesbezüglich der Anteil bei den operativ Versorgten lediglich 30 %. Die am häufigsten angegebenen Beschwerden waren Wetterfühligkeit, Schmerzen, Kraftdefizit sowie Paresthesien. Sie waren alle in der operativen Gruppe deutlich häufiger zu verzeichnen. Lediglich Bewegungseinschränkungen wurden bei den konservativ Behandelten etwas häufiger verzeichnet. Bei 12 % der osteosynthetisch Stabilisierten lag eine Parese vor, während kein einziger der konservativ behandelten Patienten eine derartige Behinderung angab. Dieser auf den ersten Blick gravierend erscheinende Unterschied darf jedoch nicht der Operation angelastet werden: Wie Abb. 7 aufzeigt, wurden von den 40 traumabedingten Radialisparesen 35 (87,5 %) operativ versorgt. Von den unfallbedingten primären Radialisparesen bildeten sich jedoch lediglich 2/3 zurück, von den sekundären Radialisparesen 83 %. Damit sind 8 der fortbestehenden Radialisparesen ausschließlich auf das Unfallgeschehen zurückzuführen, ebenso 2 weitere Ulnaristeilparesen. Als Operationsfolge ist lediglich eine nicht zurückgebildete posttraumatische Radialisparese zu werten. Auch wenn sich bei der Nachuntersuchung damit 90 % der postoperativen Radialisschädigungen vollständig zurückgebildet hatten, muß das Risiko von 10 % für eine derartige Komplikation (17 postoperative Radialisparesen bei 170 Eingriffen) als nicht akzeptabel angesehen werden. Es entspricht damit dem Ergebnis einer von 1973–1976 durchgeführten retrospektiven AO-Sammelstudie [5].

	operativ (n=102)	konservativ (n=71)
Keine	31 (30%)	32 (45%)
Wetterfühligkeit	46 (45%)	21 (30%)
Parästhesie	21 (21%)	6 (8%)
Schmerzen	38 (37%)	19 (27%)
Kraftdefizit	39 (38%)	16 (23%)
Bewegungsein-schränkung	15 (15%)	17 (24%)
Parese	12 (12%)	-

Parese	nachuntersucht	rückgebildet
primär: n=33 (OP: n=29)	n=24	n=16
sekundär: n=7 (OP: n=6)	n=6	n=5
postop: n=17	n=10	n=9

Abb. 6. Beschwerdeangaben bei 173 nachuntersuchten Patienten

Abb. 7. Verlauf der Radialisparesen

Auch die Auswertung dieser prospektiv durchgeführten Untersuchungen bestätigten die nur begrenzte Aussagefähigkeit derartiger Sammelstudien. Die Ergebnisse zeigen jedoch trotzdem eindeutig, daß die konservative Behandlung im Vergleich zur operativen Versorgung mindestens ein gleichwertiges Ausheilungsergebnis erreichen läßt. Sie ist durch die Einsparung stationärer Behandlungskosten eindeutig billiger. Die operative Versorgung ist weiterhin mit einem hohen, nicht akzeptablen Risiko der postoperativen Radialisparese behaftet. Damit bestätigen diese Ergebnisse eindeutig, daß die Regelversorgung der Oberarmschaftfraktur die konservative sein muß, und die operative Behandlung lediglich Ausnahmeindikationen vorenthalten bleiben darf. Diese Indikationen stellen Frakturen mit Gefäßverletzung, zweit- und drittgradig offene Brüche, pathologische Frakturen und Pseudarthrosen dar. Weitere Indikationen sind Kettenfrakturen der oberen Extremität sowie beidseitige Oberarmfrakturen und im Einzelfall berufliche und soziale individuelle Situationen. Während die sekundäre Radialisparese allgemein als eine zwingende Operationsindikation angesehen wird, ist dies für den primären Radialisschaden umstritten (Übersicht in [3]).

Für die konservative Behandlung hat sich heute am besten ein 2phasiges Vorgehen bewährt. Nach einer 1- bis 2wöchigen Ruhigstellung mit dem Desault- bzw. Gilchrist-Verband schließt sich die frühfunktionelle Brace-Behandlung nach Sarmiento [4] an.

Literatur

1. Bandi W (1980) Probleme der Indikationsstellung zur Osteosynthese von Oberarmschaftbrüchen. Z Unfalalchir Versicherungsmed 3 : 141–146
2. Müller ME, Nazarin S, Koch P (1987) Classification AO des fractures. Springer, Berlin Heidelberg New York
3. Nast-Kolb D, Schweiberer L (1989) Wandel und Fortschritt in der Frakturenbehandlung des Oberarmschaftes. Orthopäde 18 : 208–213
4. Sarmiento A, Latta LL (1984) Nichtoperative Frakturenbehandlung. Springer, Berlin Heidelberg New York, S 441–485
5. Schweiberer L, Poeplau P, Gräber S (1977) Plattenosteosynthese bei Oberarmschaftfraktur. Sammelstudie der Deutschen Sektion der AO-International. Unfallheilkunde 80 : 231–235

Sehnen- und Bandverletzung, konservativ versus operativ

Luxationen des AC-Gelenks

F. W. Thielemann

Abteilung für Unfall- und Wiederherstellungschirurgie, Katharinen-Hospital
(Leiter: Prof. Dr. U. Holz), Kriegsbergstraße 60, W-7000 Stuttgart, Bundesrepublik Deutschland

Einleitung

Die zunehmende Betätigung auch weniger Geübter in Freizeitsportarten wie Fußball, Reiten oder Radfahren hat auch die Zahl der Verletzungen des Schultergelenks ansteigen lassen. Der Sturz auf die Schulter bei adduziertem Arm findet sich als typischer Unfallmechanismus häufig und führt in Abhängigkeit von der Stärke und der Richtung der einwirkenden Gewalt zur lateralen Klavikulafraktur oder zur Bandverletzung mit Luxation oder Subluxation im Schultereckgelenk [4, 6, 9].

Diagnosestellung und Klassifizierung

Die Diagnose einer Verletzung des Schultereckgelenks wird klinisch und radiologisch gestellt. Die klinische Untersuchung vermag nur zwischen leichten und schweren Formen zu unterscheiden. Es können nur Luxationsstellungen des lateralen Klavikulaendes nach kranial, kaudal oder dorsal erfaßt werden. Subluxationsstellungen entgehen dem Untersucher oft. Hieraus leitet sich die Notwendigkeit einer radiologischen Abklärung zur genauen Klassifizierung ab. Diese besteht in einer Röntgenaufnahme des AC-Gelenks in a.-p.-Projektion und zusätzlich in gehaltenen Aufnahmen unter Belastung. Ziel der diagnostischen Bemühungen muß eine exakte Klassifizierung der Verletzungsschwere sein, die sich an dem Schema von Tossy [14] oder an dem von Rockwood orientiert [9] (Abb. 1).

Die Verletzungen des Schultereckgelenks nach Tossy I und Rockwood I stellen eine Distorsion des AC-Gelenks dar, die ohne Bandverletzung abgelaufen ist.

Bei Verletzungen des Typs Tossy II bzw. Rockwood II sind die akromioklavikulären Bänder zwar zerrissen, die korakoklavikulären Bänder sind jedoch intakt oder nur geringfügig elongiert im Sinne einer Partialruptur. Die strukturellen Schädigungen haben eine geringe Instabilität des Schultereckgelenks zur Folge. Diese Stabilität ist bei Verletzungen vom Schweregrad Tossy III oder Rockwood III–VI vollständig verlorengegangen. Luxationen oder Verletzungen des Discus articularis sind möglich und müssen bei der Therapiewahl mitberücksichtigt werden.

Hefte zur Unfallheilkunde, Heft 222
P. Habermeyer / L. Schweiberer (Hrsg.)
© Springer-Verlag Berlin Heidelberg 1992

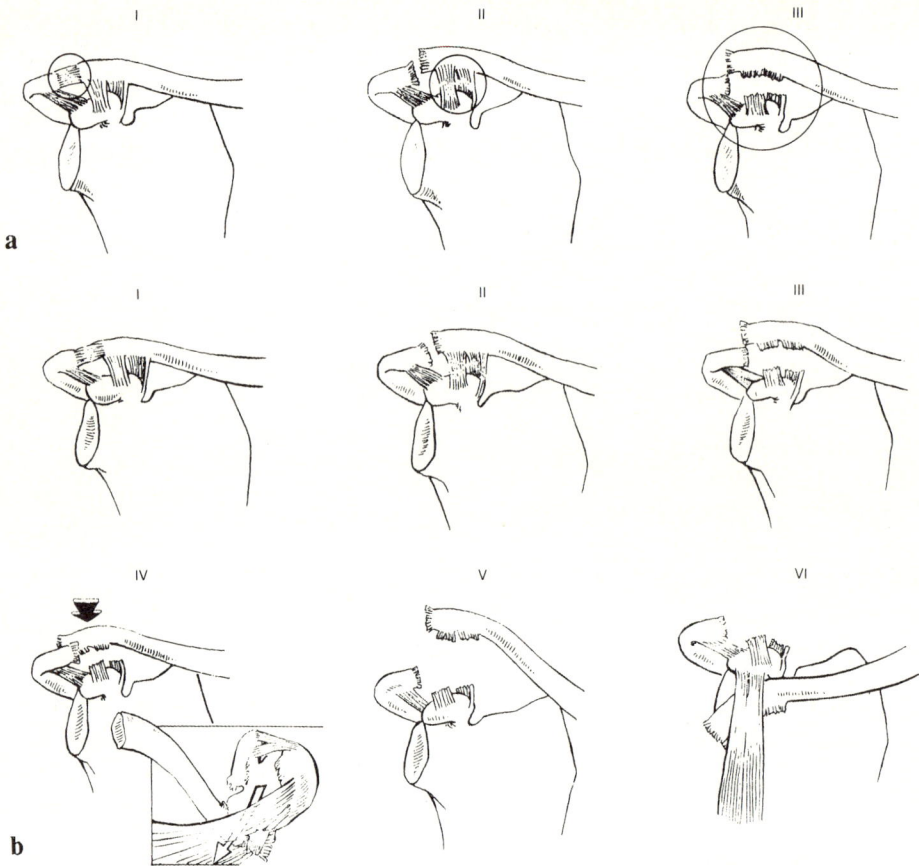

Abb. 1a, b. Einteilung der Schweregrade der AC-Gelenkverletzungen: nach Tossy (**a**) und nach Rockwood (**b**)

Folgen einer AC-Gelenkverletzung

Stabile Verletzungen des Typs I und II nach Rockwood oder Tossy haben keine Auswirkungen auf den Schultergürtel. Bei Verletzungen höherer Schweregrade kommt es jedoch zu Störungen der Biomechanik des Schultergürtels, zu kosmetisch störenden Situationen und zu Spätschäden in Form chronischer Schmerzen, einer Arthrose im AC-Gelenk, einer Verkalkung der korakoklavikulären Bänder und möglicherweise einer Schwächung der Kraft des Arms [9].

Biomechanisch sind die Schulter und der Arm gegen die Klavcikula nach unten luxiert. Die sternoklavikulären Bänder und der M. trapezius halten die Klavikula an ihrer Position. Die Schulter ist nicht oder nur gering verkürzt. Der Drehpunkt der Rotation der Skapula gegen die Klavikula ist nicht mehr fixiert und verändert die Kraft der Schulterführung bei Abduktion und Flexion des Arms in der Schulter. Der Drehpunkt der Skapula bei Flexion und Abduktion im Arm wandert in Richtung Angulus inferior scapulae [9].

Kosmetisch kommt es zu einem störenden Hochstand des lateralen Klavikulaendes, der nach Abschwellung oft deutlicher zutage tritt. Sekundär kommt es im Rahmen der Heilung in ca. 50 % der Fälle zu einem deutlichen Rückgang des lateralen Klavikulahochstandes [12]. Spätschäden sind regelmäßig zu finden, wobei ihre klinische Relevanz unterschiedlich zu werten ist. Die Verkalkungen im Bereich der korakoklavikulären Bänder sind, ebenso wie eine Arthrose im AC-Gelenk, häufig. Bei der Bewertung der Arthrose muß jedoch in Betracht gezogen werden, daß eine idiopathische Arthroserate von über 20 % vorhanden ist, die selten symptomatisch, d. h. schmerzhaft ist. Chronische Schmerzzustände und möglicherweise eine Minderung der Kraft des Arms sind direkte Folgen der Instabilität im AC-Gelenk. Sie sind abhängig von der Belastung der Extremität [8, 9, 11].

Therapieziele bei der Behandlung einer AC-Gelenkverletzung

Ziel jeglicher Behandlungsmaßnahmen muß es sein, einen voll beweglichen, belastbaren und schmerzfreien Schultergürtel wiederherzustellen. Spätschäden sollten verhindert werden, wobei zwischen den vermeidbaren und unvermeidbaren zu unterscheiden ist. Kosmetische Gesichtspunkte wie der laterale Klavikulahochstand oder Operationsnarben spielen bei den meisten Patienten eine untergeordnete Rolle.

Therapeutische Möglichkeiten

Die konservative Behandlung einer AC-Gelenkverletzung besteht in der vorübergehenden Ruhigstellung mit einem Desault- oder Gilchrist-Verband. Verbandsanordnungen mit Heftpflasterstreifen oder einem Riemen, die das laterale Klaviculaende niederhalten sollen, sind biomechanisch sinnlos und außerdem wegen möglicher Hautläsionen komplikationsträchtig. Sie sollen unterlassen werden. Lokale Eisanwendungen bis zum Abklingen der Schwellung und des Hämatoms komplettieren die konservative Therapie, die nach 2–3 Wochen beendet werden kann und von der Wiederaufnahme der Arbeit gefolgt ist.

Die operative Behandlung einer AC-Gelenkverletzung ist den Verletzungen höherer Schweregrade (Tossy III oder Rockwood III–VI) vorbehalten. In der Literatur findet sich eine Vielzahl von Verfahren, die keine grundsätzlichen Unterschiede in ihrem Indikationsbereich aufweisen [6, 9] (Tabelle 1).

Verfahrensbedingt müssen bei allen operativen Verfahren eine meist auch kosmetisch auffällige Narbe und die Notwendigkeit eines zweiten Eingriffs zur Metallentfernung in Kauf genommen werden.

Tabelle 1. AC-Gelenkverletzung: operative Therapie

Intraartikuläre Verfahren
Kirschner-Drähte
Zuggurtung
Extraartikuläre Verfahren
Bosworth-Schraube
Korakoidtransfer
Spezialplatten

Kritische Wertung der Behandlungsergebnisse

Die Wertung von Behandlungsergebnissen hat sich an dem Schweregrad der Verletzung zu orientieren.

Verletzungen vom Schweregrad I nach Tossy oder Rockwood werden immer konservativ behandelt und heilen folgenlos aus. Eine operative Revision des Gelenks ist kontraindiziert [6, 9].

Verletzungen vom Schweregrad II nach Tossy oder Rockwood werden konservativ behandelt; operative Maßnahmen kommen erst sekundär bei ungenügendem konservativen Behandlungsergebnis zum Einsatz. Ergebnisse über eine primäre operative Therapie finden sich in der Literatur nicht (Tabelle 2).

Tabelle 2. Ergebnisse der Tossy-II-Verletzung: konservative Therapie

Subjektiv beschwerdefei	85–100 %
Funktionell sehr gut und gut	80–100 %
Kosmetisch unzufrieden	0 %
Röntgenologische AC-Arthrose	ca. 40 %
Verkalkungen	ca. 10 %
Sekundäre Operationen	Keine

Die subjektiven Ergebnisse mit einer Beschwerdefreiheit bei 85–100 % der Patienten entsprechend den funktionellen Ergebnissen mit einer freien Funktion, ca. 10 % Verkalkungen der Ligg. coracoclavicularia und einer fehlenden MdE. Sekundäre Eingriffe waren in dieser Patientengruppe nicht zu vermerken [2, 13, 15].

Die Indikationen zur operativen und konservativen Therapie bei Verletzungen vom Schweregrad Tossy III oder Rockwood III–VI werden immer noch kontrovers diskutiert.

Die Ergebnisse der konservativen Therapie zeigen auf, daß ein großer Teil der Patienten (75–90 %) beschwerdefrei wird und auch auf Dauer beschwerdefrei bleibt. Funktionelle Einbußen finden sich bei wenigen Patienten, meist als Abduktionseinschränkungen. Auch ein größerer Anteil von Schwerarbeitern im Krankengut verschlechtert diese Ergebnisse nicht. Die Kraftmessungen mit dem Cybex-II-Gerät ergaben, daß die verletzte Schulter objektiv kräftiger ist, als die unverletzte [15]. Die kosmetischen Ergebnisse werden von den Patienten unterschiedlich beurteilt. Je intensiver die konservative Therapie mit fixierenden Verbänden sich gestaltete, desto störender wird der Hochstand vom Patienten beurteilt. Im übrigen ist zu vermerken, daß das Ausmaß des initialen Hochstandes bei ca. 50 % der Patienten sich im Laufe der Zeit vermindert.

Die röntgenologischen Ergebnisse zeigen eine persistierende Dislokation in über 50 % der Fälle und eine Subluxation in 100 % der Fälle. Die Rate an erkennbaren Arthrosen des AC-Gelenks erhöht sich auf etwa 50 %. Die Resorption der lateralen Klavikula ist die Ausnahme. Die röntgenologischen Ergebnisse korrelieren jedoch in keiner Weise mit den klinischen Ergebnissen (1, 2, 4, 5, 10–13] (Tabelle 3).

Die operativen Therapieergebnisse unterscheiden sich von den konservativen nur in den objektiven röntgenologischen Parametern. Die subjektiven und die funktionellen Ergebnisse sind nicht signifikant different. Erstaunlich erscheint eine Kraftminderung im Vergleich zur gesunden Schulter, die nach operativer Therapie zu finden ist. Die Analyse der röntgenolo-

Tabelle 3. Ergebnisse der Tossy-III-Verletzung: konservative Therapie

Subjektiv beschwerdefrei	50–90 %
Funktionell sehr gut und gut	45–90 %
Kosmetisch unzufrieden	ca. 50 %
Röntgenologische AC-Arthrose	50–60 %
Verkalkungen	> 50 %
Sekundäre Operationen	< 10 %

gischen Ergebnisse zeigt auf, daß in 20–40 % der Fälle eine nachweisbare Stufe verbleibt. Die Arthroserate ist mit ca. 30 % niedriger als bei den konservativ behandelten Fällen. Miteinbezogen werden in die Bewertung der operativen Behandlung müssen jedoch auch der notwendige Zweiteingriff zur Materialentfernung, die kosmetisch meist auffällige Narbe und die intra- und postoperativen Komplikationen. Die unvermeidliche Narbenbildung fällt bei der Bewertung der subjektiven Zufriedenheit der Patienten ins Gewicht. Mit 40 % negativer Bewertung hat sie ein ähnliches Gewicht wie der laterale Klavikulahochstand. Die peri- und postoperativen Komplikationen dürfen nicht vernachlässigt werden (Tabelle 4).

Tabelle 4. Ergebnisse der Tossy-III-Verletzung: operative Therapie

Subjektiv beschwerdefrei	> 90 %
Funktionell sehr gut und gut	ca. 80 %
Kosmetisch unzufrieden	ca. 50 %
Röntgenologische AC-Arthrose	ca. 30 %
Verkalkungen	> 50 %
Komplikationen	ca. 20 %
Sekundäre Operationen	Keine Angaben

Ein Teil kann zwar durch technisch korrekte Ausführung der Operation vermieden werden, die Gesamtrate erscheint mit über 20 % doch relativ hoch [13]. Die Rate an Reeingriffen ist aber in beiden Gruppen mit unter 10 % nicht signifikant different [1, 3, 5, 7, 9, 10, 12, 13, 15].

Zusammenfassung

Bei der Therapieplanung ist die Einteilung der Verletzung nach Rockwood der nach Tossy vorzuziehen, da sie eine exaktere Verletzungsbeschreibung und damit auch Prognosestellung erlaubt.

Die Behandlung der Schultereckgelenkverletzungen vom Schweregrad I und II nach Tossy oder Rockwood erfolgt immer konservativ. Verletzungen vom Schweregrad III nach Tossy oder Rockwood können sowohl operativ als auch konservativ behandelt werden. Die konservative Therapie ist zu empfehlen, da die subjektiven und funktionellen Ergebnisse sich nicht von denen der operativen Therapie unterscheiden. Die kosmetischen Ergebnisse unterscheiden sich ebenfalls nicht, lediglich die Gründe für die Unzufriedenheit der Patienten sind different.

Bei Verletzungen vom Schweregrad IV–VI nach Rockwood bietet die operative Therapie Vorteile. Beim Schweregrad IV verbleibt ein störender Klavikulahochstand durch die Mitverletzung der Muskelschlinge zwischen M. trapezius und M. deltoideus. Beim Schweregrad V und VI ist die Operationsindikation durch die oft bgleitenden Verletzungen (Gefäße, Plexusläsion) zwangsläufig gegeben. Bei Patienten dieser Gruppe wird die Indikation für Sekundäreingriffe häufiger gestellt, ein Umstand, der durch eine primäre operative Therapie vermieden werden kann.

Literatur

1. Arner O, Sandahl, Öhrling M (1957) Dislocation of the acromio-clavicular joint. Review of literature and a report of 56 cases. Acta Chir Scand 113 : 140–152
2. Bjernjeld H, Hovelius L, Thorling J (1983) Acromioclavicular separations treated conservatively. Acta Orthop Scand 54 : 743–745
3. Dameron TB (1986) Complications of treatment of injuries to the shoulder. In: Epps CH (ed) Complications in orthopaedic surgery, 2nd ed, vol 1. Lippincott, Philadelphia, pp 247–256
4. Dias JJ, Steingold RF, Richardson RA, Tesfayohannes B, Gregg PJ (1987) The conservative treatment of acromioclavicular dislocation. J Bone Joint Surg [Br] 69 : 719–722
5. Jacobs B, Wade PA (1966) Acromioclavicular joint injury. An End result study. J Bone Joint Surg [Am] 48 : 475–486
6. Jaeger M, Wirth CW (1978) Kapselbandläsionen. Thieme, Stuttgart
7. Larsen E, Bjerg-Nielsen A, Christensen P (1986) Conservative or surgical treatment of acromioclavicular dislocation. J Bone Joint Surg [Am] 68 : 552–555
8. Poigenfürst J (1964) Spätergebnisse nicht eingerichteter Schulterverrenkungen. Wiederherst Traumatol 8 : 14–35
9. Rockwood CA Jr (1984) Subluxations and dislocations about the shoulder in fractures, Part II. In: Rockwood CA Jr, Green DP (eds) Subluxations and dislocations about the shoulder in fractures. Lippincott, Philadelphia, pp 722–985
10. Rosenörn M, Pedersen E (1974) A comparison of conservative and operative treatment of acute acromio-clavicular dislocation. Acta Orthop Scand 45 : 50–59
11. Schwarz N, Leixnering M (1986) Spätresultate nicht reponierter acromioclavicularer Zerreißungen Tossy III. Unfallchirurg 89 : 248–252
12. Taft TN, Wilson FC, Oglesby JW (1987) Dislocation of the acromioclavicular joint. An end-result study. J Bone Joint Surg [Am] 69 : 1045–1051
13. Thelen E, Rehn J (1976) Acromioclavicularsprengungen – Ergebnisse nach operativer und konservativer Versorgung in 162 Fällen. Unfallheilkunde 79 : 417–422
14. Tossy JD, Newton CM, Sigmond HM (1963) Acromioclavicular separations: useful and practical classification for treatment. Clin Orthop 28 : 111–119
15. Walsh WM, Peterson DA, Shelton G, Neumann RD (1985) Shoulder strenght following acromioclavicular injury. Am J Sports Med 13 : 153–158

Surgical Versus Non-Surgical Treatment of Ligamentous Injuries Following Dislocation of the Elbow Joint

Per Olof Josefsson

Department of Orthopaedic Surgery, Malmö General Hospital, S-21401 Malmö

A dislocation is defined as a complete separation of the surfaces of a joint and for the elbow this separation is between the humerus and the radius-ulna. There are several types of dislocation described although the posterior, posterolateral and lateral are the common ones.

The incidence of elbow dislocations was calculated in Malmö during a period of 12 years (1971–1982) and 178 dislocations were diagnosed making an incidence of 0.6/10 000/year [1]. Dislocations of the elbow occur throughout life but are most common during the first decades of life in males as well as females. In one fourth of the dislocations a fracture of the elbow occurred and fractures were most common in children and in the elderly. The most common fractures were of the medial epicondyle in children and of the radial head in adults.

The stability of the elbow joint is maintained by the shape of the osseous articulation, the capsule with the collateral ligaments, and by the muscles and tendons surrounding the elbow. The lateral ligament originates from the lateral epicondyle and terminates in the annular ligament, thus inserting indirectly to the lateral aspect of ulna. The medial ligament arises from the medial epicondyle and is divided in an anterior and a posterior bundle inserting on the ulna.

A dislocation of the elbow will result in extensive soft tissue injuries seen on the exterior as swelling and hematoma, most obviously a couple of days after the injury. Opinions concerning ligamentous injuries and instability after a dislocation differ. Also, primary surgical ligament repair of ruptured medial as well as lateral collateral ligaments in unstable elbows has been advocated.

We reviewed the treatment of simple dislocations in adults in Malmö from 1971 to 1979 [2]. In the beginning almost all patients were treated nonsurgically but by the end of the period most were treated by primary surgical ligament repair. We found that all 31 elbows that had been examined for stability under general anesthesia were considered unstable and they were all treated by medial ligament repair. Lateral ligament repair was performed in 17 of these unstable elbows. In a radiological follow-up found calcifications or irregularities in the medial epicondylar areas in about 90 % and the lateral in 80 % of the nonsurgically as well as surgically treated elbows.

These findings inspired us in 1980 to start a prospektive, randomized study of surgical versus nonsurgical treatment of ligamentous injuries following dislocation of the elbow joint [3]. Thirty consecutive patients who had acute simple dislocations of the elbow were included in the study and only those patients who were ≥ 16 years of age and whose injured elbow had been free of symptoms before the injury were included. Avulsed mm-sized fragments were accepted. There were 10 males and 20 females, of whom 28 had a posterior or posterolateral dislocation and two had a lateral dislocation. There were 18 dislocations of the left and 12 of the right elbow. On the day of the injury closed reduction

Hefte zur Unfallheilkunde, Heft 222
P. Habermeyer / L. Schweiberer (Hrsg.)
© Springer-Verlag Berlin Heidelberg 1992

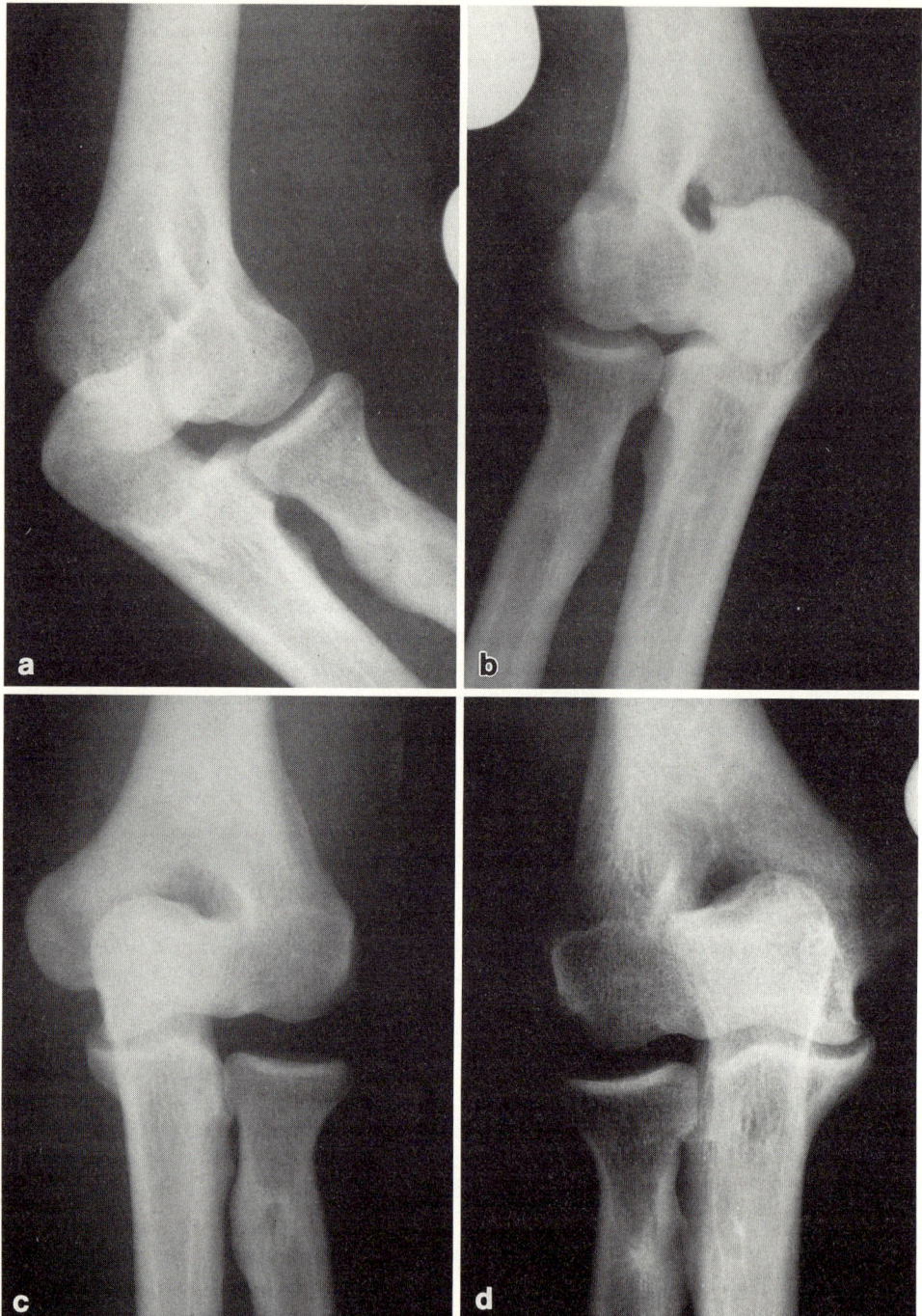

Fig. 1a–d. A 27-year-old man with a posterior dislocation of the left elbow. After reduction the stability of the joint was examined under general anesthesia. At valgus provocation a great instability was felt (**a**), in comparison with the uninjured elbow (**b**). No instability was felt at varus provocation but the radiogram revealed increased joint space (**c**) compared with the uninjured side (**d**)

was made, the elbow was immobilized in a plaster cast, and X-ray was performed. On average 4 days after the injury (range 1–7 days) the elbow was examined under general anesthesia. When the elbows were tested with the joint in full but unforced extension all of the reduced elbows had an obvious medial ligamentous instability. In 16 elbows an lateral instability was felt but even if no lateral instability was felt an increased joint space could be seen laterally when compared to the healthy side (Fig. 1a–d). Also, 11 elbows were easily redislocated under general anesthesia and redislocation occurred most easily when the elbow was slightly flexed, i. e., about 45° of flexion.

In the surgical group both the medial and the lateral sides of the joint were explored by two separate lengthwise incisions. In all cases the medial and the lateral collateral ligaments were found to be totally ruptured. The major part of the ruptured ligament in each patient was found to be localized to the humeral attachments. The muscles originating from the epicondyles were torn medially in 12 elbows and laterally in six elbows. The anterior capsule and the brachialis muscle could only be partially inspected through the lateral incisions but extensive damage was seen. Ligamentous and muscular injuries were sutured, if possible in their substance but very often drill holes in the epicondylar bone were employed. Absorbable sutures were used.

After the examination under anesthesia, the elbows in both groups were immobilized in a plaster cast at about 90°. The average period of immobilization, from the time of injury, was 19 days in the surgically treated group and 17 days in the nonsurgically treated group.

Fourteen patients in each group were available for follow-up examinations (Fig. 2). The average follow-up time for the surgically treated group was 31 months and for the nonsurgically treated group 24 months, and the shortest time of follow-up was 12 months. Loss of range of motion was the most common complaint. None of the patients in either group complained of sensation of instability or had had a redislocation. None of the patients had changed occupation because of the injury. However, one patient who lacked 45° in full extension could not return to gymnastics after the injury. Besides the comparison between surgical and nonsurgical treatment we also compared the elbows which were easily redislocated under general anesthesia with the others. Six of the easily redislocated elbows were surgically treated and muscular injuries seemed to be more common. The loss of extension was greatest in the surgical group and in the group of elbows which were easily redislocated under general anesthesia (Table 1). Complaints about the injured elbow were also most common in these two groups. However, none of these differences were

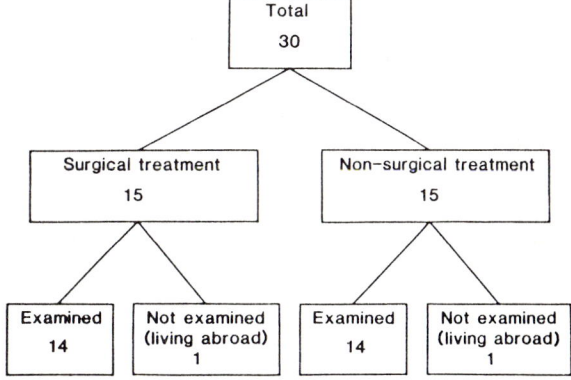

Fig. 2. The prospective material – surgical versus nonsurgical treatment of ligamentous injuries following dislocation of the elbow joint

Table 1. Loss of range of motion (°) compared with the contralateral side 5 weeks and 10 weeks following injury and at final follow-up. Average ± SD, range within brackets. Data for surgical versus nonsurgical treatment and for easily redislocated versus others

	Loss of extension (5 weeks)	Loss of flexion (5 weeks)	Loss of extension (10 weeks)	Loss of flexion (10 weeks)	Loss of extension (> 1 year)	Loss of flexion (> 1 year)	Residual complaints (> 1 year) yes/no
Surgical (n = 14)	55 ± 21 (10–90)	21 ± 16 (0–50)	39 ± 20 (10–80)	10 ± 10 (0–35)	18 ± 15 (0–45)	1 ± 2 (0–5)	10/4
Nonsurgical (n = 14)	44 ± 22 (20–95)	12 ± 10 (0–35)	28 ± 21 (0–75)	4 ± 6 (0–20)	10 ± 14 (0–50)	1 ± 2 (0–5)	7/7
Easily redislocated (n = 11)	55 ± 20 (30–95)	23 ± 15 (5–50)	38 ± 18 (15–75)	8 ± 10 (0–25)	20 ± 19 (0–50)	2 ± 3 (0–5)	7/4
Others (n = 17)	47 ± 23 (10–90)	14 ± 13 (0–45)	31 ± 22 (0–80)	6 ± 19 (0–35)	10 ± 11 (0–30)	1 ± 2 (0–5)	10/4

statistically significant. The patients age at the time of the injury had no effect on the final range of motion. At the follow-up evaluation no restriction of pronation or supination was seen in either group, nor was there any difference in grip strength. None of the patients showed evidence of neurological disturbances in the hand, although two elbows that were operated on showed the ulnar nerve dislocating over the medial epicondyle when flexed.

We also studied the long-term sequelae of the simple dislocations of the elbow [4], which were all nonsurgically treated. There were 52 elbows examined on average 24 years after the injury and there were no complaints of instability and none of the patients had had a redislocation. Also, among these patients the most common complaint was loss of extension and the loss of extension was of the same magnitude as was found on average two years after injury in the prospective study (Table 2).

Thus our data do not support surgical treatment of simple dislocations of the elbow joint that can be reduced by closed methods.

Table 2. Loss of extension (°) compared with the contralateral side and residual complaints 24 years (range 15–38) following injury

	Loss of extension Av ± SD (range)	Residual complaints yes/no
Children	4 ± 7 (0–20)	11/17
Adults	12 ± 12 (0–35)	14/10

Our recommendations for treatment of simple dislocations of the elbow are:

1. Immediate closed reduction with or without anesthesia.
2. Immobilization of 0–1 weeks for elbows which appear to be well retained in the reduced position, otherwise 2–3 weeks. Immobilization should be at an angle of 90° or less.
3. Following immobilization active movements should be started.

The success of this treatment using closed reduction and a short time of immobilization is probably explained by the osseous articulation of the elbow joint making the elbow inherently stable during the time of soft tissue healing. In dislocations of the elbow with displaced fractures of the joint articulation, usually fracture of the radial head and the coronoid process, stability is reduced, and in these injuries we found redislocations as well as osteoarthritis to be common [5]. In these cases we consider suturing of torn ligaments and muscles at the epicondyles to be important.

References

1. Josefsson PO, Nilsson BE (1986) The incidence of dislocations of the elbow joint. Acta Orthop Scand 57:537–538
2. Josefsson PO, Gentz CF, Johnell O, Wendeberg B (1987) Surgical versus non-surgical treatment of ligamentous injuries following dislocations of the elbow joint. Clin Orthop 214:165–169
3. Josefsson PO, Gentz CF, Johnell O, Wendeberg B (1987) Surgical versus non-surgical treatment of ligamentous injuries following dislocation of the elbow joint – a prospective randomized study. J Bone Joint Surg [Am] 69:605–608
4. Josefsson PO, Johnell O, Gentz CF (1984) Long-term sequele of simple dislocations of the elbow. J Bone Joint Surg [Am] 66:927–930
5. Josefsson PO, Gentz CF, Johnell O, Wendeberg B (1989) Dislocations of the elbow and intraarticular fractures. Clin Orthop 246:126–130

Grenzen konservativer Behandlung bei der Ellenbogenluxation – AO-Sammelstudie

G. Hierholzer

Berufsgenossenschaftliche Unfallklinik Duisburg-Buchholz (Direktor: Prof. Dr. G. Hierholzer), Großbaumer Allee 250, W-4100 Duisburg 28, Bundesrepublik Deutschland

Einleitung

In den zurückliegenden Jahren ist die Frage der Behandlung der Luxationen im Ellenbogengelenk zur Diskussion gestellt worden. Der Grund ist in pathophysiologischen Zusammenhängen und Schädigungen spezieller Strukturen zu sehen, die in Verbindung mit einer Ellenbogenluxation auftreten können.

Bemerkungen zur Anatomie

Das „zusammengesetzte" Ellenbogengelenk besteht aus dem humeroulnaren, dem humeroradialen und dem radioulnaren Anteil. Die Beuge- und Streckbewegungen finden in dem scharnierartigen humeroulnaren Gelenkanteil statt, das eine verhältnismäßig ausgeprägte knöcherne Führung aufweist. Der humeroradiale Anteil entspricht der Form eines Kugelgelenks. Durch die Fesselung des Radius an die Ulna über das Ringband und über die Membrana interossea verliert das Gelenk jedoch einen Freiheitsgrad und erlaubt nur Beuge-, Streck- und Drehbewegungen. Im radioulnaren Gelenkanteil erfolgt die Pro- und Supination. Insbesondere im Humeroradialgelenk und im proximalen Radioulnargelenk wird die Führung durch die speziellen Strukturen des Kapsel-Band-Apparates mit den Kollateralbändern und dem Lig. anulare gewährleistet.

Die stabilisierende Wirkung der Membrana interossea ist bekannt, die ihr früher zugeschriebene Funktion einer Druckübertragung von der Hand über den Radius auf die Ulna wird heute nicht mehr angenommen. Nach Stark erfolgt die Druckübertragung von der Hand zum Oberarm zu 57 % über den Radius, zu 43 % über die Ulna. Die Ellenbogengelenkanteile sind von einer buchtenreichen Gelenkhöhle mit Kapsel umgeben, unter der Funktion bildet die Kapsel Falten, wobei Sehnenfasern des M. brachialis und des M. triceps eine Einklemmung verhindern. Die Anatomie der Gelenkhöhle und der Gelenkkapsel erklären die Neigung zur Schrumpfung nach Traumen und in Verbindung mit einer Immobilisierung. Die reißfesten Kollateralbänder, der ventral gelegene M. brachialis und der M. biceps sowie der dorsal gelegene M. triceps tragen wesentlich zur Stabilisierung des Gelenks bei.

Entstehung und Formen der Luxation

Die Vorstellungen über die Entstehung der Ellenbogenluxation sind unterschiedlich. Befunde, die an der Leiche erhoben worden sind, können nur bedingt umgesetzt werden, da bei derart artifiziell herbeigeführten Luxationen der physiologische Muskeltonus ausfällt. Eine gewisse Überstreckbarkeit im Ellenbogen, wie sie bei Frauen und Kindern gegenüber

Männern häufig beobachtet wird, soll die Luxation begünstigen. Mit dem luxierenden Mechanismus sind Auswirkungen verbunden, die vom Chirurgen beachtet werden müssen.

Unter einer luxierenden Gewalteinwirkung stoßen der Kronen- oder Hakenfortsatz der Elle auf die Trochlea und leiten dann die Verrenkung auf der schrägen Gelenkfläche ein. Das Olekranon wird zum Drehpunkt, wobei die Richtung der einwirkenden Gewalt die Luxationsform bestimmt. Mit der Verrenkung verbunden sind häufig abscherende Verletzungen des Kapsel-Band-Apparates an der Oberarmrolle, eine Verletzung im Verlauf der zugfesten Kollateralbänder ist dagegen seltener. Selbstverständlich begünstigen hypoplastische Gelenkformen eine Luxation. Die Häufigkeitsskala der von uns beobachteten Luxationsformen steht in Übereinstimmung mit anderen Mitteilungen.

Diagnose der Ellenbogenluxation

Die klinischen Luxationszeichen sind typisch und kaum zu übersehen. Neben einer meist vorhandenen prall elastischen Schwellung besteht eine federnde und stark schmerzhafte Bewegungseinschränkung. Trotz der Schwellung ist meist die Gelenkdeformation zu erkennen; dies ist ein wichtiger Hinweis auf die Luxation. Die Diagnose wird durch eine Röntgenuntersuchung in den beiden Standardrichtungen objektiviert. Die Arthrographie erscheint uns zur Diagnose der Ellenbogenverrenkung nicht erforderlich. Zur Erkennung des Ausmaßes der Verletzung – insbesondere zur Beurteilung der Knorpeloberfläche und des Kapsel-Band-Apparates – eignet sich die Arthroskopie als diagnosische Maßnahme. Gehaltene Aufnahmen sind nach Reposition des Gelenks beim klinischen Verdacht auf das Vorliegen einer ins Gewicht fallenden Kapsel-Band-Schädigung zu empfehlen.

Pathophysiologie der Ellenbogenluxation

Besonders zu beachten sind Abschlagfragmente. Sie können in Verbindung mit der Luxation am Kronen- und Hakenfortsatz der Elle, am Radiusköpfchen und an der Oberarmrolle entstehen. Röntgenologisch sind sie nur erkennbar, sofern sie eine zumindest kleine Knochenlamelle enthalten. Ihre mechanisch irritierende Wirkung bei intraartikulärer Lage ist bekannt und kann zur Arthrose führen. Am Kronenfortsatz der Elle ergibt sich daraus u. U. eine Reluxationstendenz.

Zur klinischen Bewertung des Ausmaßes einer Verletzung des Kapsel-Band-Apparates empfehlen wir gegenüber der früher üblichen Einteilung in Zerrung, Dehnung und Ruptur die Differenzierung einer Bandschädigung nach dem Grad eines Stabilitätsverlustes. Weiter unterscheidet man zwischen dem einfachen und komplexen Stabilitätsverlust, je nachdem, ob er in einer oder in mehreren Richtungen besteht.

Therapie der Ellenbogenluxation

Wir empfehlen die Reposition der Luxation unter den Bedingungen der Operationsbereitschaft. In Allgemeinnarkose oder unter Leitungsanästhesie wird sie zunächst konservativ und durch Zug am gebeugten Unterarm vorgenommen. Nach der Reposition wird die anatomische Beziehung der Epikondylen zur Olekranonspitze überprüft und das Ergebnis durch eine Röntgenkontrolluntersuchung objektiviert. Besteht keine wesentliche Instabilität, so bringen wir eine Oberarmgipsschiene für 1–2 Wochen an, wobei bereits in den ersten Tagen unter Kontrolle geführte Übungen zwischen 30 und 90° Beugung durchgeführt werden können. Nach 2 Wochen werden aktive Übungen vorgenommen. Maßnahmen in Form von Heißluft, Massage oder von passiven Übungen sind wegen der Gefahr eines Reizzustandes und der Bildung von Verkalkungen kontraindiziert.

Eine operative Revision halten wir derzeit beim Vorliegen von deutlich erkennbaren Abschlagfragmenten und beim Nachweis einer Gelenkinstabilität für angezeigt. Zur Revision werden die bogenförmigen seitlichen Zugänge verwendet, sie kann aber auch arthroskopisch vorgenommen werden. Die Abschlagfragmente sollten möglichst entfernt werden.

Zur Naht der verletzten Kapsel-Band-Anteile verwenden wir Vicryl oder Dexon. Ein größerer knöcherner Ausriß wird nach dem technischen Zugprinzip mit einer Kleinfragmentschraube fixiert. Ist die Kapsel-Band-Verletzung ausgedehnt, liegen eine erhebliche Abscherung am Epikondylus, eine Auffaserung der Bandstrukturen, eine chronische Insuffizienz mit rezidivierender Luxationsneigung vor, so werden die weichteilfixierenden Nähte transossär und unter Raffung des Verletzungsbereichs gelegt. Postoperativ erfolgt die Ruhigstellung mit einer Oberarmschiene für maximal 3 Wochen, wobei in Abhängigkeit von dem Verletzungsausmaß ebenfalls in den ersten postoperativen Tagen im oben genannten Ausmaß geführte Übungen vorgenommen werden können.

Klinische Ergebnisse

In unserer Klinik haben wir von August 1972 bis 1983 139 Ellenbogenluxationen beobachtet; die Luxationsfrakturen im Ellenbogenbereich sind in diese Zahl nicht mit einbezogen. Angaben über die Geschlechtsverteilung, die Zahl der nachuntersuchten Patienten, die Art der Luxation und die durchgeführte Behandlung sind in den Tabellen 1–4 zusammengefaßt. Zahlenmäßig ergeben die konservativ und operativ behandelten Patienten nahezu gleich große Gruppen. Der relativ hohe Anteil von Patienten mit unbekannter Luxationsrichtung ergibt sich daraus, daß teilweise Repositionen außerhalb bereits durchgeführt wurden und eine nachträgliche genaue Analyse deshalb nicht in allen Fällen möglich war. Die Verrenkung des Ellenbogengelenks ist nicht nur die zweithäufigste Luxationsform, sie führt auch nicht selten zu einem bleibenden Bewegungsverlust in diesem Gelenk. Allerdings können die in Tabelle 5 und 6 aufgelisteten Funktionsergebnisse nach konservativer und operativer Therapie nicht unmittelbar miteinander verglichen werden.

Zunächst ergibt sich aus den Tabellen der Eindruck, daß mit der konservativen und der operativen Behandlungsmethode nach Ellenbogenluxation das funktionelle Ergebnis im wesentlichen gleich ist. Unter Hinweis auf die obigen Ausführungen muß jedoch die jeweilige Indikation mitberücksichtigt werden; so wird die Indikation zur operativen Therapie nur bei weitgehenderen Verletzungsfolgen wie insbesondere bei nachweisbarer zusätzlicher Gelenkschädigung durch Abschlagfragmente und bei ausgedehnten Kapsel-Band-Verletzungen durchgeführt.

Die operativ behandelte Patientengruppe entspricht also gegenüber der konservativ behandelten Gruppe den schwerwiegenderen Verletzungen. Diese Feststellung geht auch aus der Tabelle 4 hervor, die den hohen Anteil von sekundär zugewiesenen Ellenbogenluxationen mit ausgedehnten Schädigungen aufweist. Im Umkehrschluß kann also aus den weitgehend gleichen funktionellen Resultaten geschlossen werden, daß beim Vorliegen von

Tabelle 1. Ellenbogenluxationen (AO-Sammelstudie)

Berlin	Univ.-Oskar-Helene-Heim
Duisburg	BG-Unfallklinik
Essen	Univ.-Unfallchirurgie
Gießen	Univ.-Orthopädie
Hannover	Unfallklinik, Evang. F.-Stift
Homburg	Univ.-Unfallchirurgie
Lahr	Unfallchirurgie
München	Univ.-Orthopädie
Münster	Unfallchirurgie, Raphaelsklinik
Ratingen	Orthopädie, Evang. Krankenhaus
Tübingen	BG-Unfallklinik
Tübingen	Univ.-Chir. Klinik
Ulm	Univ.-Unfallchirurgie

Tabelle 2. Ellenbogenluxationen (Gesamtzahl: $n = 520$)

Nachuntersuchungen	n
Gesamt	433
Frauen	212
Männer	221

Tabelle 3. Luxationsrichtung (Gesamtzahl: $n = 433$)

	n
Dorsal	153
Dorsoradial	128
Ulnar	38
Radial	31
Ventral	4
Dorsoulnar	3
Komplex	19
Fraglich	57

Tabelle 4. Ellenbogenluxationen (Gesamtzahl: $n = 433$)

Abschlag-Abrißfragmente

	n
Gesamt	225
Processus coronoideus	50
Epicondylus ulnaris	42
Epicondylus radialis	41
Radiusköpfchen	17
Oberarm	10
Ohne Lokalisation	65

Tabelle 5. Funktionsergebnisse

Röntgenologische Veränderungen	Operative Therapie n = 241 (gesamt)	Konservative Therapie n = 192 (gesamt)
Arthrose	n	n
0 – (+)	154	146
+	44	3
++	32	8
+++	11	3
Verkalkungen		
Ulnar	68	41
Radial	76	42
Freie Körper	20	9

Tabelle 6. Funktionsergebnisse

Vergleich

	Operative Therapie [%]	Konservative Therapie [%]
I	70	54
II	21	33
III	5	4
IV	4	9

Bewertungsmaßstab

Bewertung		Funktionseinbuße in $\sphericalangle°$ (Extension, Flexion, Rotation)
I	Sehr gut	–
II	Gut	≤ 20
III	Befriedigend	≤ 30
IV	Unbefriedigend	> 30

Abschlagfragmenten und einer erheblichen Schädigung des Kapsel-Band-Apparates die Prognose in Verbindung mit einer operativen Therapie zu verbessern ist. Es ist ausdrücklich hervorzuheben, daß die operative Therapie nicht aus der Gefahr einer rezidivierenden Luxationsneigung abgeleitet werden kann. Von 6 Patienten, die deshalb bei uns operativ behandelt wurden, betreffen nur 3 die oben genannte Untersuchungsserie, 3 weitere Patienten wurden mit bestehender chronischer Luxationsneigung von außerhalb zugewiesen.

Die operative Behandlung bei schwerwiegenden Verletzungen nach Ellenbogenverrenkungen dient also der Wiederherstellung der für die Funktion wichtigen Strukturen, der

Vermeidung ins Gewicht fallender Verkalkungen und der Beseitigung arthrosefördernder Abschlagfragmente. Insofern erscheint es erwähnenswert, daß entsprechend den funktionellen Ergebnissen bei der Gruppe der operativ behandelten Patienten mit den weitgehenderen Verletzungsfolgen gegenüber der konservativ behandelten Gruppe mit den unproblematischen Verrenkungen ins Gewicht fallende röntgenologische Veränderungen am Gelenk nicht häufiger auftraten.

Zusammenfassung

Die Anatomie des zusammengesetzten dreiteiligen Ellenbogengelenks erklärt die relative Häufigkeit an Verrenkungen nach Traumen. Der Luxationsmechanismus ist bis heute nicht sicher aufgeklärt, es sind aber Faktoren bekannt, die bei der Behandlung besonders beachtet werden müssen. So können in Verbindung mit der Verrenkung Abschlagfragmente auftreten, die mechanisch irritierend wirken, sofern sie zwischen den Gelenkflächen liegen. Die Verletzung des Kapsel-Band-Apparates hat hinsichtlich einer nachfolgenden Funktionsbehinderung und der Bildung von Verkalkungen in der Umgebung des Gelenks wesentlich größere Bedeutung als für die Gefahr einer verbleibenden Instabilität. Diese ist außerordentlich selten.

Die funktionellen und röntgenologischen Ergebnisse der konservativ und operativ behandelten Patientengruppe sind im wesentlichen gleich. Es ist aber zu beachten, daß die Indikation zur Operation nur bei Patienten mit schwerwiegender Schädigung der Gelenkoberfläche oder des Kapsel-Band-Apparates gestellt wurde. Für diese Bedingungen erscheint also die operative Therapie geeignet, die Behandlungsprognose zu verbessern.

Die konservative Behandlung der frischen Achillessehnenruptur

H. Thermann und H. Zwipp

Unfallchirurgische Klinik, Medizinische Hochschule Hannover (Direktor: Prof. Dr. H. Tscherne), Konstanty-Gutschow-Straße 8, W-3000 Hannover 61, Bundesrepublik Deutschland

Seitdem Lea und Smith 1968 die Effizienz der konservativen Behandlung im Vergleich zur operativen belegen konnten [7], wird um die adäquate Therapie der frischen Achillessehnenruptur diskutiert.

Eine Vielzahl von Publikationen, welche sowohl retrospektiv vergleichend [1–3] als auch prospektiv-randomisiert [4, 5, 8] die beiden Behandlungsformen untersuchten, konnte keine eindeutige Überlegenheit einer Methode erbringen, da sich sowohl für die operative als auch für die konservative Therapie Vor- und Nachteile ergaben.

Die operative Versorgung zeigte eine geringere Rerupturrate (2–5 %) sowie ein gering besseres funktionelles Ergebnis in Hinblick auf Kraftmessungen besonders bei der Plantarflexion. Demgegenüber stehen operative Komplikationen wie Infektion, Fadenfisteln, Hautnekrosen, Adhäsionen sowie Verletzungen des N. suralis in 5–17 % der Fälle.

Hefte zur Unfallheilkunde, Heft 222
P. Habermeyer / L. Schweiberer (Hrsg.)
© Springer-Verlag Berlin Heidelberg 1992

Bei der konservativ-immobilisierenden Behandlung entfallen die Risiken der Operation und der Narkose. Die Rerupturrate wird jedoch von den aufgeführten Autoren mit 10–30 % angegeben, wobei die hohen Rerupturraten teilweise auf zu kurzfristige Immobilisationen im Gipsverband zurückgeführt wurden.

Die Frage ist heute nicht mehr, ob eine konservative Therapie möglich ist, sondern:

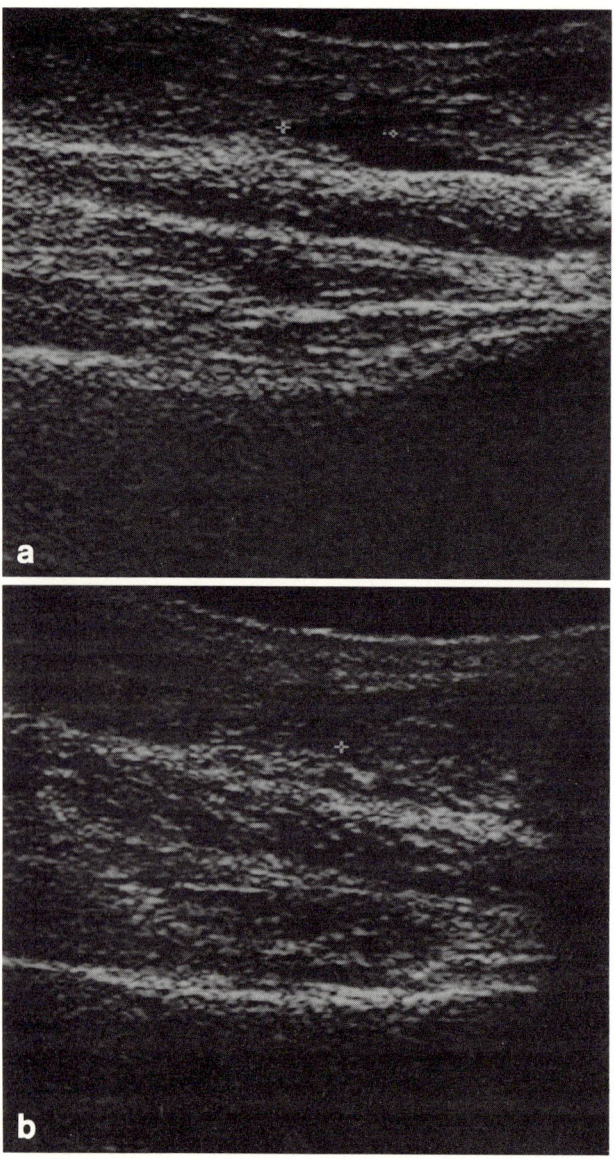

Abb. 1a, b. Dynamische Ultraschalluntersuchung in Neutralposition (Diastase) und 20°-Plantarflexion (Adaptation der Sehnenstümpfe)

1. Wie sollte konservativ behandelt werden?
2. Welche Rupturformen sollten konservativ behandelt werden?
3. Welche Patienten sollten konservativ behandelt werden?
4. Wie sollte eine konservative Behandlung überwacht werden?

Voraussetzungen für die differenzierte Untersuchung der gestellten Fragen sind in der sprunghaften Weiterentwicklung der diagnostischen Möglichkeiten durch die Sonographie und die Kernspintomographie geschaffen worden. Heutzutage läßt sich nicht nur mit der kostengünstigen Sonographie eine definitive Diagnose finden, sondern auch das dynamische Verhalten in der Bewegung (Diastase in Neutralposition, Diastase oder Reposition und Adaptation der Sehnenstümpfe in Plantarflexion) und der Heilverlauf mit Wiederherstellung der Sehnenkontinuität sowie Zunahme des Regenerats überprüfen (Abb. 1).

Eine weitere Schwachstelle der konservativ-immobilisierenden Therapie ist die lange Rehabilitationsphase bis zur Wiedererlangung identischer Muskelkraft im verletzten Bein. Nachuntersuchungen von Jacobs et al. [5], Nistor [8] und Shields et al. [10] in einem Zeitraum zwischen 1 und 4 Jahren ergaben Kraftminderungen im verletzten Bein von 10–35 % und Wadenumfangminderungen von 1–3 cm, wobei konservativ behandelte Patienten, aufgrund der längeren Immobilisation, in der Regel schlechtere Ergebnisse zeigten.

Gerade in der Sporttraumatologie konnte durch zunehmende Anwendung funktioneller Therapiekonzepte, bei ausgezeichneten Ergebnissen, die Behandlungsdauer verkürzt werden.

Die eigenen sehr guten Ergebnisse in der funktionellen Behandlung der fibulotalaren Bandruptur am oberen Sprunggelenk [14] führten zu der Idee, eine funktionelle Behandlung der Achillessehnenruptur zu konzipieren, um somit die erheblichen Einflüsse der langfristigen Gipsimmobilisierung für das Therapieergebnis zu mindern.

Ziel dieser kontrollierten randomisierten Studie ist somit die Beantwortung folgender Fragen:

1. Welche Ergebnisse lassen eine operativ- und eine konservativ-funktionelle Behandlung im Hinblick auf Heilverlauf und Komplikationen erwarten?
2. Erbringt eine funktionelle Behandlung eine Verkürzung der Rehabilitationszeit mit frühzeitiger Aufnahme der sportlichen Aktivitäten und Reintegration in das Berufsleben?
3. Welche Konsequenzen ergeben sich bei der dynamischen sonographischen und NMR-Erstuntersuchung im Hinblick auf die einzuschlagende Behandlungsform?

Material und Methode

Seit Januar 1987 bis Mai 1989 wurde an der Unfallchirurgischen Klinik der Medizinischen Hochschule Hannover eine prospektiv-randomisierte Studie zur Überprüfung einer operativ-funktionellen gegenüber einer konservativ-funktionellen Behandlung der frischen Achillessehnenrupturen durchgeführt. Ausschlußkriterien für die Aufnahme in die Studie waren alte Rupturen, Teilrupturen, das „Tennis-leg" sowie andere allgemeine Kontraindikationen. Insgesamt wurden 50 Patienten (22 op./28 kons.) in die Studie aufgenommen.

Studienablauf

Diagnostik

Alle Patienten wurden am Erstuntersuchungstag der jeweiligen Behandlungsgruppe nach geraden und ungeraden Tagen zufällig zugeteilt. Neben der klinischen Untersuchung (Lokalbefund, Thompson-Test, funktioneller Befund) wurde zur eindeutigen Sicherung der Diagnose eine Sonographie und eine Kernspintomographie durchgeführt. Neben der Lokalisation der Rupturstelle wurde in der dynamischen Untersuchung die Diastase den Sehnenenden in der Neutral-0-Position als auch in 20°-Plantarflexion quantifiziert. Zur Standardisierung dieser Untersuchung wurde ein spezielles Haltegerät mit den vorgegebenen Stellungen konstruiert (Abb. 2).

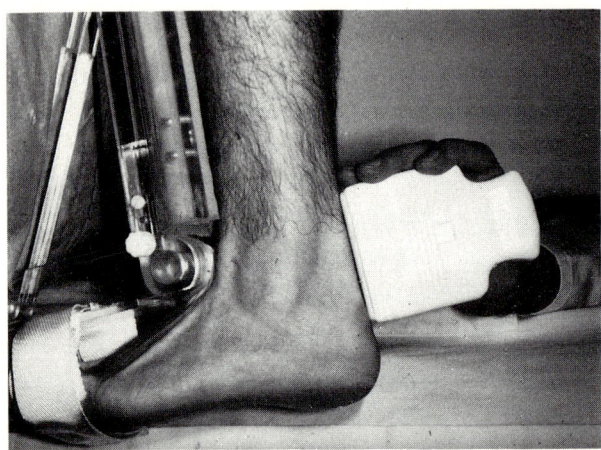

a

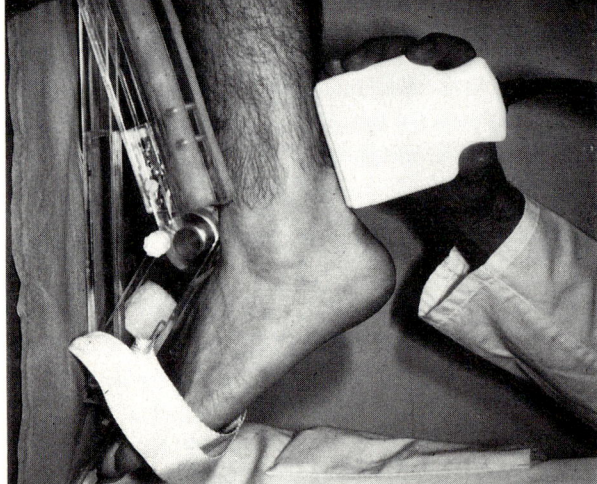

b

Abb. 2a, b. Dynamische Ultraschalluntersuchung in Neutralposition und 20°-Plantarflexion im Haltegerät

Therapie

Die der operativen Gruppe zugeteilten Patienten wurden am darauffolgenden Tag durch einfache Adaptionsnaht versorgt und das Bein in 100°-Stellung mittels Oberschenkelspalt für 6–8 Tage ruhiggestellt. Die konservativ behandelten Patienten erhielten für 3–5 Tage einen Oberschenkelspaltgips in 110°-Stellung.

Das weitere Procedere sieht die funktionelle Behandlung für beide Gruppen in einem eigens entwickelten Spezialschuh (Variostabil/Adipromed) vor. Dieser Schuh, in der Grundform eines Boxerstiefels, verhindert durch eine Laschenverstärkung die Dorsalflexion. Aufgrund einer Seiten- und Rückwandverstärkung sind Torsionsbewegungen weitgehend ausgeschlossen. Eine Absatzerhöhung (3 cm bei der konservativen, 2 cm bei der operativen Behandlung) wird nach 6 Wochen um 1 cm reduziert (Abb. 3).

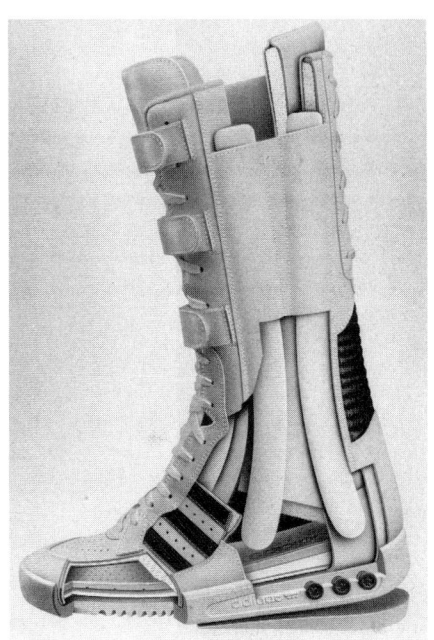

Abb. 3. Spezialschuh (Variostabil) mit dorsaler Laschen- sowie Seiten-, Rückwandverstärkung und reduzierbarem Absatz

Funktionelles Behandlungskonzept

Nach Anlage des Spezialschuhs kann der Patient das Bein voll belasten, er beginnt sofort mit isometrischen Übungen der Oberschenkelmuskulatur.

Nach 3 Wochen kann der Patient auf einem Fahrrad bzw. Ergometer mit geringem Kraftaufwand trainieren. Ab der 4. Woche beginnt im Spezialschuh eine krankengymnastische Übungsbehandlung mit dosiertem Krafttraining (isometrische Übungen, isokinetisches Fahrrad), PNF (Sporeg-Matte), Koordinationsübungen sowie Elektro- und Kryotherapie begonnen, welche sukzessiv gesteigert wird (ab der 6. Woche leg-press). Bei operierten Patienten wird zusätzlich eine manuelle Therapie zur Verbesserung des Gleitverhaltens im Narbenbereich durchgeführt (Abb. 4a–d).

88

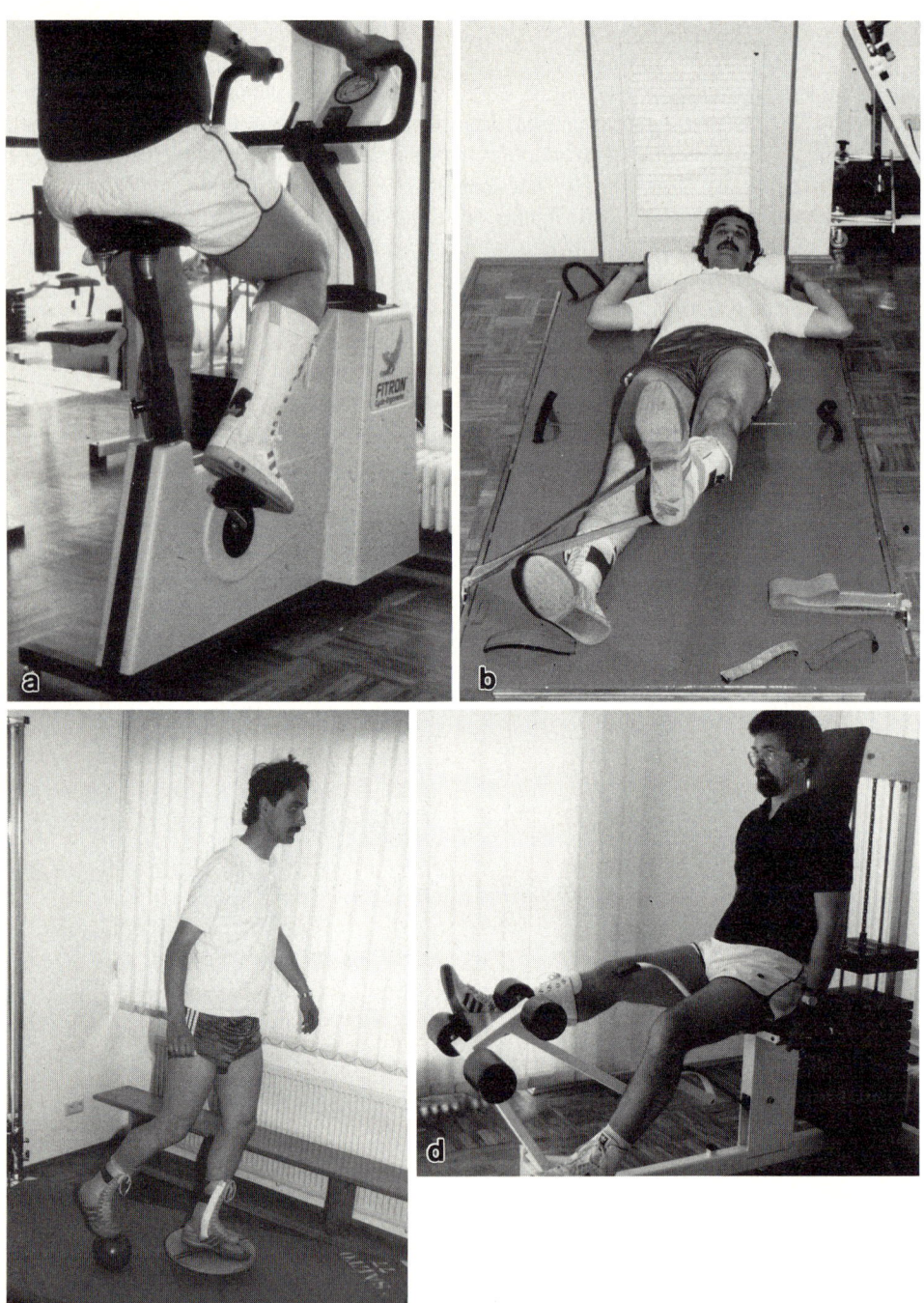

Abb. 4a–d. Übungsbehandlung mit isokinetischem Fahrrad, PNF, Koordinations- und isometrischen Kraftübungen

Der Patient trägt den Schuh für 6 Wochen Tag und Nacht, danach für weitere 2 Wochen tagsüber.

Die Behandlung im Schuh ist nach 8 Wochen abgeschlossen. Dem Patienten wird nunmehr zunehmende Belastungen, besonders der Wadenmuskulatur, gestattet (isometrisch, isokinetische Übungen, unbeschränktes Fahrradfahren, Schwimmen-Flossen). Ab der 10. bis 12. Woche kann mit einem Lauftraining (gutes Schuhwerk-Joggingschuhe) auf ebenem Gelände (Rasen) begonnen werden. Eine Ferseneinlage von 1 cm trägt der Patient für insgesamt 1/2 Jahre nach dem Trauma.

Nachuntersuchung

Neben der klinischen Untersuchung erfolgt eine Sonographie nach 2, 4, 6, 8, 12, 26, 52 und 104 Wochen. Ein NMR nach 8 Wochen sowie nach 1/2 bis 1 Jahr.

Subjektive (Plantar- und Dorsalflexion gegen Widerstand, Zehenstand, Einbeinzehenstand) und objektive Kraftmessungen (Kraftmeßdose) erfolgten nach 3, 6, 12, 24, 52, 104 Wochen. Eine weitere Nachuntersuchung nach 5 Jahren ist geplant.

Ergebnisse der prospektiv-randomisierten Studie

Von den 50 Patienten wurden 28 konservativ-funktionell behandelt, 22 operativ-funktionell. Das Durchschnittsalter betrug 36 Jahre (op. 36/kons. 37 Jahre). Das rechte Bein war in 23 Fällen, das linke Bein in 27 Fällen betroffen. 39 Männer und 11 Frauen wurden der Studie zugeteilt.

Anamnese und klinische Erstuntersuchung

45 Patienten verspürten bei dem Trauma den typischen „Peitschenknall". 5 Patienten hatten keine Schmerzen. Bei 46 von 50 Patienten erfolgte die Ruptur während sportlicher Betätigung. 36 Patienten waren gehunfähig, 14 konnten sich noch hinkend fortbewegen. In 49 von 50 Fällen waren die Patienten nicht mehr in der Lage, den Zehenstand durchzuführen, ein Patient unsicher. Bei 49 Patienten war der Thompson-Test positiv. Bei 47 Verletzten konnte eine Delle eindeutig getastet werden, im Mittel bei 5 cm. 14 Patienten waren Leistungssportler (mehr als 2mal Training pro Woche), 22 betreiben regelmäßig Sport, 14 sporadisch und 3 Patienten (Nierentransplantiert, Kortisondauermedikation, altersbedingt) waren sportlich nicht aktiv.

Sonographischer Erstbefund

Bei allen Patienten konnte sonographisch die klinische Diagnose gesichert werden.

Lokalisation. Die Mehrzahl der Rupturen ereignete sich zwischen 4 und 6 cm proximal der Insertion (40/50). Bei 2 Patienten bestand eine Ruptur bei 2 cm, bei 3 bei 7 cm und ein Patient zeigte eine Ruptur bei 8,5 cm. Die durchschnittliche Höhe der Ruptur betrug 5,2 cm.

Dynamische Untersuchung. Neutral-0-Stellung: Bei keinem Patienten kam es zur Adaptation der Fragmentenden; bei 6 Patienten betrug die Diastase 1–5 mm, 17 Patienten hatten eine Dehiszenz von 6–10 mm, 6 Patienten von 11–15 mm und ein Patient eine Diastase von 25 mm (0 = 9 mm).

20°-Plantarflexion: Bei 37 Patienten kam es zur vollständigen Adaptation der Sehnenenden, 6 Patienten hatten eine Diastase von 1–5 mm und nur ein Patient eine Dehiszenz von 8 mm (0 = 1 mm) (Abb. 5).

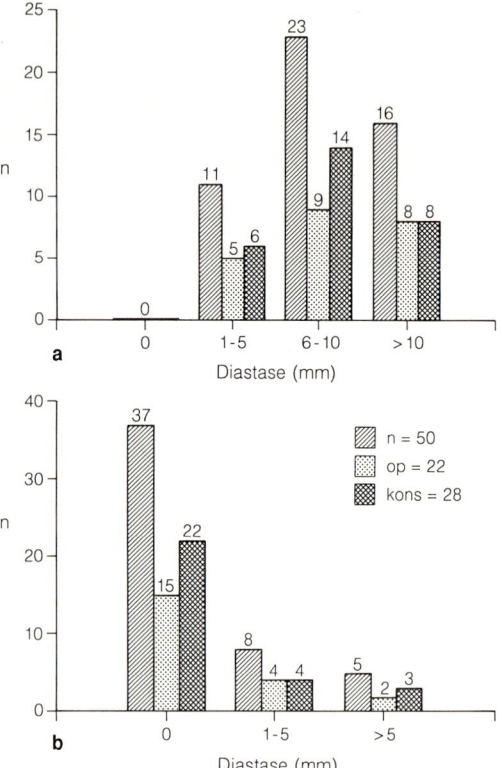

Abb. 5a, b. Ergebnisse der sonographischen Erstuntersuchung in Neutralposition (**a**) und 20°-Plantarflexion (**b**)

Operative Befunde

Alle Patienten (n = 22) hatten eine komplette Achillessehnenruptur. Bei 14 Patienten war auch das Paratenon rupturiert. 18 Patienten wiesen eine Ruptur im Sinne eines „mob-endtear" auf. Bei 4 Verletzten waren die Sehnenenden geringer „ausgefranst". Die histologische Untersuchung zeigte bei 16 Patienten degenerative Veränderungen. Bei allen Patienten kam es zu einer primären Heilung.

Heilverlauf

Alle konservativ-funktionell behandelten Patienten (n = 28) konnten innerhalb von 2 Tagen nach Gipsabnahme ohne Unterarmgehstützen im Spezialschuh voll belasten. Demgegenüber klagten die operativ behandelten Verletzten über Wundschmerz, so daß ein Laufen ohne Unterarmgehstützen erst im Durchschnitt nach 2,6 Tagen (1–7 Tage) erfolgte.

Nach Beendigung der Behandlung im Spezialschuh (8 Wochen) bestand nur bei 2 Patienten (1 op./1 kons.) eine Einschränkung der Dorsalflexion von 5°, die bei dem operierten Patienten auch nach 2 Jahren nachgewiesen werden konnte. Die Plantarflexion war bei einem Verletzten (kons.) um 10° vermehrt. Bei der Auswertung der Arbeitsunfähigkeit zeigt sich natürlicherweise ein inhomogenes Ergebnis. Patienten in selbständiger oder verantwortlicher Position nahmen die Arbeit innerhalb eines Monats wieder auf ($n = 26$). Nach 3 Monaten waren nur noch 4 Patienten arbeitsunfähig.

Bei den Kraftmessungen (mittels Dynamometer) erreichten die Patienten nach 12 Wochen im Vergleich zur gesunden Seite in der Plantarflexion 88 % (op. = 88,3 %/kons. = 87,4 %). Im weiteren Verlauf erreichten 49/50 Patienten das vor dem Trauma bestehende funktionelle Niveau. Insgesamt ergaben sich statistisch keine Unterschiede im Hinblick auf das funktionelle Ergebnis (Beweglichkeit, Kraft, sportliche Aktivität) zwischen beiden Behandlungsregimen (T-Test) (Abb. 6).

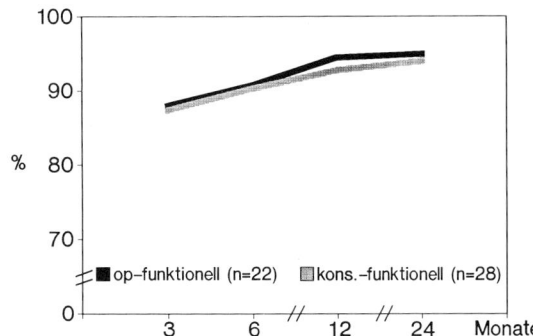

Abb. 6. Dynamometrische Kraftmessung nach 12, 26, 52 und 104 Wochen (Kraft bei Plantarflexion im Vergleich zur gesunden Seite)

Sonographische Befunde des Heilverlaufs

1. Konservativ-funktionelle Behandlung. Nach 2 Wochen war bei 26 Patienten die vollständige Kontinuität der rupturierten Sehne wiederhergestellt. 2 Patienten hatten eine persistierende Diastase über 4 Wochen. Ab der 4. bis zur 26. Woche kam es zu einer deutlichen Zunahme des Regenerats. Dieses führte zu einer Verdickung der Sehne um das zwei- bis dreifache (zwischen 12 und 21 mm). Bei den weiteren Nachuntersuchungen bis zu 2 Jahren nahm die Stärke der Sehne nur gering ab (1–4 mm).

2. Operativ-funktionelle Behandlung. Auch hier konnte die vollständige Wiederherstellung der Kontinuität in der dynamischen Untersuchung nach der 2. Woche bei allen Patienten nachgewiesen werden. Ebenfalls deutliche Zunahme des Regenerats ab der 4. bis zur 26. Woche (gleiches Maximum). Eine statistische Signifikanz fand sich nur innerhalb der ersten 4 Wochen ($p \geq 0,1$; T-Test) (Abb. 7).

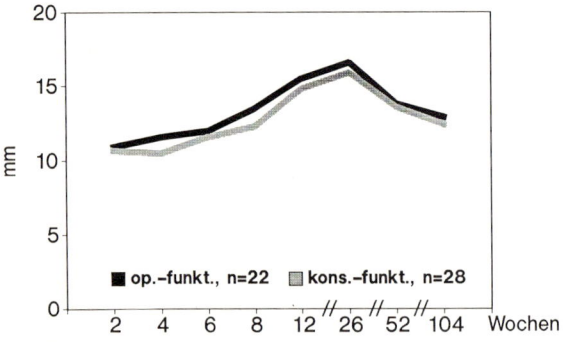

Abb. 7. Sonographische Kontrolle des Heilverlaufs: deutliche Zunahme des Regenerats ab der 6. Woche in beiden Gruppen (Mittelwerte der maximalen Sehnendicke)

Befunde im NMR des Heilverlaufs

Die NMR-Kontrollen nach 8 Wochen sowie nach 1/2 bzw. 1 Jahr dokumentieren die Regeneratzunahme, wobei eine hyperdense Zone im Rupturbereich als Zeichen vermehrten Remodellings nach 8 Wochen auffällt. Aufgrund der weiteren Umbauvorgänge und Strukturierung nimmt diese Aktivität ab und ist nach einem Jahr nicht mehr nachzuweisen. Unterschiede zwischen den beiden Behandlungsformen konnten zu diesem Zeitpunkt nicht mehr festgestellt werden (Abb. 8).

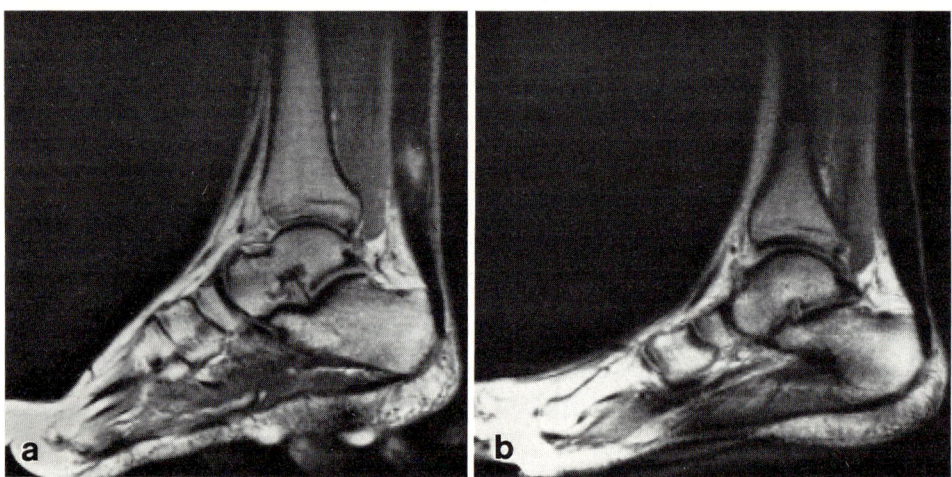

Abb. 8. a NMR-Kontrolle nach 8 Wochen; hyperdense Zone im Rupturbereich (Umbauvorgang), deutliche Verdickung der Sehne, vom Peritendineum ausgehend. **b** NMR-Kontrolle nach 1/2 Jahr; homogen strukturierte und verdickte Sehne

Schlußfolgerung

Der Vergleich der beiden Therapieregime führte bei vergleichbaren Klientelen und Verletzungsmustern zu keinem statistischen Unterschied sowohl in der morphologischen Untersuchung des Heilverlaufs als auch in den funktionellen Ergebnissen. Lediglich bei 2

konservativ behandelten Patienten mit primärer Diastase von mehr als 5 mm in Plantarflexion zeigte sich ein verzögerter Heilverlauf. Aufgrund der vorliegenden Ergebnisse ist eine
konservativ-funktionelle Behandlung der operativ-funktionellen Therapie nicht unterlegen.
Der sonographische Befund der dynamischen Erstuntersuchung in Plantarflexion (Adapta-
tion/Diastase der Sehnenstümpfe) ist richtungsweisend für die einzuschlagende Therapie.

Prospektive Kontrollstudie

Die in der prospektiv-randomisierten Studie gewonnenen sonographischen Kriterien zur
Therapieauswahl konnten bislang prospektiv an weiteren 49 Patienten (43 kons./6 op.)
überprüft werden, so daß bis dato (1.10.90) insgesamt 99 Patienten mit dem Variostabil-
Schuh behandelt werden konnten. Bei maximaler Beobachtungszeit von 3 3/4 Jahren und
einer Gesamtzahl von 99 Patienten (davon 71 Patienten rein funktionell behandelt) ist es nur
zu einer Reruptur und einer Teilreruptur gekommen (beide Patienten wurden konservativ-
funktionell erfolgreich ausbehandelt). In 5 Fällen (1 op./4 kons.) bestand eine vermehrte
Dorsalflexion im Vergleich zur gesunden Seite von 5°. Die bisherige Analyse hat zu folgenden Standards geführt:

- Bei sonographisch lückenloser Adaptation der Sehnenstümpfe in 20°-Plantarflexion empfehlen wir selbst bei Hochleistungssportlern die primär-funktionelle Behandlung (80%
  aller Fälle sind voll adaptiert).
- Bei sonographischer Diastase von bis zu 5 mm in 20°-Plantarflexion besteht eine relative
  Indikation zur Operation (ca. 10% aller Fälle).
- Bei sonographischer Diastase von mehr als 5 mm sollte, falls keine Kontraindikation
  besteht, besser operiert werden (ca. 10% aller Fälle).

Literatur

1. Carden DG, Noble J, Chalmers J, Lunn P, Ellis J (1987) Rupture of the calcaneal tendon. J
   Bone Joint Surg [Br] 69:416
2. Edna TH (1980) Non-operative treatment of achilles tendon rupture. Acta Orthop Scan 51:991–
   993
3. Gillies H, Chalmers J (1970) The management of fresh ruptures of the tendo Achillis. J Bone
   Joint Surg [Am] 52:337–343
4. Inglis AE, Scott N, Sulco TP, Patterson AH (1976) Ruptures of the tendo Achillis. J Bone Joint
   Surg [Am] 58:990
5. Jacobs D, Martens M, Van Audekercke R, Mulier JC, Mulier FR (1978) Comparison of conservative and operative treatment of achilles tendon rupture. Am J Sports Med 6:107
6. Entfällt
7. Lea RB, Smith L (1968) Rupture of the achilles tendon: nonsurgical treatment. Clin Orthop
   60:115–118
8. Nistor L (1981) Surgical and non-surgical treatment of achilles tendon rupture. J Bone Joint surg
   [Am] 63:394
9. Percy EC, Conochie LB (1978) The surgical treatment of ruptured tendo achillis. Am J Sports
   Med 6:132
10. Shields CL, Kerlan RK, Jobe FW, Carter VS, Lombardo SJ (1978) The cybex II evaluation of
    surgically repaired achilles tendon ruptures. Am J Sports Med 6:369–372
11. Stein SR, Luekens CA (1976) Closed treatment of Achilles tendon ruptures. Orthop Clin North
    Am 7:241

12. Thermann H, Zwipp H, Milbradt H, Reimer P (1989) Die Ultraschallsonographie in der Diagnostik und Verlaufskontrolle der Achillessehnenruptur. Unfallchirurg 92:266–273
13. Thermann H, Zwipp H (1989) Achillessehnenruptur. Orthopäde 18:321–335
14. Zwipp H, Tscherne H, Hoffmann R, Thermann H (1988) Riß der Knöchelbänder: Operativ oder konservativ? Dtsch Ärzteblatt 42:2019–2025
15. Zwipp H, Thermann H (1990) Ein innovatives Konzept zur primär funktionellen Behandlung der Achillessehnenruptur. Sportverletz Sportschaden 4:29–35

Die Außenbandruptur am oberen Sprunggelenk – konservatives Vorgehen

H. Zwipp, R. Hoffmann, B. Wippermann und H. Thermann

Unfallchirurgische Klinik, Medizinische Hochschule Hannover
(Direktor: Prof. Dr. med. H. Tscherne), Konstanty-Gutschow-Straße 8, W-3000 Hannover 61,
Bundesrepublik Deutschland

Einleitung

Mehrere prospektive oder prospektiv-randomisierte Studien [1, 3, 5, 6, 8–10, 12, 14, 15, 17, 21] der letzten Jahre zur operativ versus konservativ-immobilisierenden bzw. primär funktionellen Behandlung der fibularen Bandruptur am OSG haben gezeigt, daß konservative Verfahren der Operation nicht unterlegen sind.

Nur Ent [2] widerspricht aufgrund experimenteller Untersuchungen und einer klinischen Random-Studie anderen experimentellen Untersuchungen [4, 7, 20] und den oben genannten Autoren, da nach seinen Ergebnissen die operative Behandlung der konservativen signifikant überlegen sei.

Material und Methode

Ziel der vorliegenden prospektiv randomisierten Studie war die Evaluation der klinisch-radiologischen Ergebnisse anhand einer erweiterten ± 100 Punkte-Checkliste einschließlich sportphysiologischer Kraftmessungen nach 3 und 12 Monaten sowie nach 24 Monaten und 60 Monaten (die noch ausstehen) an 4 verschiedenen Behandlungsgruppen (A–D) mit je 50 Patienten (Abb. 1).

Gruppe A

Dieses Kollektiv wurde innerhalb von 6–60 h primär operativ nach zuvor beschriebenen Prinzipien [19] versorgt und nach Wundheilung in einem Unterschenkelgehgipsverband in Neutral-0-Stellung für insgesamt 5 Wochen post operationem ruhiggestellt.

Hefte zur Unfallheilkunde, Heft 222
P. Habermeyer / L. Schweiberer (Hrsg.)
© Springer-Verlag Berlin Heidelberg 1992

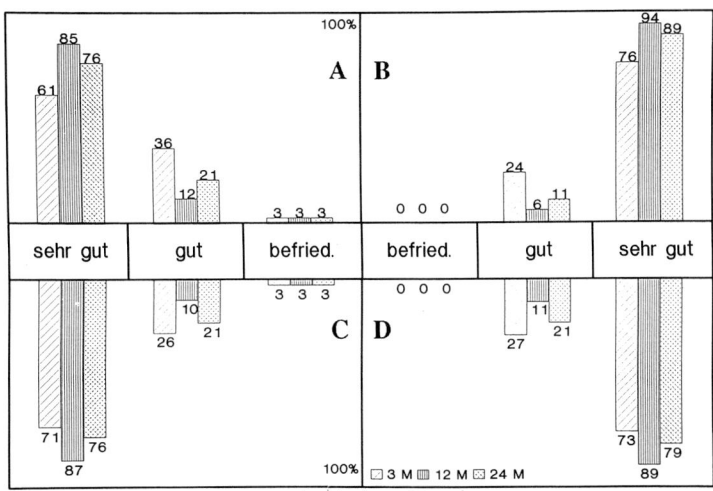

Abb. 1A–D. Behandlungsgruppen und gemitteltes Gesamtergebnis nach 3-Monats- (92,5 %), 12-Monats- (84,0 %) und 24-Monats-Kontrollen (79,5 %) anhand eines erweiterten ± 100-Punkte-Schemas

Gruppe B

Diese Gruppe wurde ebenfalls innerhalb von 6–60 h primär operativ versorgt und nach Wundheilung (ca. 8. bis 10. Tag postoperativ) mit der MHH-Knöchelschiene [21] für 5 Wochen post operationem funktionell nachbehandelt.

Gruppe C

Dieses Kollektiv wurde initial mit einem Unterschenkelspaltgipsverband immobilisiert und anschließend nach Abschwellung des perimalleolären Hämatos (3. bis 5. Tag nach Trauma) in einem Unterschenkelgehgipsverband mit betonter Pronations-Eversions-Stellung nach Schatzker [13] für 5 Wochen nach Trauma ruhiggestellt.

Gruppe D

Diese Gruppe erhielt nach initialer Ruhigstellung im Unterschenkelspaltgipsverband nach ca. 3–5 Tagen die MHH-Knöchelschiene zur primär funktionellen Behandlung für insgesamt 5 Wochen.

Die *Nachbehandlung* erfolgte in allen 4 Gruppen in gleicher Weise. Jeder Patient erhielt eine spezielle krankengymnastische Nachbehandlung im Sinne des gezielten Pronatorentrainings und der Eigenreflexaufschulung (je 6mal).

Die *Randomisierung* erfolgte durch zufällige Zuordnung der 4 verschiedenen Therapiegruppen durch fortlaufende Kennzeichnung der Dokumentationsbögen[1] (A-D).

---

[1] Beim Verfasser erhältlich.

Patienten, die eine Randomisierung ablehnten, wurden in einer Sondergruppe E erfaßt, wobei nur deren Befunde (Streßtenographie, OP-Situs etc.) mitausgewertet wurden.

Zum Studienausschluß kamen alle Patienten, die anamnestisch ein vorausgegangenes Supinationstrauma angaben, die intraoperativ Veränderungen der Ligamente im Sinne einer Second-stage-Ruptur aufzeigten oder Fälle mit zusätzlicher Knorpelläsion.

Der *Studienablauf* wurde so konzipiert, daß der *Erstuntersucher* sich klinisch auf die Diagnose: „Frische fibulare Bandruptur" festlegen mußte, einschließlich Instabilitätsgraduierung 1+ bis 3+ für Taluskippung und Talusvorschub.

Als *Zweituntersucher* sollte sich der Radiologe anhand der durchgeführten Streßtenographie [20], die innerhalb der ersten 24–48 h angefertigt wurde, festlegen, ob eine Einzel-, Doppel- oder Dreibandläsion vorlag (Abb. 2).

Als *Drittuntersucher* mußte der Operateur in den operativen Gruppen das Verletzungsmuster sorgfältig dokumentieren.

Die Erfassung sämtlicher Daten erfolgte anonym mit verschlüsselter Patientenziffer und Eingabe in einen PC.

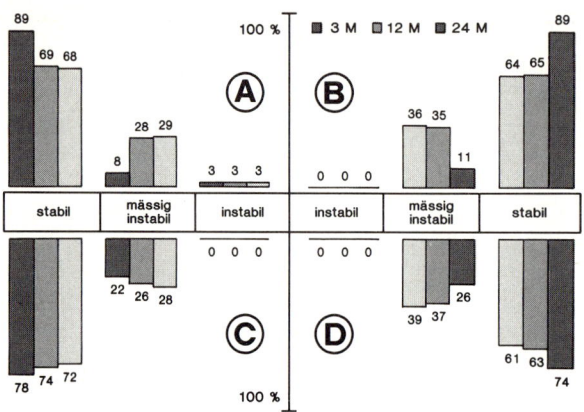

Abb. 2. Radiologische Stabilitätsprüfung: stabil (< 5 Taluskippung und < 5 mm Talusvorschub), mäßig stabil (6–9 Taluskippung oder 6–9 mm Talusvorschub), instabil (> 10 Taluskippung und > 10 mm Talusvorschub)

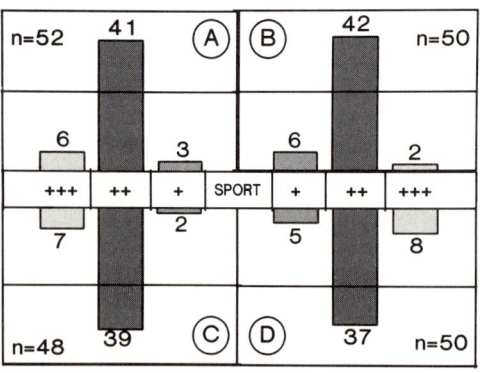

Abb. 3. Verteilung der Studienpatienten nach sportlicher Aktivität in den 4 Behandlungsgruppen (A–D)

Die *Nachuntersuchung* der Patienten 3, 12 und 24 Monate nach Erstbehandlung erfolgte durch 3 unabhängige Untersucher, die die Vorbefunde im Einzelfall nicht kannten. Die Auswertung der Befunde erfolgte anhand 3 radiologischer, 20 klinischer und 3 sportphysiologischer Kriterien (Kraft, Koordination und Propriozeption) unter Verwendung eines erweiterten 100-Punkte-Schemas [21].

Während der Studiendauer (17. 4. 85 bis 31. 7. 86) wurden insgesamt 227 Patienten mit fibularer Bandruptur entsprechend den Studienbedingungen behandelt, davon 200 randomisiert und 27 nach selbstgewählter Therapie entsprechend A–D (Gruppe E) (Abb. 3).

Patientengut

Das Durchschnittsalter der Studien-Patienten betrug z. Z. des Unfalls 24,7 Jahre, die Geschlechtsverteilung Männer: Frauen 2 : 1. Die fibulare Bandruptur ereignete sich in 54,5 % der Fälle beim Sport, wobei Fußball mit 27 %, Volleyball mit 19 % (Abb. 4) und Tennis mit 11 % die 3 häufigsten unfallverursachenden Sportarten darstellten. In allen 4 Gruppen ähnlich verteilt betrieben 12,9 % der Patienten nur gelegentlich Sport, 75,2 % regelmäßig, 11,9 % sogar Hochleistungssport (Abb. 3).

Mit der Streßtenographie konnte in 92 % der Fälle eine korrekte präoperative Diagnose gestellt werden, eine falsch-negative Beurteilung bestand in 8 %, eine falsch-positive in keinem Fall. Die radiologische Differenzierung in Einzel- und Doppelbandläsionen bestätigte sich intraoperativ in 78 % der Fälle. Eine gruppengleiche Verteilung des Verletzungsmusters konnte angenommen werden. Eine komplette Dreibandruptur lag in keinem der operativ überprüften Fälle ($n = 110$) vor.

Zwischenzeitlich konnten 185 randomisierte Patienten (92,5 %) nach 3 Monaten, 168 (84,0 %) nach 12 Monaten und 159 (79,5 %) nach 24 Monaten kontrolliert werden, die 60-Monats-Ergebnisse stehen noch aus.

Die Ergebnisse wurden auf statistische Signifikanz der Unterschiede (χ^2- und T-Test, $p < 0,05$) wie früher beschrieben [21] überprüft.

Ergebnisse

Im Gesamtergebnis anhand eines ±100-Punkte-Schemas einschließlich sportphysiologischer Prüfung konnten in den 4 verschiedenen Behandlungsgruppen keine statistisch signifikanten Unterschiede im 3-, 12- und 24-Monats-Gesamtergebnis gesehen werden (Abb. 1). Auch die 2-Jahres-Ergebnisse zeigten bei einer Kontrollrate von 79,5 % sehr gute und gute Resultate in 91–97 % der Fälle, nur 6 % aller Patienten waren nicht uneingeschränkt sportlich aktiv.

Hinsichtlich der radiologischen Prüfung mit gehaltenen Aufnahmen des oberen Sprunggelenks in 2 Ebenen zeigte sich in den operativen Gruppen A und B im Dreimonatsergebnis ein geringfügig höherer Prozentsatz absolut stabiler (bis 5 Taluskippung und bis 5 mm Talusvorschub) Sprunggelenke in 89 bzw. 88 Fällen von 100, während in den konservativen Gruppen C und D bei der Dreimonatskontrolle nur 78 bzw. 74 von Hundert diesen hohen Stabilitätsnachweis zeigten (Abb. 2). Bei der radiologischen Stabilitätskontrolle nach 12 und 24 Monaten fanden sich in allen 4 Behandlungsgruppen vergleichbare Werte.

98

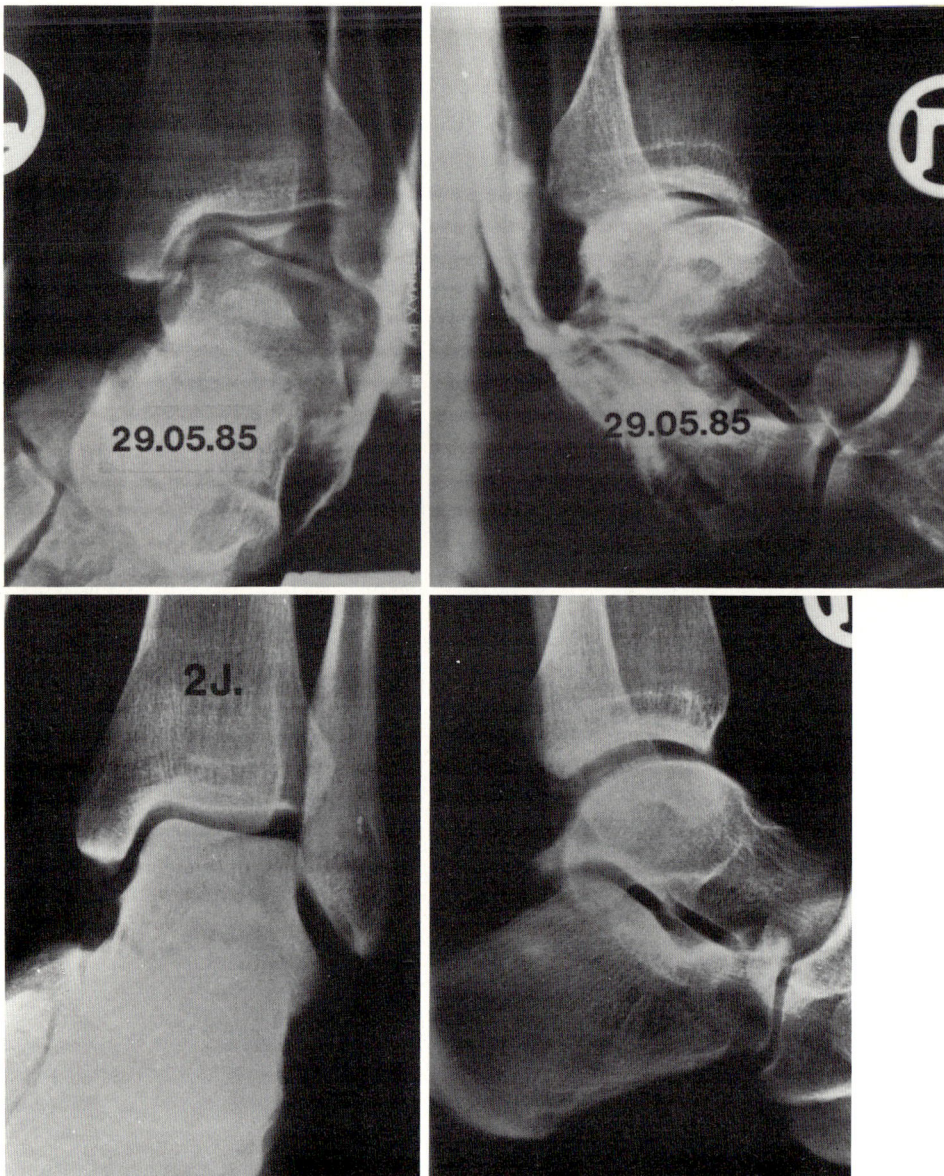

Abb. 4. Beispiel einer primär-funktionell behandelten 18jährigen Volleyballspielerin. *Oben:* frische Doppelbandläsion mit retrograder Darstellung des Gelenks, 20° Taluskippung und 14 mm Talusvorschub. *Unten:* 2-Jahres-Kontrolle derselben Patientin mit voller Sportfähigkeit bei 6° Taluskippung und 5 mm Talusvorschub

Zusammenfassung

Die 1- und 2-Jahres-Ergebnisse einer prospektiv-randomisierten Studie zur operativen versus konservativen Behandlung des Knöchelbänderrisses lassen die rein funktionelle Therapie mit Orthese (Abb. 5) als das patientengerechte und kostengünstigste Verfahren der Wahl erkennen, da auch ohne Operation eine hohe mechanische Stabilität, eine auf 3 Wochen verkürzte Arbeitsunfähigkeitsperiode und volle Sportfähigkeit innerhalb von 3 Monaten in allen Fällen erzielt wird. Eine Operation erscheint derzeit nur bei der Luxatio supinatoria/pedis cum talo, bei zusätzlicher osteochondraler Taluskantenfraktur, bei Second-stage-Verletzung oder Reruptur angezeigt.

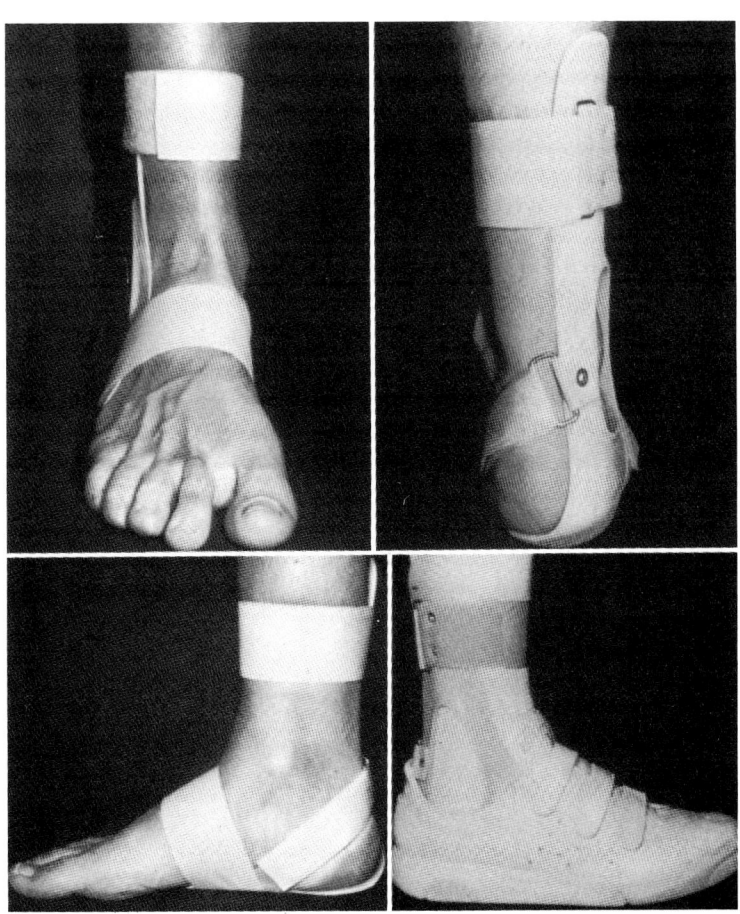

Abb. 5. MHH-Knöchelschiene mit birnenförmiger Absparung des Außenknöchelbereichs, halbmondförmiger Fersenumschließung und 0,5 cm Pronationskeil als Tag- und Nachtschiene

Literatur

1. Brooks SC et al. (1981) Treatment of the partial tears of the lateral ligament of the ankle: a prospective trial. Br Med J 606
2. Ent FWC vd (1984) Lateral ankle ligament injury. An experimental and dinical study. Proefsschrift, Universiteit Rotterdam
3. Evans GA, Hardcastle, Frenyo AD (1984) Acute rupture of the lateral ligament of the ankle, to suture or not to suture? J Bone Joint Surg [Br] 66
4. Gamble JG, Edwards CHC, May SR (1984) Enzymatic adaption in ligaments during immobilization. Am J Sports Med 12/3 : 221
5. Hoogenband CR vd, Moppes FI v, Stapert JWIL, Coumans PF, Greep JM (1982) Konservative Behandlung der fibular-talaren und fibulor-calcanearen Bandverletzung mit Coumans-Bandage, eine prospektive Vergleichsstudie. Abstraktband zur 130. Tagung der Vereinigung Nordwestdeutscher Chirurgen, 2.–4. Dezember 1982, Hamburg
6. Hoogenband CR vd, Moppes van FI (1987) Die Behandlung der lateralen Ligamentrupturen des oberen Sprunggelenkes mit der Coumans-Bandage und direkte Mobilisation (eine prospektive Vergleichsstudie). Hefte Unfallheilkd 189/2 : 1030
7. Jnoue M, Gomez MA, Hollis JM, Roux RD, Lee EB, Burleson EM, Woo SL-Y (1986) Medial collateral ligament healing: repair vs. non-repair. Transactions of the 32nd Annual ORS, New Orleans, Lousiana, vol 11, p 78
8. Jakob RP, Raemy H, Steffen R, Wetz B (1986) Zur funktionellen Behandlung des frischen Außenbänderrisses mit der Aircast-Schiene. Orthopäde 15 : 434–440
9. Klein J, Schreckenberger C, Röddecker K, Tiling TH (1988) Operative und konservative Behandlung der frischen Außenbandruptur am oberen Sprunggelenk. Randomisierte klinische Studie. Unfallchirurg 91 : 154
10. Neumann K (1987) Ist die konservativ-funktionelle Behandlung frischer Außenbandrupturen am OSG gerechtfertigt? Hefte Unfallheilkd 189/2 : 1018
11. Niedermann B, Anderson A, Byrde-Anderson S, Funder V, Jörgensen JB, Lindholmer E, Fuust M (1981) Rupture of the lateral ligaments of the ankle: Operation or plastercast; Acta Orthop Scand 52 : 579
12. Sommer HM, Arza D, Ahrendt J (1987) Behandlungsergebnisse von operativ und konservativ versorgten fibularen Kapselbandrupturen. Hefte Unfallheilkd 189/1 : 1012
13. Schatzker J (1984) Persönliche Mitteilung
14. Stover CN (1980) Air stirrup management of ankle injuries in the athlete. Am J Sports Med 8 : 360
15. Stover CN (1986) Functional sprain management of the ankle. Ambulatory Care 25 : 6–11
16. Weise K, Rupf G, Weinelt J (1988) Die laterale Bandverletzung des OSG beim Sport. Aktuel Traumatol 18 : 54-66
17. Wetz B, Steffen R, Raemy H, Jakob RP (1987) Spätergebnisse nach konservativer Therapie fibulotalarer Bandläsionen mit der Aircast-Schiene. Schweiz Zeitschr Sportmed 3 : 115
18. Zwipp H, Oestern HJ (1981) Ergebnisse einer muskelaktivierten M. peroneus brevis-Plastik. Aktuel Traumatol 11 : 185
19. Zwipp H, Tscherne H, Blauth M (1985) Zur konservativen Behandlung der fibularen Bandruptur des oberen Sprunggelenkes. Unfallchirurg 88 : 159
20. Zwipp H (1984) Die antero-laterale Rotationsinstabilität des oberen Sprunggelenkes – Eine klinische und tierexperimentelle Untersuchung. Habilitationsschrift, Medizinische Hochschule Hannover
21. Zwipp H, Tscherne H, Hoffmann R, Wippermann B (1986) Therapie der frischen fibularen Bandruptur. Orthopäde 15 : 446–453

Kritische Analyse der Therapie bei Außenbandrupturen

W.-R. Dingels

Abteilung Chirurgie und Unfallchirurgie, Sana-Krankenhaus, Hürth GmbH
(Ltd. Arzt: Dr. W.-R. Dingels), Krankenhausstraße 42, W-5030 Hürth,
Bundesrepublik Deutschland

Die Regelversorgung der Sprunggelenkdistorsion mit Verdacht auf Außenbandläsionen war bis in die 70er Jahre der elastische Salbenstützverband des Sprunggelenks. Ende der 70er Jahre entdeckten die deutschen Chirurgen eine „Marktlücke" im Rahmen der Diagnostik und Therapie der Außenbandruptur. Es kam zu einem Boom der Außenbandoperationen. Nach einer Statistik der nordrhein-wetfälischen Krankenkassen betrug 1989 der stationäre Aufenthalt bei Außenbandrupturen bis zu 6 1/2 Wochen und die durchschnittliche Arbeits-unfähigkeit 10,5 Wochen.

Dies führt naturgemäß zu einer Belegungsauslastung und OP-Frequenzsteigerung mancher operativen Abteilung. Eine Rundfrage in großen in- und ausländischen Unfallchirurgischen und Orthopädischen Abteilungen ergab in den letzten Jahrzehnten gleichbleibende OP-Frequenzen bei sekundären bandstabilisierenden Eingriffen am oberen Sprunggelenk, insbesondere im Hinblick auf primäre Außenbandoperationen.

Rasch wechselnde diagnostische und therapeutische Richtlinien in den letzten Jahren bei der Behandlung der frischen fibularen Bandruptur führten zur Verunsicherung von Arzt und Patient. Eindeutige Entscheidungshilfen wurden bis auf Trendmeldungen nicht gegeben. Die hier vorgetragene retrospektive Studie im Rahmen einer Dissertation zeigt 104 konservativ und 160 operativ behandelte Patienten wegen einer Außenbandruptur in den Jahren 1980–1985. Der gesamte Verlauf dieser Fälle mit klinischer und röntgenologischer Nachuntersuchung wurde 1987 ausgewertet. 85 % aller konservativ behandelten Patienten wurden durchschnittlich 2 Wochen stationär geführt (Tabelle 1). Die Verteilung der verletzten Bandstrukturen und unser seinerzeitiges Therapieschema zeigen die Tabellen 2 und 3. Hervorzuheben ist, daß in 5 % aller Fälle *keine Verletzung* bei der operativen Revision

Tabelle 1. 264 Außenbandrupturen (1980–1985).
Therapieschema

Konservativ	104 (39,3 %)
Operativ	160 (60,6 %)

Tabelle 2. 160 Außenbandrupturen (1980–1985).
Operativer Befund

FTA	43 (26,9 %)
FC	8 (5,0 %)
FTA + FC	75 (46,9 %)
FTA-FC-FTP	26 (16,2 %)
Flake fracture	3 (1,8 %)
Keine Läsionen	8 (5,0 %)

Hefte zur Unfallheilkunde, Heft 222
P. Habermeyer / L. Schweiberer (Hrsg.)
© Springer-Verlag Berlin Heidelberg 1992

Tabelle 3. 264 Außenbandrupturen (1980–1985).
Therapieform

Operativ	Konservativ
Stationär	Ambulant
Gelenkrevision	(Gelenkpunktion)
Bandnähte	U'Sch. Gipsschiene
U'Sch. Gipsschiene	
	Lagerung (ca. 1 Woche)
Lagerung	
	U'Sch. *Geh*gips (5 Wochen)
	Krankengymnastik

Tabelle 4. 264 Außenbandrupturen (1980–1985).
Nachuntersuchungsergebnisse

Operativ === Konservativ
Klagen
Schwellneigung
Stabilität
Röntgenbefund
Sportfähigkeit
Arbeitsunfähigkeit

vorlag. Nach Behandlungsende in der 6. Woche erfolgten jeweils gehaltene Aufnahmen der operierten bzw. konservativ behandelten verletzten Seite. Dabei ergab sich in 95 % ein identischer Winkel mit der gesunden Seite. In der Auswertung waren die Ergebnisse in Klagen, in der Schwellneigung, in der Stabilität bei der operativen und konservativen Gruppe gleich (Tabelle 4).

Als wichtiges Argument gilt bei den operativen Protagonisten das Auftreten einer Instabilität des oberen Sprunggelenks nach Bandnaht. Hierbei haben wir nach mechanischer und funktioneller Instabilität unterschieden, da sie unabhängig voneinander auftreten können; es fanden sich statistisch keine relevanten Unterschiede.

Für die Stabilität des oberen Sprunggelenks kommt der Propriozeption eine entscheidende Bedeutung zu. Zu einer Beeinträchtigung der Propriozeption führt aber nicht nur das Supinationstrauma sondern auch die *Operation mit Narbenbildung* und die *langdauernde Immobilisation*. Ein anerkannter Vorteil der frühfunktionellen Behandlung liegt in der rechtzeitigen Schulung dieser Reflexbögen. Unterstützend wirken hierbei äußere Stabilisationshilfen. Gleichzeitig führt das funktionelle Training zu einer günstigen Ernährung der bradytrophen Knorpel- und Kapsel-Band-Strukturen.

In keiner der Gruppen wurden arthrotische Veränderungen der Sprunggelenke frühestens 2 Jahre, spätestens 7 Jahre nach Verletzung festgestellt.

Vorteile der operativen Versorgung sind lediglich in der Ausräumung des Hämarthros zu sehen (Tabelle 5, 6).

Durch die Bandnähte wird allenfalls den Reparationsvorgängen eine Richtung gegeben. Die sog. Nebenverletzungen können nicht durch Röntgenaufnahmen herausgefiltert wer-

Tabelle 5. Vorteile der Bandoperation?

Klagen
Schwellneigung
Stabilität
Ausräumung Hämarthros
Wiederherstellung der Anatomie
Nebenverletzungen

Tabelle 6. 264 Außenbandrupturen (1980–1985)

	Nachteile	
Operativ		Konservativ
Wundheilungsstörungen	3,1 %	
Sudeck		
Sensibilitätsstörungen	6,2 %	
Hyperpigmentation	2,5 %	
Thrombose	0,6 %	
„Unnötige" Operationen	5,0 %	
Narkoserisiko		
Ökonomie		

den. Weitergehende diagnostische Maßnahmen mit Kontrast-CT und NMR sind z. Z. nicht praktikabel bei dem häufigen und ubiquitären Auftreten dieses Verletzungsmusters.

Wegen der anhaltenden Diskussion – auch unter zunehmend forensischem Blickwinkel – werden seit 1989 alle oberen Sprunggelenkverletzungen an unserer Abteilung mit sonographischem Nachweis eines Hämarthros primär arthroskopiert. Zur Zeit überblicken wir über 100 Fälle.

Die Aufklappbarkeiten werden in der Narkoseuntersuchung röntgenologisch oder durch Streßbewegungen bei der Arthroskopie dokumentiert und bewertet. Im Anschluß an das Ausspülen des Hämarthros erfolgt die Inspektion des oberen Sprunggelenks zum Ausmaß der fibularen Bandruptur (Abb. 1) und osteochondralen Zusatzverletzungen, die wir in 33 % der Fälle feststellten und uns in 9 Fällen zu Folgeeingriffen zwangen (Abb. 2, 3).

Transarthroskopisch werden die notwendigen Eingriffe mit Entfernung der nicht refixierbaren Fragmente oder einschlagende Gewebeteilen durchgeführt. Die in 4 Fällen festgestellten knöchernen Syndesmosensprengungen bzw. Korpel-knöchernen Bandabrisse werden osteosynthetisch transarthroskopisch bzw. über kleine Schnittführung refixiert (Abb. 4). Ein stationärer Krankenhausaufenthalt ergibt sich dadurch nicht, da die Mehrzahl der Eingriffe ambulant und teilstationär durchgeführt wird.

Retrospektive Untersuchungen und die jetzt gewonnenen Erkenntnisse mit der primären Sprunggelenkarthroskopie haben mich bestärkt, bezüglich der fibularen Bandrupturen keine Änderung der konservativen Behandlungsstrategie zu führen: Die Diagnose der Außenbandruptur wird klinisch gestellt. Das begleitende Hämatom wird bei einer primären Ar-

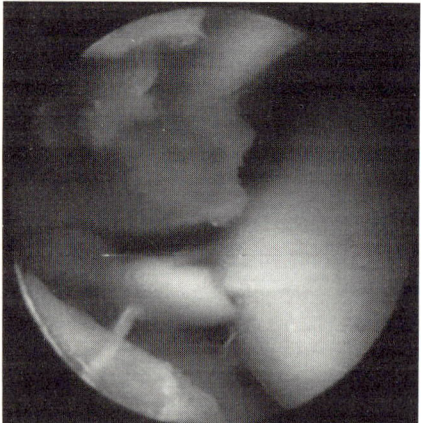

Abb. 1. Rupturierte Stümpfe des
Lig. fibulotalare anterius sowie freies
osteochondrales Fragment

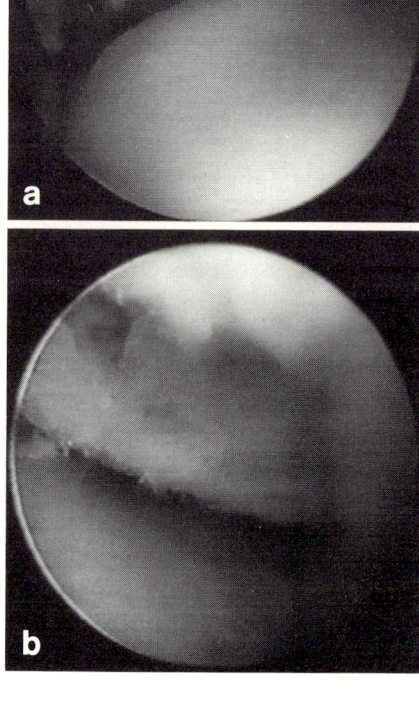

Abb. 2a, b. Osteochondraler Knorpel- und
Knochenabriß der vorderen lateralen Tibiakante

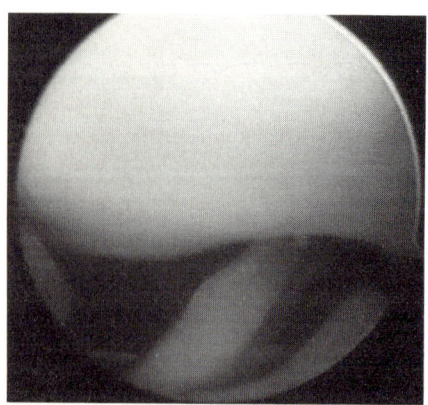

Abb. 3. Freies chondrales Fragment

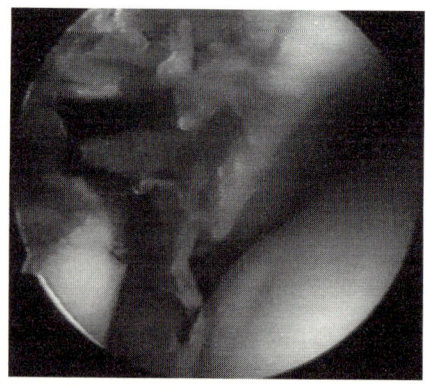

Abb. 4. Osteochondrale Fraktur
und knöcherne vordere untere
Syndesmosensprengung

throskopie ausgespült und eine Inspektion des Gelenks durchgeführt. Größere Aufklappbarkeiten im Sinne einer Verrenkung der Fußwurzelknochen um 20° und mehr werden operiert. Kritische Patienten werden ausführlich über die konservative und die operative Therapie der Bandrupturen aufgeklärt. Konservative Behandlung erfolgt ambulant und nach Abschwellen in der Regel mit einem Tape-Verband oder eine Orthese, die im Konfektionsschuhwerk paßt. Letzteres gilt auch für operativ behandelte Patienten.

Abschließend möchte ich betonen, daß der Patient individuell im Mittelpunkt des ärztlichen Entscheidungsprozesses stehen muß, jedoch müssen Richtlinien, die dem chirurgischen Standard entsprechen, aufgestellt werden. Diese werden dann auch im Einzelfall den anders behandelnden Kollegen nicht desavouieren. Es ist zu wünschen, die kontroversen Standpunkte der operativen und nichtoperativen Behandlung der Außenbandrupturen zu Gunsten wichtigerer Themen wie z. B. der Behandlung der Kalkaneusfrakturen in consensu abzuschließen.

Unterarm, Handgelenk und Hand

Isolierte Ulnaschaftfraktur – Behandlung im Sarmiento-Brace

H. Hackstock und M. Schulz

Unfallabteilung des Krankenhauses St. Pölten (Vorstand: Prim. MR Dr. Horst Hackstock),
Dr.-Hans-Hörler-Straße 13, A-3100 St. Pölten

Nach Krösl und Chao-Lai [2] sind nur 1,21 % aller Frakturen isolierte Brüche des Ellenschaftes. Böhler [1] und Witt et al. [3] betonen jedoch, daß auch diese Frakturart verzögerte Bruchheilung und Pseudarthrosen nach sich ziehen kann. Wohl aus diesem Grund ging der ursprüngliche Trend von der konservativen Behandlung wie ihn Lorenz Böhler empfohlen hatte, zunehmend zur operativen Plattenkompressionsosteosynthese [4] über.

Seit der von Sarmiento [5] nach einer alten chinesischen Behandlung modifizierten Methode des Fracture-Bracing scheint jedoch eine Revision der operativen Behandlung erforderlich.

Sarmiento empfiehlt eine ohne die Nachbargelenke fixierende Hülse, in der durch besonderes Wirken der hydrodynamischen Kräfte der Weichteile, insbesondere der Muskulatur, die knöcherne Heilung schnell und komplikationslos von statten geht. Eine besondere Funktion dürfte hierbei auch der Membrana interossea [6] zukommen. Diese Fixationsart erlaubt dem Patienten den vollen Gebrauch des Arms und erübrigt eine langwierige Rehabilitationsbehandlung.

Material und Methode

Seit 1981 werden an der Unfallabteilung St. Pölten *alle isolierten Ellenschaftfrakturen* nach der von Sarmiento angegebenen Methode behandelt [7, 8].

Methode

Erstbehandlung des Ellenschaftbruchs ist der Oberarmspaltgipsverband. Nach 24 h wird der Gips geschlossen, eine primäre Reposition erfolgt in der Regel nicht. Nach Abschwellen der Weichteile – nach etwa 1–2 Wochen – wird der Oberarmgipsverband abgenommen und am hängenden Arm ein Brace angelegt. Wir verwenden dazu entweder herkömmlichen Gips oder Kunststoffverbände, wie Orthoplast oder Fractomed oder auch in neuester Zeit den vorgefertigten „Miami-brace".

Hefte zur Unfallheilkunde, Heft 222
P. Habermeyer / L. Schweiberer (Hrsg.)
© Springer-Verlag Berlin Heidelberg 1992

Alle Kunststoffverbände sind als Halbschalen konstruiert und mit Klettverschlüssen jederzeit nachstellbar.

Material

Von 1981–1989 haben wir 92 Ellenschaftbrüche nach der Bracingmethode behandelt. Alle 92 Fälle sind abgeschlossen, lückenlos dokumentiert und persönlich nachuntersucht.

Altersverteilung

Der jüngste Patient war 13, der älteste 89 Jahre. Die Altersgruppe zwischen 50 und 60 Jahren überwiegt mit 25 %, gefolgt von den über 70jährigen und den 30- bis 40jährigen mit je 16,6 % (Tabelle 1 und 2).

Tabelle 1. Altersverteilung

Jahre	Angaben in %
13–20	16,6
20–30	10,4
30–40	16,6
40–50	10,4
50–60	25,0
60–70	4,1
über 70	16,6

Tabelle 2. Geschlechtsverteilung

Männer	30 (81,25 %)
Frauen	9 (18,75 %)

Die Lokalisation der Fraktur steht in enger Korrelation zum Alter des Patienten. Brüche im proximalen Drittel der Elle kommen nur im jugendlichen Alter vor, während die subkapitalen Brüche nur im höheren Lebensalter vorkommen. Brüche im distalen und mittleren Drittel sind in allen Altersgruppen zu beobachten.

Ergebnisse

Knöcherne Heilung

Bei 90 Patienten trat eine problemlose knöcherne Heilung in adäquatem Zeitraum ein. 2 Patienten mit einer ursprünglich nichtdislozierten Fraktur (fast Fissur!) bildeten eine Pseudarthrose, die mit autologer Spongiosa und Plattenosteosynthese behandelt wurde. Dann knöcherne Durchbauung und komplikationsloser Verlauf.

Schmerzen

Von 92 Patienten waren 90 schmerzfrei, auch bei schwerster Belastung. Zwei Patienten gaben leichte Schmerzen an und zwar bei schwerer Belastung bzw. Wetterwechsel.

Beweglichkeit

90 Patienten hatten seitengleich freie Beweglichkeit und normale motorische Kraft. Bei 2 Patienten bestand eine geringgradige Bewegungseinschränkung: 1 Patient hatte 10° weniger Supination und Pronation und 1 Patient eine Ellenbogeneinschränkung mit S 0-20-110.

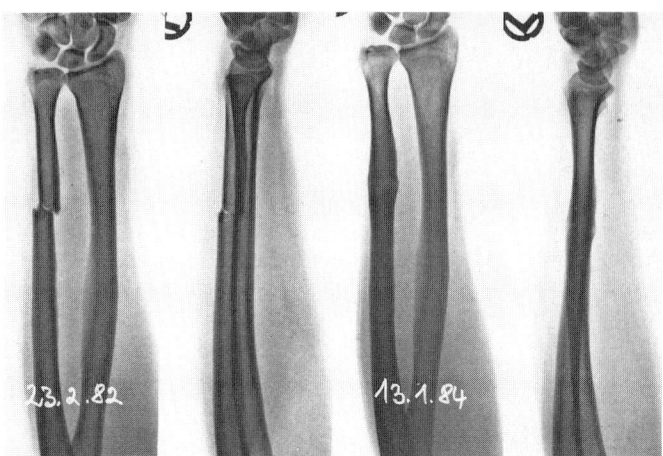

Abb. 1. 32jähriger Mann, Sturz beim Aussteigen aus dem PKW infolge Glatteis. Geschlossener Ellenschaftbruch. Primär Oberarmspaltgips, nach 8 Tagen Brace für insgesamt 42 Tage. Bei Nachkontrolle wieder voll hergestellt

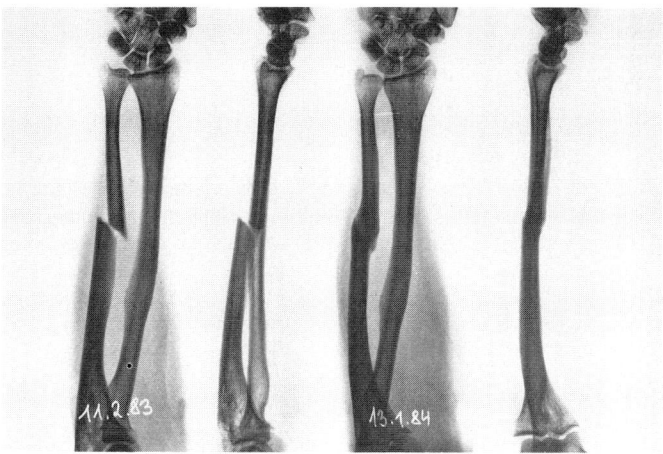

Abb. 2. 54jährige Frau, bei Verkehrsunfall am Thorax, am Bauch und am linken Unterarm verletzt. Geschlossener Ellenschaftbruch. Primär Oberarmspaltgips. Nach 21 Tagen Brace. Außerordentlich verzögerter Heilverlauf, Fixation im Brace für insgesamt 84 Tage. Bei der Nachuntersuchung 1 Jahr später vollkommen beschwerdefrei mit Ausnahme von leichten Schmerzen bei starker Belastung

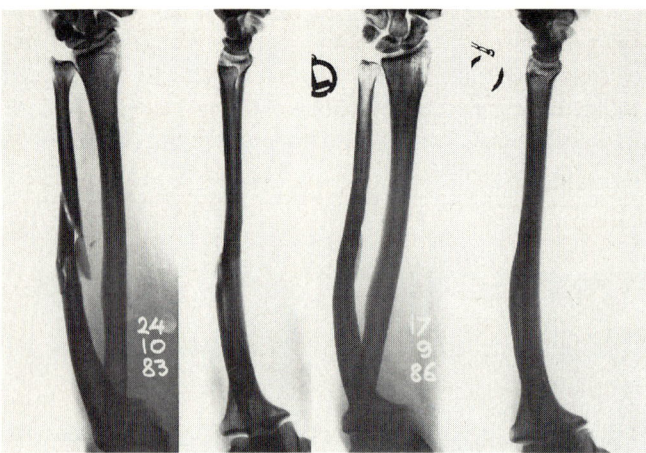

Abb. 3. 47jähriger Elektromeister, bei Verkehrsunfall als Lenker verletzt, Polytrauma mit Contusio cerebri, Wunden am Schädel, Schenkelhalsfraktur links und zentrale Hüftluxation, Schambeinastfrakturen, multiple Wunden und geschlossenem Ellenschaftbruch mit Trümmerzone. Primär hier Oberarmspaltgipsverband, nach 15 Tagen Ulna-Brace für insgesamt 57 Tage. Bei der Nachuntersuchung nach 2 1/2 Jahren besteht eine endlagige Beeinträchtigung der Vorderarmdrehung, der Ellbogen ist S 0-20-130 beweglich

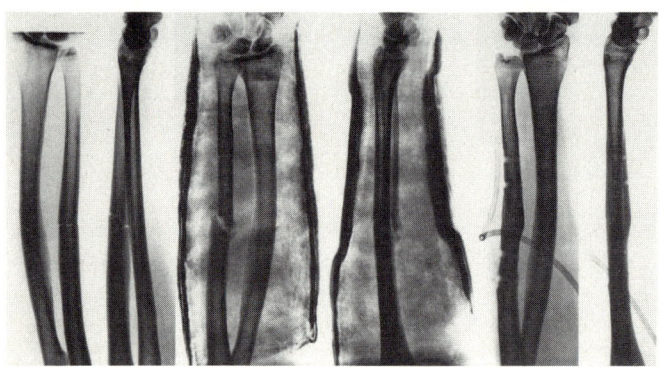

Abb. 4. 46jährige Heimarbeiterin, PKW-Unfall. Geschlossene Frakturen beider Arme, rechts schwere Dislokation und primär Verplattung beider Unterarmknochen. Links dieser geschlossene, nichtdislozierte, mehr als Fissur imponierende Ellenschaftbruch. Nach üblicher Oberarmspaltgipsbehandlung Brace für 12 Wochen. Infolge Ausbildung einer Pseudarthrose, operative Resektion derselben, autologe Spanverpflanzung, Plattenosteosynthese. Die Kontrolluntersuchung nach 2 Jahren zeigt den Bruch inzwischen vollständig durchbaut, die Platte ist entfernt, es besteht freie Beweglichkeit und normale Gebrauchsfähigkeit

Diskussion

Im Routinebetrieb einer großen Unfallabteilung ist es entscheidend, nach einfachen und trotzdem sicheren Verfahren zu behandeln, und der wesentlich geringere Aufwand der konservativen Behandlung erweist sich auch als wesentlich kostengünstiger als teure Operationsverfahren.

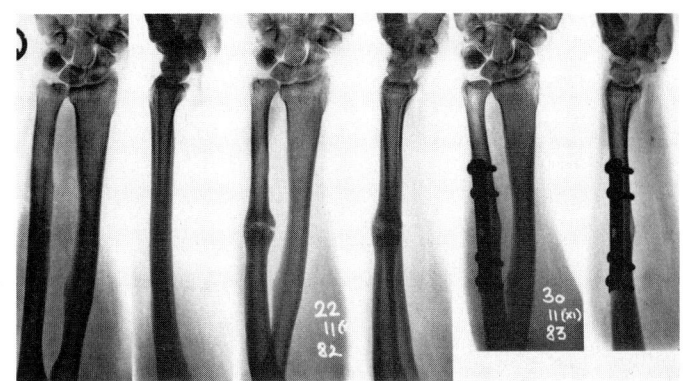

Abb. 5. 64jähriger Mann, Modelltischler, Arbeitsunfall. Geschlossene Ellenschaftfissur links. Oberarmspaltgips für 15 Tage, dann Brace. Nach 88 Tagen im Brace operative Behandlung der Pseudarthrose durch Resektion, autologe Spanverpflanzung. Ein Jahr später ist auch die Pseudarthrose durchbaut, die Platte wird entfernt, es besteht freie Funktion

Besonders seit dem wir zur Verwendung vorgefertigter Braces (Miami-Brace) übergegangen sind, ist die Versorgung der Ellenschaftbrüche ganz problemlos geworden. Vom Patienten allerdings erfordert diese Art der Behandlung eine gewisse Kooperationsbereitschaft und aktives Mitarbeiten an seiner Gesundung. Der selbstabnehmbare Brace verleitet gerne, besonders gegen Ende der Heilungszeit, zum vorzeitigen Abnehmen und birgt dadurch auch gewisse Gefahren, die wir allerdings glücklicherweise nicht beobachten konnten.

Die Frage, warum die 2 von uns beobachteten Pseudarthrosen entstanden sind, können wir nicht beantworten. Es handelte sich um nichtdislozierte Frakturen, bei denen sogar der Periostmantel unversehrt schien.

Unter unseren 92 Fällen haben wir keine „instabile" Fraktur gesehen. Wir können daher die Auffassung nicht teilen, daß man zwischen stabilen und instabilen Ellenschaftbrüchen unterscheiden müsse, wobei sich nur die stabilen Brüche zur konservativen Behandlung eigneten. An unserer Abteilung haben wir in den letzten 15 Jahren instabile Ellenschaftbrüche nur bei den zweit- und drittgradig offenen Frakturen mit ausgedehnten Weichteil- und Membrana-interossea-Zerreißungen gesehen.

Die guten Ergebnisse der Bracingbehandlung des geschlossenen Ellenschaftbruchs werden auch unser weiterhin konservatives Vorgehen bei diesen Frakturen bestimmen.

Literatur

1. Böhler L (1953) Die Technik der Knochenbruchbehandlung. Maudrich, Wien
2. Krösl W, Chao-Lai Meng A (1982) Die konservative chinesische Frakturbehandlung. In: Bücherei des Orthopäden. Enke, Stuttgart
3. Witt, Cotta H, Mittelmeier (1965) In: Bürkle de la Camp (Hrsg) Handbuch der gesamten Unfallheilkunde
4. Oestern HJ, Tscherne H (1983) Ergebnisse der AO-Sammelstudie über Unterarmschaftfrakturen. Unfallheilkunde 86:136–142
5. Sarmiento A (1976) Treatment of ulnar fractures by functional bracing. J Bone Joint Surg [Am] 58

6. Küsswetter W (1979) Die Membrana interossea antebrachii. Z Orthop 117:176–783
7. Hackstock H, Helmreich M (1987) Isolierte Brüche des Ellenschaftes. Unfallchirurg 90:298–302
8. Hackstock H (1988) Funktionelle Schienenbehandlung bei Frakturen. Orthopäde 17:41–51

Die Behandlung distaler Radiusfrakturen nach L. Böhler

E. Beck

Universitätsklinik für Unfallchirurgie (Vorstand: Univ.-Prof. Dr. E. Beck), Anichstraße 35,
A-6020 Innsbruck

Die distalen Radiusfrakturen sind mit 25 % aller Fakturen die häufigsten Frakturen des menschlichen Körpers und verdienen daher unsere besondere Beachtung.

Trotz der Fortschritte in der operativen Frakturenbehandlung werden auch heute noch 90 % aller distalen Radiusfrakturen konservativ behandelt. Die Behandlung dieser Frakturen ist aber keineswegs so problemlos, daß sie vom Unerfahrenen ohne entsprechende Anleitung durchgeführt werden sollte. Auch in erfahrener Hand ist mit rund 25 % schlechten Ergebnissen zu rechnen. Wenn auch immer wieder behauptet wurde, daß zwischen Fehlform und klinischem Befund kein direkter Zusammenhang bestehe, konnte in unserem Krankengut doch eine direkte Korrelation zwischen gutem Ergebnis und Ausheilung ohne Fehlform gefunden werden. Das Ziel unserer Behandlung sollte es sein, den physiologischen Speichenschaftgelenkwinkel von a.-p. 30° und seitlich +10° unter Vermeidung von Stufen im Gelenk und einer Verkürzung des Radius gegenüber der Ulna unter möglichst freier Beweglichkeit aller Finger und Armgelenke zu erreichen. Die Behandlung nach Lorenz Böhler beinhaltet 3 Grundprinzipien, nämlich Einrichten, Ruhigstellen und Üben.

Vom Standpunkt der konservativen Behandlung kann man nach Poigenfürst unterscheiden:

1. Biegungsbrüche,
2. Stauchungsbrüche,
3. Abscherverrenkungsbrüche.

Biegungsbrüche

Biegungsbrüche sind metaphysäre Frakturen, wobei in 90 % ein dorsal offener Winkel und ein dorsaler Spongiosadefekt entsteht. Die Gelenkfläche selbst ist nicht betroffen. Es handelt sich um die 1814 von Abraham Colles erstmalig beschriebene Fraktur, während es nur in 10 % zu einer Fraktur mit beugeseitigem offenen Winkel, die erstmals von Robert Smith 1847 beschrieben wurde, kommt. Das Problem in der Behandlung dieser Frakturen besteht darin, daß nach Einrichtung und Wiederherstellung der richtigen Länge ein Spongiosadefekt verbleibt und die Fraktur die Tendenz hat, in diesen einzusinken.

Hefte zur Unfallheilkunde, Heft 222
P. Habermeyer / L. Schweiberer (Hrsg.)
© Springer-Verlag Berlin Heidelberg 1992

Bei einer Nachkontrolle von 114 metaphysären Frakturen des distalen Radiusendes, die ideal reponiert wurden, konnte Gabl feststellen, daß bei primärer Verkürzung von 2 mm das Ergebnis seitengleich geblieben ist, zwischen 3 und 4 mm ist es zu einer Verkürzung gekommen und bei primärer Verkürzung über 5 mm ist die Verkürzung z. T. über das ursprüngliche Ausgangsmaß hinaus aufgetreten. Nur 70 % waren seitengleich, während es bei 30 % zu einer Verkürzung gekommen ist.

Bei einer Nachkontrolle 10 Jahre später hat sich gezeigt, daß das größte Ausmaß der Verkürzung erst nach Abnahme des Gipsverbandes eingetreten ist. Es bestand eine direkte Korrelation zwischen Fehlform und subjektiven Beschwerden.

Stauchungsfrakturen

Stauchungsfrakturen sind Frakturen, die durch axiale Stauchung entstehen, wobei es nur zu einer zentralen Einstauchung kommen kann, meist aber zu einem Bruch mit mehreren Fragmenten, wobei sich ähnlich wie am distalen Schienbeinende auch hier regelmäßig wieder gleiche Fragmente nach Melone finden lassen. Neben der metaphysären Fraktur wird die Fraktur des Processus styloideus radii, der hinteren Radiuskante, eines dorsoulnar gelegenen Fragments, das mit den Bändern des peripheren Radioulnargelenks mit der Ulna in Verbindung steht, und der palmare Anteil des Radius gesehen. Diese Frakturen eignen sich weniger für die konservative Therapie. Trotzdem ist man auch bei alten Leuten oft gezwungen, weil der Allgemeinzustand eine Operation nicht zuläßt, konservativ zu behandeln. Nach unseren eigenen Untersuchungen ist bei konservativer Behandlung dieser Frakturform in 50 % mit schlechten Ergebnissen zu rechnen.

Abscherungsfrakturen

Bei den Abscherungsfrakturen wird ein Teil der Radiusgelenkfläche abgeschert und gleichzeitig, je nach Größe der Verschiebung des Fragments, eine Subluxation im Radiokarpalgelenk entstehen. Hierher gehören die erstmalig 1838 von Rhea Barton beschriebene Abscherungsfrakturen der hinteren Gelenklippe mit Subluxation des Handgelenks zur Streckseite und die Abscherung der palmaren Lippe mit Subluxation des Gelenks zur Beugeseite, von Thomas auch als Reversed-Barton-fracture bezeichnet, sowie die Abscherung des processus styloides radii mit Subluxation oder Luxation. Die Frakturen des processus styloideus radii können u. U. nach der Reposition stabil sein und konservativ behandelt werden, verbleibt jedoch eine Stufe, muß operativ behandelt werden. Auch die beuge- streckseitigen Abscherungsfrakturen sind meist instabil und werden besser operativ behandelt.

Die Behandlung der Frakturen des distalen Radius nach Böhler

Wahl der Anästhesie

Prinzipiell kann eine Radiusfraktur in Allgemeinanästhesie, Leitungsanästhesie oder Bruchspaltanästhesie reponiert werden.

Nach Lorenz Böhler bevorzugen wir die Lokalanästhesie, weil sie zu keinerlei Komplikationen führt und daher für die meist älteren Menschen ungefährlich ist. Bei Leitungs-

und Allgemeinanästhesie wäre die Entspannung besser; sie wird daher bei uns nur für Nachrepositionen verwendet und nicht bei frischen Frakturen.

Nach Desinfektion des Handgelenks wird von der Streckseite her mit leicht schräg nach distal eingeführter Nadel unter Knochenkontakt das Bruchhämatom aufgesucht, zur Kontrolle aspiriert und dann 5–10 ml eines 1%igen Lokalanästhetikums ohne Vasokonstriktorzusatz eingespritzt. Damit kann eine gute Schmerzfreiheit erreicht werden. Bei stark schmerzgeplagten Patienten kann die Lokalanästhesie auch schon vor der Röntgenaufnahme gesetzt werden.

Reposition

Nun erfolgt die Reposition im Dauerzug, indem Daumen-, Zeige- und Ringfinger mit Mädchenfängern, der Daumen in Opposition an den kleineren Querbalken des Ständers, und die übrigen Finger an dem größeren Querbalken fixiert werden. Es wird ein Gurt um den Oberarm gelegt, der mit 3–5 kg Zuggewicht belastet wird. In dieser Position läßt man den Zug 5–10 min einwirken, dann wird die eigentliche Reposition durchgeführt, wobei man zunächst die Seitenverschiebung nach radial durch Druck auf den Radius nach ulnar ausgleicht, damit wird gleichzeitig auch die Abkippung nach radial behoben, dann drücken Daumen oder Handballen von dorsal her auf das periphere Fragment und bringen die Hand in leichte Palmarflexion, wobei die zweite Hand als Gegenhalt oberhalb der Bruchstelle an der Palmarseite angelegt ist. Die Reposition gelingt i. allg. leicht; sie kann unter Röntgenbildverstärker kontrolliert werden, was aber nicht unbedingt erforderlich ist. Gelingt die Reposition auf diese Weise nicht, so kann durch Überstreckung des peripheren Fragments Kontakt mit der dorsalen Kortikalis hergestellt und dann das periphere Fragment nach palmar gekippt werden.

Die Reposition gelingt um so leichter, je weniger Weichteile an der Streckseite zerrissen sind. Das noch vorhandene Periost und die Sehnenscheiden wirken als Zuggurtung für die Reposition der Fraktur und verhindern eine Überkorrektur. Charnly vergleicht dies mit dem Ineinandergreifen von Zahnrädern. Bei der Reposition soll streng darauf geachtet werden, daß der Druck nicht nur von radial auf das distale Speichenende erfolgt, weil es damit zu einer Rotation im Sinne der Pronation kommen kann und daher später eine Supinationseinschränkung verbleibt. Es ist weiterhin darauf zu achten, daß zwar zur Reposition eine Ulnarduktion des Handgelenks vorgenommen werden kann, nicht jedoch zur Fixation, weil es sonst zu einer Subluxation der proximalen Karpalreihe nach radial kommt.

Ruhigstellung

Die Ruhigstellung erfolgt i. allg. mit einer dorsalen Gipsschiene, die etwas nach radial palmar reicht. Die erste Zwischenfingerfalte und das proximale Unterarmende werden mit je einem Flanellstreifen gepolstert. Die Gipsschiene muß von den Zwischenfingerfalten so weit nach proximal reichen, daß der Ellbogen noch gut gebeugt werden kann. An der Ulnarseite soll sie bis zur Beugeseite der ulnaren Handkante und an der Radialseite über den ersten Mittelhandknochen bis auf den Daumenballen reichen. Es kann u. U. aber auch das Grundglied des Daumens zur Erhöhung der Stabilität miteingeschlossen werden. Das Handgelenk selbst sollte in Mittelstellung zwischen Dorsal- und Palmarflexion und mit nur geringer Ulnarduktion fixiert werden. Der Gipsverband wird mit einer feuchten Mullbinde angewickelt und es wird dorsalseitig eine Delle über dem Handgelenk und nicht über dem distalen Speichenende modelliert. Bei Anmodellierung am distalen Speichenende kann es hier zu Druckstellen kommen. Während des Erhärtens des Gipsverbandes kann das Zuggewicht entfernt werden, um keine Diastase zu erzeugen. Nach Erhärten des Gipsverbandes wird die feuchte Mullbinde bis auf den letzten Faden gespalten, die Ränder werden etwas aufgebogen und die Schiene mit lockerer Mullbinde angewickelt. Jetzt muß unbedingt kontrolliert werden, ob Pro- und Supination gleich weit gelingen, um eine Verdrehung rechtzeitig zu erkennen.

Im allgemeinen genügt die Ruhigstellung mit der dorsalen Gipsschiene. Bei Trümmerfrakturen, die konservativ behandelt werden sollen, bei Subluxationen im peripheren Radioulnargelenk, die an der Dorsalverschiebung des Ulnaköpfchens und an der Diastase zwischen Ulna und Radius zu erkennen sind, und bei Brüchen des Ulnaköpfchens wird ein Oberarmgipsverband angelegt, der sofort nach Anlegen in ganzer Länge gespalten werden muß. Der früher angegebene Faustgipsverband nach Rehbein und Düben oder das Anlegen einer zusätzlichen Fingerschiene am Zeigefinger nach J. Ender wurde verlassen.

Bei Frakturen mit palmar offenem Winkel muß die Reposition so erfolgen, daß in umgekehrter Weise ein Druck von der Palmarseite mit der einen Hand und ein Gegendruck von der Dorsalseite proximal der Fraktur ausgeübt wird. Im Anschluß daran wird eine palmare Gipsschiene angelegt, die bis zur distalen Hohlhandbeugefalte reicht, nach der Streckseite bis zur dorsalen Kante ulnar und den Radius auch von der Radialseite noch umfaßt. Sie wird in gleicher Weise mit feuchter Mullbinde angewickelt, die dann gespalten und durch eine trockene Mullbinde ersetzt wird. Die übrige Behandlung entspricht der der Frakturen mit dorsalem Knick.

Sofort nach Anlegen des Gipsverbandes werden Röntgenkontrollen im a.-p. und seitlichen Strahlengang vorgenommen. Es muß beurteilt werden, ob es gelungen ist, den Speichenschaftgelenkwinkel von a.-p. 30° und seitlich +10° wiederherzustellen, ob Stufen im Gelenk vorhanden sind oder eine Verkürzung des Radius gegenüber der Ulna besteht. In der exakt seitlich eingestellten Röntgenaufnahme, wenn sich der zweite und fünfte Mittelhandknochen übereinander projizieren, sollen auch Ulna und Radius übereinander stehen. Ist die Ulna dorsal des Radius, liegt eine Verdrehung im Sinne der Pronation vor, die nicht belassen werden darf. Vor Verlassen des Gipszimmers werden dem Verletzten alle Übungen gezeigt, d. h. Strecken und Beugen der Finger, Faustschluß, wobei die Finger so weit eingeschlagen werden müssen, daß die Fingernägel versteckt sind, die Unterarmdrehung in beiden Richtungen, die nach beiden Richtungen gleich weit gelingen soll, Beugung und Streckung im Ellenbogen sowie die Hand auf den Nacken und auf den Rücken zu bringen, um auch die Schulter zu üben. In den ersten Tagen kann ohne weiteres eine Schlinge getragen werden, falls die Übungen durchgeführt werden. Am nächstfolgenden Tag muß die Verbandanordnung überprüft und es muß festgestellt werden, ob die Finger geschwollen sind und ob Schmerzen bestehen. Ist der Gipsverband zu eng, muß er geöffnet werden und der Patient auf den nächsten Tag wiederbestellt werden, ansonsten kann der Gipsverband zirkulär geschlossen werden.

Die erste Röntgenkontrolle erfolgt nach einer Woche, wobei dann unabhängig von der Stellung der Fraktur, d. h. auch bei guter Frakturstellung im Zug und Gegenzug der Gipsverband gewechselt werden soll, weil er in der Zwischenzeit locker geworden ist und das gute Repositionsergebnis verloren gehen kann. Rund 25 % aller Frakturen führen zu einer

Redislokation, so daß nachreponiert werden muß. Manche Autoren lehnen die Nachreposition ab, weil es zu einer neuerlichen Irritation und damit gehäuft zum Sudeck-Syndrom kommt. Wird diese aber schon nach einer Woche schonend durchgeführt, ist damit nicht zu rechnen, wobei dazu eine Allgemeinanästhesie erforderlich ist. Es erfolgen dann wöchentliche Röntgenkontrollen, der Gipsverband bleibt je nach Grad der primären Verschiebung 4–6 Wochen. Nach Abnahme des Gipsverbandes werden die Übungen fortgesetzt, wobei auf aktive und schmerzfreie Übung Wert zu legen ist. Bei zu intensiver Übung kommt es zum Auftreten von Überwärmungen, Schwellungen und es besteht die Gefahr eines Sudeck-Syndroms.

Die konservative Behandlung von distalen Radiusfrakturen erfordert eine exakte Einrichtung in Lokalanästhesie, eine gute Gipstechnik, eine regelmäßige klinische und radiologische Kontrolle und eine intensive aktive Übungstherapie. Trotz dieser Behandlung kommt es nicht selten zu sekundären Dislokationen, so daß das Endergebnis schlecht sein kann. Bei Sekundärverschiebung sollte bei jüngeren Verletzten vorzeitig an die Möglichkeit einer operativen Korrektur gedacht werden.

Literatur

1. Beck E (1975) Die konservative Behandlung des handgelenknahen Speichenbruches. Orthopäde 4:19
2. Beck E (1979) Handgelenksnahe Speichenbrüche. Die konservative Behandlung. Unfallheilkunde 82:7
3. Böhler L (1963) Die Technik der Knochenbruchbehandlung, 12.–13. Aufl (Ergänzungsband). Maudrich, Wien
4. Buchinger W (1980) Behandlungs- und Nachuntersuchungsergebnisse von konservativ behandelten stark verschobenen Brüchen der Speiche an typischer Stelle. Hefte Unfallheilkd 148:59–66
5. Charnley J (1968) Die konservative Therapie der Extremitätenfrakturen. Springer, Berlin Heidelberg New York
6. De Olivery JC (1973) Barton's fracture. J Bone Joint Surg [Am] 55:586
7. Eggert A, Keczkes S (1973) Spätergebnisse von konservativ behandelten distalen Radiusfrakturen. Akt Traumatol 3:185
8. Ender J (1963) Zur Behandlung der Brüche der Speiche am peripheren Ende. Chir Prax 7:39
9. Fernandez DL, Mäder G (1977) Die Behandlung der Smith-Frakturen. Arch Orthop Unfallchir 88:153
10. Freund E, Hüttner HJ, Schröder H (1970) Morbus Sudeck als Komplikation der Radiusfraktur. Monatsschr Unfallheilkd 73:569
11. Hepp WR, Tiedemann J (1975) Behandlungsergebnisse von Radiusbasisfrakturen. Orthopäde 4:38
12. Hermann P (1970) Über die Behandlung von Brüchen des distalen Speichenendes. Monatsschr Unfallheilkd 73:321
13. Inzig H (1967) Der Speichenbruch an typischer Stelle. Eine Statistik aus den Wiener Unfallkrankenhäusern. Chir Prax 11:595
14. Koob E (1975) Der handgelenksnahe Speichenbruch im Erwachsenenalter. Orthopäde 4:14
15. Melone CP (1984) Articular fractures of the distal radius. Orthop Clin North Am 15:217
16. Melone CP (1986) Open treatment for displaced articular fractures of the distal radius. Clin Orthop 202:103
17. Poigenfürst J (1980) Brüche am distalen Unterarmende. Einteilung der Bruchformen und Indikation. Hefte Unfallheilkd 148:53–59
18. Pool C (1973) Colle's fracture. A prospective study of treatment. J Bone JointSurg [Br] 55:540
18a. Rehn J (1965) Behandlungsergebnisse typischer Radiusfrakturen. Chirurg 36:206

19. Stockmann U, Birnbaum D, Büsing E-W, Hepp W, Liepe B, Zuschneid W (1976) Die Problematik der distalen Radiusfraktur aus der Sicht des Patienten. Unfallheilkunde 79:71
20. Pechlaner S, Sailer R, Suckert K, Beck E (1988) Distale Radiusfrakturen – Frakturformen und Verletzungsmuster. Unfallchirurgie 14:86
21. Tscherne H (1990) Aktueller Stand der Therapie der distalen Radiusfraktur. Unfallchirurg 93:157
22. Thomas FB (1957) Reduction of Smith's fracture. J Bone Joint Surg [Br] 39:463

Die Behandlung distaler Radiusfrakturen mit semikonservativen Verfahren

K. M. Pfeiffer

Abteilung für Hand- und periphere Nervenchirurgie, Kantonsspital, CH-4031 Basel

Bevor auf technische Einzelheiten semikonservativer Behandlungsverfahren der distalen Speichenbrüche einzugehen sein wird, erlauben Sie mir zunächst ein Indikationsschema vorzustellen, welches sich an der Chirurgischen Universitätsklinik und Poliklinik in Basel seit Jahren bewährt hat (Abb. 1).

Wir unterscheiden danach zwischen dislozierten und nichtdislozierten Radiusfrakturen. Nicht verschobene Brüche werden selbstredend einer konservativen Gipsbehandlung zugeführt, welche in unserem Hause 4 Wochen dauert.

Die Gruppe der dislozierten Frakturen unterteilen wir in einfache Formen, zu denen die Typen A2, A3, B1 und C1 der AO-Klassifikation zu zählen sind. Solche Brüche werden manuell reponiert. Erweist sich diese Reposition nach Entfernung des Längszuges als stabil, so wird weiter nach unserem Schema für die konservative Behandlung verfahren.

Ist die Reposition aber instabil, so sind die Aussichten für eine dauernde Retention der Fragmente in korrekter Achsenstellung und Länge im Gipsverband gering. In diesen Fällen empfehlen wir sofort eine zusätzliche Stabilisierung der Hauptfragmente mit Hilfe perkutan eingebrachter Kirschner-Drähte. An diese Spickung schließt sich eine Immobilisierung im Gips an, welche während 6 Wochen aufrecht erhalten wird, da hier ja größere Trümmerzonen stabil ausheilen müssen. Dieses Verfahren kommt oft auch dann zur Anwendung, wenn konservativ behandelte Brüche in den ersten 2 Wochen sekundär dislozieren.

Ist die dislozierte Fraktur nicht als einfach zu bezeichnen, sondern liegt eine multifragmentäre oder eine dislozierte Gelenkfraktur vor, wie in den Frakturtypen B2, B3, C2, C3, so hat man die Qualität des Knochens mit in die Beurteilung einzubeziehen. Bei ausgeprägter Osteoporose wählen wir als primäres Fixationsmittel gerne den Fixateur externe, evtl. kombiniert mit einer perkutanen Drahtspickung. Häufig wird diese Behandlung nach ca. 3 Wochen mit einer Spongiosaplastik ergänzt.

Es bleiben schließlich die multifragmentären und die Gelenkbrüche des nichtosteoporotischen Radius jüngerer Leute, die wir meist primär mit offener, stabiler Osteosynthese versorgen.

Hefte zur Unfallheilkunde, Heft 222
P. Habermeyer / L. Schweiberer (Hrsg.)
© Springer-Verlag Berlin Heidelberg 1992

118

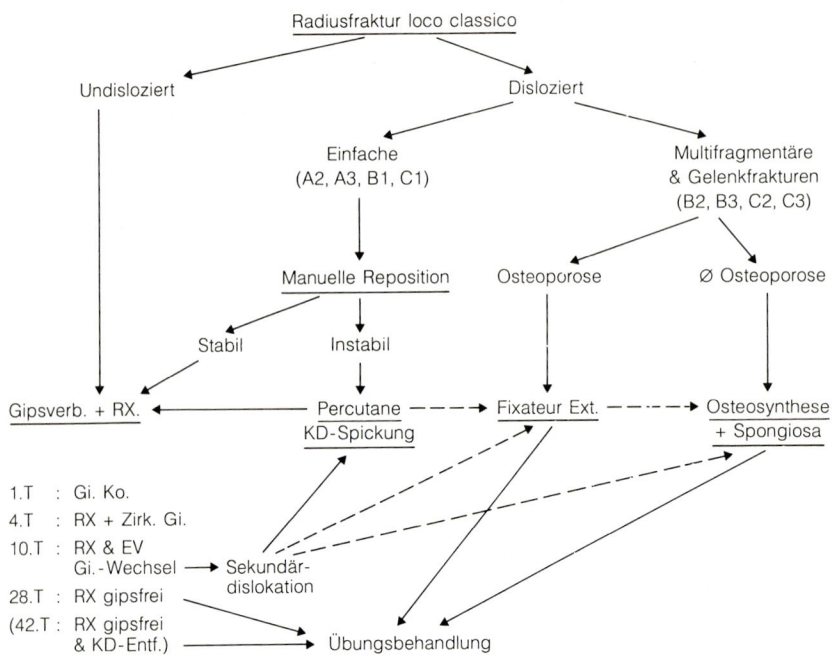

Abb. 1. Indikationsschema

Die geschilderte Taktik führt dazu, daß in unserer Klinik rund 2/3 aller distalen Speichenbrüche rein konservativ, knapp 1/3 mit perkutaner Drahtspickung, 1–2 % mit Fixateur externe und 2–4 % mit primärer oder postprimärer Osteosynthese versorgt werden. Diese Verteilung ist natürlich von der Zusammensetzung des Krankengutes abhängig. Es umfaßt bei uns beide Geschlechter, alle Berufe und alle erwachsenen Altersklassen.

Wenden wir uns nun der Technik der perkutanen Drahtspickung zu. Frische Frakturen werden bei uns mit einer lokalen Infiltrationsanästhesie des Bruchspaltes und der Äste des N. radialis und des N. ulnaris versorgt. Ist die Fraktur aber älter als 2–3 Tage, ziehen wir eine axilläre Plexusanästhesie vor, welche bei uns immer noch von Chirurgen gelegt werden darf. Die Einrichtung der Fragmente kann im Vertikalzug am aufgehängten Arm oder auch im manuellen Horizontalzug erfolgen. Persönlich ziehe ich letzteres für die Spickung vor, da die radiologische Kontrolle einfacher durchzuführen ist. Reposition und perkutane Spickung werden an der desinfizierten und steril abgedeckten Extremität im Operationssaal vorgenommen.

Zur Spickung verwenden wir Drähte vom Kaliber 1,6 mm ohne Gewinde und eine pneumatische Bohrpistole. Der 1. Draht wird direkt perkutan von dorsoradial, unmittelbar neben dem 1. Strecksehnenfach derart eingebohrt, daß er nach Passieren der Frakturzone die ulnare Kortikalis des distalen Radiusschaftes sicher faßt. Je weiter proximal dies geschieht, desto sicherer ist die Verankerung, jedoch soll der Draht nicht so steil eingeführt werden, daß er in die Markhöhle gleitet und keinen festen Halt findet. Mit diesem Draht wird die radiale und dorsale Einstauchung der Fragmente schon weitgehend verhindert, doch ist noch keine Fixation der Länge gegeben. Hierzu müssen ein 2. Draht palmar vom 1.

Streckerfach eingebracht werden. Er soll in allen Ebenen gegenüber dem 1. Draht einen Winkel bilden, um nicht nur die Neigung der Gelenkfläche, sondern auch die Länge des Radius sicher zu verstreben.

In vielen Fällen reichen diese 2 Drähte aus, um die sekundäre Fragmentverschiebung zu verhindern. Eine kräftige Mobilisierung des Handgelenks unter Bildwandlerkontrolle gibt über die erreichte Stabilität Auskunft. Instabile dorsale Fragmente können bei Bedarf perkutan mit einem Draht oder Pfriem reponiert und anschließend mit einem 3. Draht retiniert werden. Dieser wird in der radiopalmaren Kortikalis verankert. Von palmar werden niemals Drähte eingeführt.

Wir biegen und kürzen anschließend die Drähte, so daß sie unter die Haut versenkt werden können. Wir sahen einige Infekte bei vorstehenden Drähten, wissen aber, daß andere Kollegen damit keine Probleme haben sollen. Dann wird zuerst eine palmare und eine dorsale Gipsschiene angelegt, welche nach 4 Tagen und nach genügender Abschwellung zum Zirkulärgips vervollständigt werden.

6 Wochen nach der Drahtspickung wird die Heilung anhand einer gipsfreien Röntgenkontrolle beurteilt. In aller Regel werden die Drähte sofort in Lokalanästhesie und Blutsperre durch nicht zu knappe Stichinzisionen entfernt. Dieser Eingriff soll nicht von unerfahrenen Operateuren durchgeführt werden. Blindes Fassen der Drähte ist unbedingt zu vermeiden, um nicht Schädigungen der Äste des N. radialis zu riskieren.

Die Mobilisierung des Handgelenks mit liegenden, nicht vollständig auf den Knochen versenkten Drähten ist nicht ratsam, denn die kantigen Enden können Sehnen verletzen, was bei liegendem Gips nach unserer Erfahrung höchst selten vorkommt. die weitere Nachbehandlung unterscheidet sich nicht von jener bei rein konservativer Therapie.

Zu erwähnen ist an dieser Stelle die sog. Körbchenmethode oder intrafokale Spickung nach Kapandji. Hierbei werden 3 oder mehr dicke Drähte oder Steinmann-Nägel perkutan durch die Fraktur in das proximale Schaftfragment gebohrt. Das distale Radiusfragment wird so in einem Drahttrichter oder -korb stabilisiert. Eine zusätzliche äußere Fixation soll nicht notwendig sein. Das Verfahren eignet sich vorwiegend für extraartikuläre Brüche vom Typ A2 und A3 und wahrscheinlich weniger für intraartikuläre Stückfrakturen. Wir verfügen über keine eigenen Erfahrungen mit dieser Methode.

Als semikonservativ kann man auch die Behandlung mit dem Fixateur externe bezeichnen. Wie erwähnt, wählen wir sie bei dislozierten Mehrfragment- und Gelenkbrüchen und vorhandener Osteoporose. Die sog. Ligamentotaxis, der Längszug an Gelenkkapseln und Bändern, erlaubt in vielen Fällen eine erstaunlich gute, wenn auch instabile Reposition der oft zahlreichen Bruchstücke. Von großem Vorteil ist es, wenn wenigstens die Hauptfragmente unter Distraktion mit 2–3 Kirschner-Drähten perkutan fixiert werden, so daß nur noch wenig zusätzlicher Zug erforderlich ist, um Achsen und Länge zu stabilisieren. Es werden einseitige Klammerfixateure mit oder ohne feststellbarem Gelenk verwendet, welche mit je 2 dicken Kirschner-Drähten oder dünnen Schanz-Schrauben am 2. Mittelhandknochen und am distalen Radiusschaft montiert werden. Hierbei sind am Metacarpale II die Extensorenhaube und die Nervenäste des Radialis, am Unterarm die Muskelbäuche des Abductor pollicis longus und des Extensor pollicis brevis zu vermeiden. Extreme Stellungen des Handgelenks in Flexion und ulnarer Abduktion sind schädlich für die Trophik der Hand; wir fixieren deshalb nach Möglichkeit in Neutralstellung und nur leichter Ulnarabduktion. Die Gewindedrähte oder Schrauben werden in einem Winkel von 45° zur Sagittalebene des Unterarms unter Sicht oder mindestens durch eine Gewebeschutzhülse eingebracht, um die Weichteile nicht zu gefährden. Die Distraktion der radiokarpalen und interkarpalen Bänder sollte auf das für die Fragmentretention erforderliche Minimum beschränkt bleiben, denn übertriebener Dauerzug führt oft zu schweren trophischen Störungen. Aus diesem Grunde soll bei definitiver Behandlung mit dem Fixateur die Distraktion nach etwa 3 Wochen auf Null reduziert oder sogar auf eine leichte Kompression umgestellt werden, wo die Frakturform dies erlaubt. Die Frakturheilung ist in der Regel nach 6–8 Wochen so weit fortgeschritten, daß der Fixateur entfernt und die Mobilisierung aufgenommen werden kann.

Da wir den Fixateur vor allem bei Trümmerbrüchen des osteoporotischen Radius verwenden, wo große Spongiosadefekte die Regel sind, und da für die meist älteren Patienten diese Behandlung nicht sehr komfortabel ist, bringen wir in vielen Fällen nach 2–3 Wochen eine zusätzliche Spongiosaplastik bei liegendem Fixateur an. Diese soll die Stabilität der Fragmente verbessern und die Frakturheilung beschleunigen. Anstelle von autologem Knochen kann natürlich auch Palacos verwendet werden, wenn es sich um ältere Patienten handelt. Wenn die Fraktur zu diesem Zweck schon freigelegt wird, kann auch gleichzeitig eine Abstützplatte montiert werden, um die Nachbehandlung zu vereinfachen, oder es kann bei genügender Stabilität auf einen Gipsverband gewechselt werden.

Zusammenfassend ist für uns der Fixateur externe ein geeignetes Verfahren für intraartikuläre Radiusstückbrüche, besonders bei Osteoporose oder bei Polytrauma. Wir betrachten ihn mehr und mehr als vorzügliches Mittel zur vorläufigen Stabilisierung von komplexen Trümmerbrüchen und fügen oft Spongiosaplastiken und innere Fixationen hinzu.

Literatur

Auf Wunsch beim Verfasser zu erhalten.

A 30 Year Follow-Up of Fractures of the Distal End of the Radius

O. Johnell, P. Kopylov, and I. Redlund-Johnell

Department of Orthopaedic Surgery, Malmö General Hospital, S-214 01 Malmö

Introduction

In an average follow-up time of 2.6 years Frykman[1] found poor results in 6 % of fractures of the distal end of the radius. Follow-up studies of these fractures are surprisingly few considering their high incidence. The purpose of this study was to examine the long-term outcome (30 years), with special reference to degenerative changes and function.

---

[1] Frykman, G. Fracture of the distal radius including sequele. Acta Orthop Scand Suppl 108, 1967.

Hefte zur Unfallheilkunde, Heft 222
P. Habermeyer/L. Schweiberer (Hrsg.)
© Springer-Verlag Berlin Heidelberg 1992

Material and Methods

All roentgenograms of fractures of the distal end of the radius which had been diagnosed in the city of Malmö in 1950–1959 in residents 20–40 years of age were re-evaluated (possible because all roentgenograms have been saved). Those patients still living in the city were invited to a follow-up examination in 1986–87.

On the original fracture roentgenograms from the 1950s dorsal, radial, and axial compression were measured, as well as signs of degenerative changes. The fractures were classified according to Frykman and with regard to damage to the radiocarpal and sital radioulnar joints, with or without an incongruency of the joints.

At the follow-up in 1986–1987 (30 years after the fracture), roentgenograms of both wrists were obtained, in projections identical with those from the 1950s and a special projection with anteroposterior and lateral views with the hand in neutral position. The same measurements were performed on these as on the roentgenograms from the 1950s. The degenerative changes were radiologically classified as either degenerative changes, such as joint space reduction, cysts, sclerosis, or as nondegenerative changes.

The patients were interviewed about writs problems, and an physical examination included range of movement and grip strength.

Seventy-seven patients who had a fracture in the 1950s responsed and were re-examined. In two cases this was a radiologic examination only, and in two other cases a physical examination only was performed. Thirteen patients had at some time during the 30 years had a fracture of their contralateral wrist.

Results

The average age at the time of the fracture was 31 years and at follow-up it was 63 years. In the patients significantly more dorsal, axial and radiocarpal compression was found compared with the contralateral, uninjured wrist. Also, motion was less and hand grip weaker compared with the uninjured wrist.

Degenerative Changes

No degenerative changes were observed at the time of fracture in the 1950s. At the time of follow-up in the 1980s 25 % had minor degenerative changes in the roentgenogram of their distal radioulnar joint compared with 4 % minor degenerative changes in the contralateral wrist. Thirty-three percent had minor degenerative changes in the radiocarpal joint compared with 4 % minor degenerative changes on the contralateral side. Eighty-one percent of the patients considered their fractured wrist as good as the uninjured. Thirty-seven percent had minor complaints from the fractured wrist. None had changed occupation or leisure activities because of the fracture.

Those patients with degenerative changes in their distal radioulnar joint showed significantly more dorsal, radial and axial compression in the roentgenograms from the 80s compared with those without degenerative changes. Also, the axial radial, and dorsal compression had increased more between the 1950s and the 1980s. In a stepwise logistic regression with variables from the 1950s included, the only independent significance was carried by the changes in axial compression from the roentgenograms from the 1950s.

Significantly more axial and radial compression was found in the 1980s roentgenograms of patients with degenerative changes in the radiocarpal joint. These patients also had less grip strength. In those with degenerative changes 50 % had symptoms and in those with no degeneration 27 % had symptoms. Also, those with degenerative changes had significantly more often had intra-articular fractures.

A step-wise logistic regression identified two independent significant variables: more axial compression and more dorsal compression in the roentgenograms from the 1950s.

At follow-up in the 1980s more dorsal and radial compression was found as well as less grip strength among patients with problem and pain in the fractured wrist. These symptoms ocurred more frequently in women. Men had equal amounts of degenerative changes but women had more dorsal compression. Women had about a four times greater risk of having symptoms than men, according to a step-wise logistic regression.

Discussion

In all the different tests, axial compression seems to be the most important factor in developing degenerative changes. Intra-articular fractures had the highest frequency of degenerative changes, and incongruency and axial compression were of the greatest importance.

The findings of this study could be interpreted in two ways: Minor radiologic degenerative changes are important, or factors such as axial and other compressions, which increase the risk of development of degenerative changes, are important and thus an anatomic reduction should always be the target aimed at. In this study, however, pain was not associated with degenerative changes of the distal radioulnar joint but showed a borderline significance with degenerative changes in the radiocarpal joint.

No major degenerative changes and only minor complaints were found. No patient had changed occupation or leisure activities. There was a low correlation between pain and degenerative changes.

We do not know the correct interpretation but at the moment we are inclined to believe that the latter is the most probable.

Trendwende bei der Behandlung der Skaphoidfraktur zur operativen Versorgung

Chirurgische Klinik Innenstadt und Chirurgische Poliklinik der LMU München
(Direktor: Prof. Dr. L. Schweiberer), Nußbaumstraße 20, W-8000 München 2,
Bundesrepublik Deutschland

Die Frage, ob heute die konservative Behandlung einer Skaphoidfraktur immer noch im gleichen Umfang berechtigt ist wie bisher, stellt eine gewisse Umkehr der anläßlich dieses Symposiums besprochenen Problemstellung dar. Während sich die Fragen bezüglich der

Hefte zur Unfallheilkunde, Heft 222
P. Habermeyer / L. Schweiberer (Hrsg.)
© Springer-Verlag Berlin Heidelberg 1992

häufigen Osteosynthesen am übrigen Skelett damit beschäftigen, wie wohl die konservative Behandlung noch einzuordnen ist, stehen wir hier vor der Frage, ob außer der konservativen Therapie operative Verfahren in Konkurrenz getreten sind oder treten können. Anders ausgedrückt, hat sich aufgrund neuer Erkenntnisse und neu entwickelter Techniken die Indikationsstellung geändert?

Diese Frage können wir aber erst am Ende nochmals aufgreifen und interpretieren. Zuvor gilt es über die ätiologischen, anatomischen Grundlagen, Frakturtypen und Lokalisationen und über die bislang angewandten Verfahren zu sprechen.

Beim Skaphoid handelt es sich um einen länglichen Knochen, der zwischen Trapezium und Lunatum eingespannt ist und der auf der Radiusgelenkfläche gleitet. Er liegt im Handgelenk bei 0° nach palmar geneigt, da er zur Daumenachse gehört. Innerhalb der Karpalia stellt er einen sog. Schlüsselknochen dar, da er funktionell sowohl der proximalen wie auch der distalen Handwurzelreihe zugehört.

Er ist der sog. radiale Pfeiler. In über 80 % ist der Knochen knorpelig überzogen. Lediglich am proximalen Pol wie am Tuberkulum und an der Grenze zum Trapezium finden sich Bandansatzzonen. Kommt es zu einer Ruptur der Bänder zwischen Lunatum und Skaphoid, so entsteht eine SL-Dissoziation. Diese führt zu einer völligen Verkippung des Skaphoids bei palmarer Flexion, wobei der proximale Pol die dorsale Radiuskante überragt. Interessant ist, wie wir im Kernspintomogramm feststellen konnten, daß dieses Funktionsproblem auch Durchblutungsprobleme verursacht. Der Grund liegt darin, daß die Durchblutung des Skaphoids über die Bänder erfolgt, hauptsächlich über das Tuberculum ossis scaphoidei, aber auch über die sonstigen Bandansätze. Die Gefäßverteilung variiert sehr stark, ist aber als gut zu bezeichnen.

Kommt es also zu einer Fraktur, so spielt die individuelle Durchblutung für den Erhalt der Knochenvitalität, d. h. Ernährung eines Knochenanteils, eine große Rolle.

Trotz der Kleinheit des Skaphoids unterscheiden wir einmal die Fraktur – je nach Lage – in Frakturen im proximalen, mittleren und distalen Drittel. Dazu kommt noch die Einteilung in eine quere, in eine horizontal-schräge und in eine Vertikalfraktur.

Biomechanisch betrachtet ist die Horizontal-Schräg-Fraktur und auch die quere Fraktur, insofern diese nicht disloziert sind, als gut reponiert und damit stabil einzuordnen. Dagegen gilt die Vertikalfraktur als extrem instabil und damit für eine Pseudarthrose prädisponiert. Daß dies zu relativieren ist, kann an Beispielen dokumentiert werden.

Aus Erfahrung wissen wir, daß die Bruchheilung ungewöhnlich lang andauert. So wird eine durchschnittliche Ruhigstellung im Gips für 10–12 Wochen empfohlen. Dies kann man dadurch erklären, daß die Bruchflächen zur Belastung und zur Belastungsachse sehr klein sind und diese Brüche nur durch endostale Knochenbildung ausheilen können.

Gewisse Irritationen im Bruchbereich können sich daher negativ auswirken, d. h. sie verhindern die knöcherne Konsolidierung. Aus diesem Grunde haben wir sehr differenzierte Gipstechniken im Laufe vieler Jahre entwickelt:

1. Cave, Bizarro und Schnek empfehlen einen Gipsverband in mittlerer Dorsalflexion und leichter Radialabduktion als zusätzliche Kompression für die Frakturzone.
2. Böhler empfiehlt einen Gipsverband zwischen Dorsal- und Volarflexion bei Ulnaabduktion, wobei Pfab und Schosser noch den Daumen mit einschließen, Nitsche Daumen und Zeigefinger und Bürkle de la Kamp noch den Mittelfinger hinzufügt.

3. Rehbein und Düben empfehlen den Faustgips mit Einschluß der Finger bis zu den Fingernägeln. Zur Ausschaltung der noch möglichen Unterarmdrehung erweitert Verdun diese Gipstechnik durch Einschluß des Ellenbogengelenks. Trojan differenziert diese Versorgung. Bei Schräg- und Querbrüchen verzichtet er auf Einschluß der Grund- und Endphalanx des Daumens.

Mit diesen Verfahren wurden gute Ergebnisse erzielt. Die Durchbauquote liegt bei etwa 80–95 %, variiert aber zwischen den verschiedenen Frakturtypen erheblich.

Aus diesem Grunde und wegen der sonstigen langen Immobilisation und dadurch bedingter Einschränkung der Gelenkbeweglichkeit wurden auch verschiedene operative Verfahren meist für die Behandlung der Pseudarthrose, aber auch für die Versorgung der Fraktur entwickelt. Eine der ältesten Verfahren ist die Elfeinbeinstiftung nach Lambotte und der Mehrkantennagel nach Gieseking sowie die Kirschner-Drahtung nach Geissendörfer und Übermuth. McLanglin hat eine Schraube entwickelt, die von Streli modifiziert wurde, und zwar mit einem zentralen Loch zur genauen Lagebestimmung. Die AO-Minischraube als sog. Zugschraube, die Modifizierung mit der elektrodynamischen Spule ist hier noch zu nennen.

Alle diese Verfahren wiesen in den anfänglichen Berichten günstige Resultate auf. Im Laufe der Jahre allerdings mehrten sich die negativen Ergebnisberichte, so daß die konservative Behandlung zu keiner Zeit als Verfahren nur annähernd in Frage gestellt worden war.

Diese operativen Verfahren haben jedoch ihren bleibenden Wert in der Versorgung kombinierter Verletzungen wie der transskaphoidalen-perilunären Luxationsfraktur. Hier ist es einfach erforderlich, eine exakte offene Reposition durchzuführen und das Skaphoid zu stabilisieren. Nur dadurch läßt sich der Gefahr einer drohenden Pseudarthrose bzw. der noch viel ungünstigeren Fragmentnekrose entgegenwirken.

Wir sehen, daß jedes Verfahren eine Ausnahme hat, auch dann, wenn überwiegend das konservative Vorgehen propagiert wird.

Zwei Verfahren sind aber noch nicht erwähnt worden, die in den letzten Jahren die Diskussion konservativ–operativ wieder stark angeregt haben, nämlich die Ender-Platte und die Herbert-Schraube.

Bezüglich der Ender-Platte kann ich selbst nicht Stellung nehmen, da ich keine persönliche Erfahrung mit dieser Methode habe.

Wir selbst verwenden seit 1984 die sog. Herbert-Schraube, vorwiegend für die Skaphoidpseudarthrose. Wir überblicken über 200 Fälle mit einer Stabilisierungsquote von 88 %.

Diese Schraube zeichnet sich aus durch eine besondere Anordnung und Größe der Gewinde an beiden Enden, so daß die Schraube in sich selbst sperrt, ganz im Gegensatz zu den anderen Schraubentypen. Zusätzlich wird über ein Druckkompressionsgerät, genannt Jig, ein hoher Druck auf die Fragmente ausgeübt. Bei dieser Druckvorgabe wird aufgebohrt, das Gewinde geschnitten und die Schraube eingebracht. Die Schraube übernimmt dann nach Wegnahme des Geräts den vorher erzeugten Druck.

1985 haben wir erstmals eine frische dislozierte Fraktur des Skaphoids primär mit der Herbert-Schraube versorgt und nach 4wöchiger Gipsbehandlung in alleiniger Gipsschale, d. h. ohne zirkulären Gips, das Handgelenk freigegeben, so daß der junge Patient 6 Wochen nach der Operation seine Berufsschule wieder besuchen konnte. Bei dieser ersten Operation einer frisch erlittenen Skaphoidfraktur fiel uns auf, daß in dem Bruchspalt Kapselgewebe interponiert und somit der Weg zur Pseudarthrose programmiert war.

Im Laufe der nächsten Jahre haben wir dieses Verfahren häufiger angewandt, so daß wir heute über ein Krankengut von 28 Skaphoidfrakturen verfügen. Wir haben diese ausgewertet und festgestellt, daß 3mal wegen technischer Probleme die Vesorgungsmethode gewechselt werden mußte und in einem Fall eine Pseudarthrose entstand.

In diesem Krankengut subsummieren sich 5 international bekannte Sportler, die auf eine möglichst rasche Wiederherstellung ihrer Kahnbeine gedrungen haben. Es handelt sich um 3 Fußballspieler, 1 Motorradrennfahrer und 1 extremen Bergsteiger sowie in 4 Fällen um Frakturen im proximalen Drittel.

Schlußfolgerung

Man könnte anhand dieser Auflistung begeistert feststellen, daß nun dies die Methode der Wahl wäre. Wir hätten den Stein des Weisen gefunden, die konservative Behandlung könnte man damit verabschieden.

Vor dieser Euphorie möchte ich aber eindringlich warnen. Der Teufel steckt immer im Detail. Es wurden 3 technische Fehler angegeben. Ich war nicht in der Lage, wegen einer besonderen Krümmung des Skaphoids bzw. eines schwach ausgebildeten Tuberculum scaphoidei die Herbert-Schraube ordnungsgemäß zu plazieren.

Dieses technische Manko ist bei der geringen Fallzahl hoch, gerade unter dem Blickwinkel, daß hier nur ein Operateur tätig war. Obwohl wir neben Herbert wohl mit die meisten Anwendungen dieser mit seinem Namen versehenen Methode haben, sehe ich mich nicht in der Lage, mit Ausnahme der Versorgung von Pseudarthrosen und Frakturen im proximalen Drittel auch diese Methode als Alternative zur konservativen Versorgung zu empfehlen.

Besteht eine instabile, d. h. mehr oder weniger dislozierte Fraktur, so halte ich die Indikation für gegeben. Will ein Patient möglichst rasch das Handgelenk wieder bewegen und benötigt er ein optimal funktionsfähiges Handgelenk, so halte ich das Verfahren nach Herbert nach entsprechender Aufklärung und Nennung der Nachteile für indiziert. Dies gilt auch für Sportler.

Wenn ich also die eingangs gestellte Frage beantworten will, so kann dies nicht eindeutig geschehen. Anhand meiner bisherigen Erfahrungen mit der Herbert-Schraube besteht keine absolute Indikation zur Operation mit Ausnahme der dislozierten Fraktur und den kombinierten Luxationsfrakturen. Diese Indikation bestand aber seit langem. Verkürzte Immobilisationszeiten stellen ebenfalls keine Indikation zur Operation dar, wenn damit höhere Risiken verbunden sind, und diese sind nicht wegzureden. Somit besteht realistisch gesehen eine relative Indikation so wie bisher, jedoch mit besseren Ergebnissen. Wir können somit dieses Verfahren empfehlen. Dies darf aber keinesfalls dazu führen, die konservative Behandlung als wenig geeignet oder gar als falsch zu bezeichnen. Das konservative Vorgehen ist weder out noch over, auch dann wenn wir uns mit unserem neuen Verfahren ganz „in" fühlen.

Konservative Behandlung der Karpalfrakturen einschließlich der Luxationsformen

K. Wolf, R. Hierner, A. Neumann und K. Wilhelm

Chirurgische Klinik Innenstadt und Chirurgische Poliklinik der LMU München
(Direktor: Prof. Dr. L. Schweiberer), Nußbaumstraße 20, W-8000 München 2,
Bundesrepublik Deutschland

Einleitung

Bis heute ist der Karpus ein Gegenstand intensiver Forschung geblieben. Obwohl zahlreiche Modelle existieren, welche den Frakturmechanismus einzelner karpaler Knochen und die daraus resultierenden einzelnen Karpalfrakturen beschreiben, ist kein Mechanismus und kein Modell bekannt, welches den Karpus als Gesamtheit eindeutig beschreibt und damit akute oder chronische Instabilitäten eindeutig erklären könnte. Da bei der karpalen Instabilität wegen der Gefahr der chronischen Instabilität fast ausschließlich die Indikation zur operativen Therapie besteht, erscheint es in diesem Zusammenhang wichtig, sorgfältig die Indikation für die Möglichkeiten konservativer Verfahren bei der solitären Karpalknochenfraktur zu stellen.

Häufigkeit der solitären Karpalfrakturen

Die Karpalfrakturen und Karpalluxationen besitzen an der Gesamtzahl der Frakturen und Luxationen einen Anteil von 6 %. Unter den Karpalfrakturen sind die Skaphoidfrakturen am häufigsten, gefolgt von den dorsalen Absprengungsfrakturen („dorsal chip fractures"). Die posttraumatische Karpalinstabilität mit und ohne Dislokation steht heute noch in 3. Stelle, erst danach folgt die traumatisch oder idiopathisch bedingte Lunatumfraktur. Seltener sind die Frakturen an den restlichen Karpalknochen [3].

Algorithmus der Indikationsstellung

Als Entscheidungshilfe für die konservative oder operative Therapie der Karpalfrakturen dient uns ein Algorithmus (Abb. 1). Wir unterscheiden zwischen Frakturen ohne bzw. mit Gelenkbeteiligung. Karpale Frakturen ohne Gelenkbeteiligung sind in den meisten Fällen dorsale Absprengungsfrakturen und somit konservativ zu behandeln. Bei der Einzelkarpalfraktur mit Gelenkbeteiligung ist zu klären, ob eine akute karpale Instabilität vorliegt. Läßt sich eine statische bzw. dynamische Instabilität nachweisen, besteht die Indikation zur operativen Therapie.

Karpalfraktur ohne Gelenkbeteiligung (dorsal chip fracture)

Die Absprengungsfraktur (dorsal chip fracture) ist an allen Karpalknochen möglich, am häufigsten tritt sie am Os triquetrum auf. Als Unfallmechanismus ist vor allem das Ein-

Hefte zur Unfallheilkunde, Heft 222
P. Habermeyer / L. Schweiberer (Hrsg.)
© Springer-Verlag Berlin Heidelberg 1992

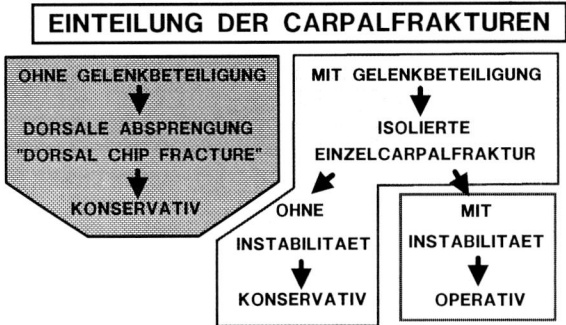

Abb. 1. Algorithmus für die konservative oder die operative Therapie

wirken einer dosalen Scherkraft zu nennen. Bei der Röntgendiagnostik sind die seitliche und die schräge Röntgenaufnahmen wichtig. Die Therapie variiert in Abhängigkeit von der klinischen Beschwerdesymptomatik. Bei geringen Beschwerden empfiehlt sich ein Verband mit einer elastischen Binde und abschwellender Medikation, bei ausgeprägten Beschwerden ist die Ruhigstellung mit einer Unterarmschiene für einen Zeitraum von 3 Wochen indiziert [3].

Karpalfraktur mit Gelenkbeteiligung

Bei der Karpalfraktur mit Gelenkbeteiligung findet sich in der Literatur als Verletzungsmechanismus am häufigsten der Sturz auf die dorsal flektierte Hand oder eine direkte Gewalteinwirkung auf den Karpus. Leitsymptome sind die Schwellung, der Bewegungs- und Belastungsschmerz sowie ein Kraftverlust der betroffenen Hand.

Nach Buck-Gramcko (1981) sowie nach Rockwood und Green (1988) [3] lassen sich für die einzelnen Carpalknochen zusätzlich spezielle Verletzungsmechanismen angeben (Abb. 2). Obwohl diese Zuordnung besteht, existiert derzeit noch kein anerkanntes Mo-

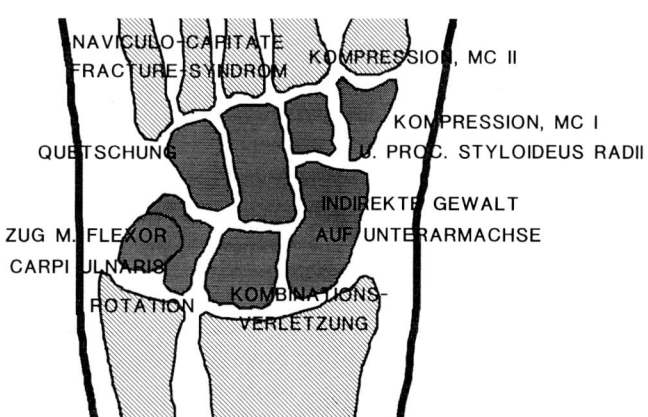

Abb. 2. Spezielle Verletzungsmechanismen der Fraktur der einzelnen Karpalknochen nach Buck-Gramcko (1981) und Green (1988)

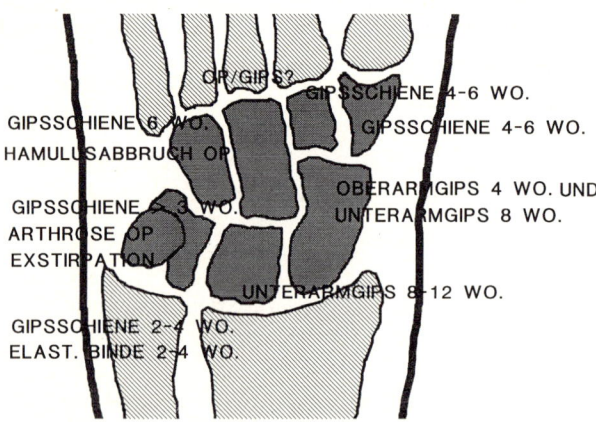

GIPSSCHIENE 6 WO.
HAMULUSABBRUCH OP
OP/GIPS?
GIPSSCHIENE 4-6 WO.
GIPSSCHIENE 4-6 WO.
GIPSSCHIENE 4-6 WO.
GIPSSCHIENE ca. 3 WO.
ARTHROSE OP
EXSTIRPATION
OBERARMGIPS 4 WO. UND
UNTERARMGIPS 8 WO.
UNTERARMGIPS 8-12 WO.
GIPSSCHIENE 2-4 WO.
ELAST. BINDE 2-4 WO.

Abb. 3. Richtlinien und Ruhigstellungszeiten der konservativen Therapie von Karpalfrakturen mit Gelenkbeteiligung ohne karpale Instabilität nach Buck-Gramcko (1981) und Green (1988)

dell der physiologischen und pathologischen Karpalbewegungen, welche die akute oder chronische karpale Instabilität beschreibt.

Liegt bei der Karpalfraktur mit Gelenkbeteiligung keine statische oder dynamische Instabilität vor, besteht die Möglichkeit der konservativen Therapie (Abb. 3).

Handgelenkluxation

Nach Buck-Gramcko werden die Luxationen im Handgelenkbereich eingeteilt in a) Luxatio radiocarpea, b) Luxatio mediocarpea und c) Luxatio carpometacarpea (Abb. 4). Die Luxation muß sofort bei gleichmäßigem Längszug mit Extension bis zu 8 kg und gleichmäßigem Druck auf die verschobenen Mittelhandknochen reponiert werden. Da das Ergebnis der Reposition meistens nicht bestehen bleibt, verläuft die Therapie der Luxation hauptsächlich operativ. Persistiert das Repositionsergebnis, wird eine Unterarmgipsschiene für 4–6 Wochen angelegt.

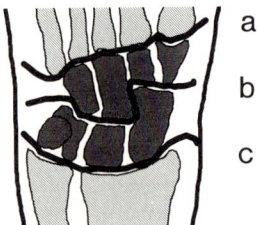

a

b

c

Abb. 4. Einteilung der Luxationen im Handgelenkbereich nach Buck-Gramcko

Karpale Instabilität

In vielen Fällen von Karpalverletzungen tritt eine karpale Instabilität auf. Mit zunehmendem Wissen über karpale Instabilitäten steigt die Anzahl der diagnostizierten posttraumatischen und chronischen Instabilitäten. Sie wird als pathologische Position der Karpalknochen in Ruhe (statisch) und bei Belastung (dynamisch) definiert. Nach dem Modell von Dobyns zeigt sich die Instabilität nach der Position der proximalen Karpalreihe bzw. an der

Position des Os lunatum. Der Diagnosealgorithmus von Dobyns und Amadio berücksichtigt 3 Fragen [1, 3]:

1. Wie ist die Position des Os lunatum? (DISI^1, VISI^2, Neutral)
2. Liegt eine statische oder dynamische Deformität vor? (Röntgenbild, Bildwandleruntersuchung mit oder ohne Kontrastmittel)
3. Sind die Bänder der proximalen Reihe intakt? (CID^3, CIND^4, CIC^5)

Die daraus resultierenden Informationen geben Anhaltspunkte für den Verletzungsmechanismus, welcher Richtung, Ausmaß und Lokalisation der intra- und extrakapsulären Verletzung bestimmt. Darüber hinaus ergeben sich durch die Klassifikation Informationen für das weitere therapeutische Vorgehen. Amadio hat das Schema von Dobyns et al. weiterentwickelt. Er bewertet den anatomischen Typ (CIND, CID, CIC) und das Ausmaß der Schädigung (dynamische Subluxation, statische Subluxation und Dislokation) (Abb. 5). Sein Schema hat den Vorteil, daß es erweiterbar ist und sich somit anatomische Details hinzufügen lassen, bezüglich der proximalen, distalen, radialen und ulnaren Lokalisation der spezifischen ossären und/oder ligamentären Instabilität.

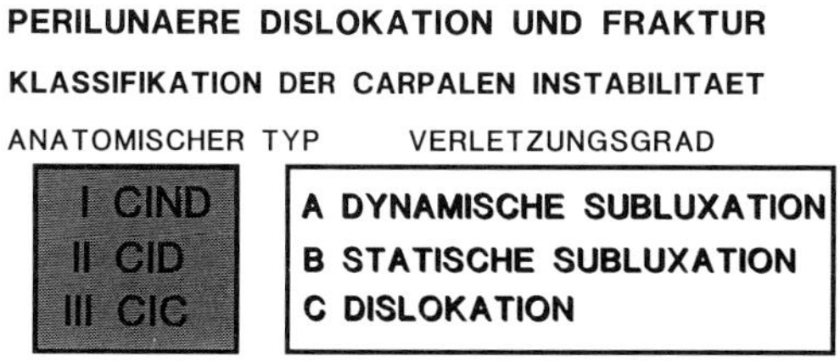

PERILUNAERE DISLOKATION UND FRAKTUR

KLASSIFIKATION DER CARPALEN INSTABILITAET

ANATOMISCHER TYP · VERLETZUNGSGRAD

I CIND	A DYNAMISCHE SUBLUXATION
II CID	B STATISCHE SUBLUXATION
III CIC	C DISLOKATION

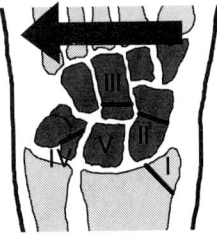

Abb. 5. Klassifikation der karpalen Instabilitäten nach Amadio (1989)

Abb. 6. Stadieneinteilung der perilunären Frakturdislokation. (Nach [2])

Perilunäre Luxation

Die häufigste Ursache der akuten karpalen Instabilität ist die perilunäre Luxation. Nach Cooney et al. [2] führt eine übermäßige Belastung auf das dorsal flektierte Handgelenk zu dorsalen Kompressions- und ventralen Zugkräften. In Abhängigkeit vom Ausmaß der einwirkenden Kraft und der Stellung des Handgelenks während des Traumas lassen sich 5 Schweregrade der perilunären Luxationsfraktur unterscheiden (Abb. 6). Mit der Zunahme der einwirkenden Kraft kommt es zu einer sukzessiven Traumatisierung von radial durch die Karpalknochen nach ulnar. Nach der Klassifikation von Amadio (1989) handelt es sich um eine Instabilität IIIC, d. h. eine komplexe karpale Instabilität (CIC) mit einer Dislokation (C).

---

^{1} Dorsale zwischengeschaltete segmentale Instabilität.
^{2} Volare zwischengeschaltete segmentale Instabilität.
^{3} Karpale Instabilität dissoziierend.
^{4} Karpale Instabilität nicht dissoziierend.
^{5} Karpale kombinierte Instabilität.

Indikation zur sofortigen Operation

Die perilunäre Dislokation bzw. Dislokationsfraktur stellt in den meisten Fällen eine Indikation zur sofortigen Operation dar. Je nach Ausmaß der Schädigung wird nach notfallmäßiger Reposition eine einfache Spickdrahtosteosynthese und/oder Bandnaht bzw. Bandplastik durchgeführt und für 4–6 Wochen ruhiggestellt.

Zusammenfassung

Da bis heute kein allgemein anerkanntes Modell der physiologischen und pathologischen Karpalbewegungen besteht, bleibt die Diskussion nach Diagnostik und Therapie bei vielen Patienten kontrovers. Erst die genaue Nachuntersuchung von Therapien nach einem Zeitraum von 5–10 Jahren gibt einen Anhaltspunkt über die immer häufiger diagnostizierten chronischen karpalen Instabilitäten, die nicht selten zu einer Minderung der Erwerbsfähigkeit vor allem in Handwerksberufen führen.

Literatur

1. Amadio PC (in press) Carpal kinematics and instability: a clinical and anatomic primer
2. Cooney WP, Bussey R, Dobyns JH, Linscheid RL (1987) Difficult wrist fractures. Perilunate fracture-dislocations of the wrist. Clin Orthop 214:136–147
3. Dobyns JH, Linscheid R (1984) Traumatic instability of the wrist. In: Rockwood A, Green P (eds) Fractures in adults, vol 1. Lippincott, Philadelphia, pp 182–199
4. Nigst H, Buck-Gramko D, Millesi H (1983) Handchirurgie, B II. Frische Verletzungen und Rekonstruktionen. Sekundäre Eingriffe. Begutachtung. Thieme, Stuttgart New York

Konservative Behandlung der kleinen Röhrenknochen der Hand

E. Euler, T. Kreusser und K. Wilhelm

Chirurgische Klinik Innenstadt und Chirurgische Poliklinik der LMU
(Direktor: Prof. Dr. L. Schweiberer), Handchirurgische Abteilung (Leiter: Prof. Dr. K. Wilhelm),
Nußbaumstraße 20, W-8000 München 2, Bundesrepublik Deutschland

Das Ziel bei der Behandlung von Frakturen der kleinen Röhrenknochen an der Hand ist – wie bei Frakturen anderer Röhrenknochen auch – eine Fehlstellung auszugleichen, die Frakturheilung herbeizuführen und die Funktion wiederherzustellen.

Vor dem Hintergrund eines optimalen funktionellen Behandlungsergebnisses stehen die Nachteile der konservativen Therapie den Risiken eines operativen Vorgehens gegenüber. Die therapeutische Entscheidung wird weiterhin durch die manuelle Tätigkeit des Patienten und dessen körperliche und seelische Eigenschaften stark geprägt. Für den sog. Normalfall sind daher die Behandlungsmaßnahmen klar voneinander abzugrenzen.

Hefte zur Unfallheilkunde, Heft 222
P. Habermeyer/L. Schweiberer (Hrsg.)
© Springer-Verlag Berlin Heidelberg 1992

Grundlage für eine differenzierte Betrachtung therapeutischer Maßnahmen sind die anatomischen Besonderheiten der Hand als Greiforgan: Der erste Strahl steht in Opposition zu den 4 nebeneinanderliegenden Langfingerstrahlen. Sein Sattelgelenk weist eine besondere Beweglichkeit in 2 Ebenen auf, wohingegen die Karpometakarpalgelenke (C-MC-Gelenke) II und III nahezu bewegungslos sind und die C-MC-Gelenke IV und V eine Beweglichkeit von 15 bzw. 30° in einer Ebene zulassen. Diese Unterscheidungskriterien zwischen dem Daumen- und den Langfingerstrahlen sind natürlich nicht die einzigen. Sie erleichtern aber das Verständnis für eine differenzierte Betrachtung von knöchernen Verletzungen, die extraartikulär gelegen sein, nach intraartikulär reichen oder aber auch das Gelenk isoliert betreffen können (Verrenkungsbrüche).

Daumen

MC-I-Basis-Fraktur

An der Basis des ersten Mittelhandknochens können 3 typische Frakturformen unterschieden werden: Die intraartikuläre Luxations-Fraktur (Bennett-Fraktur) mit Dislokation des Schaftes durch den Sehnenzug des M. abductor pollicis longus an der Basis des MC-I, die T- oder Y-Fraktur (Rolando-Fraktur) und die extraartikuläre Schrägfraktur, die Pseudo-Bennett- oder Winterstein-Fraktur (Abb. 1). Problem der konservativen Behandlung ist in allen 3 Fällen die Sicherung des einwandfreien Repositionsergebnisses. Es bietet sich hierfür der Abduktionsgips für 6 Wochen an. Die in Lehrschriften [5] angegebene MC-I-Köpfchenextension zur Sicherung der Reposition hat zugunsten der operativen Stabilisierung mit dem Mini-Instrumentarium an Bedeutung verloren. Ist keine anatomisch exakte Reposition zu erreichen, oder kommt es zur Redislokation, ist die Operation indiziert. Bei der stark fragmentierten Roland-Fraktur ist allerdings operativ kaum ein befriedigendes Resultat zu erzielen.

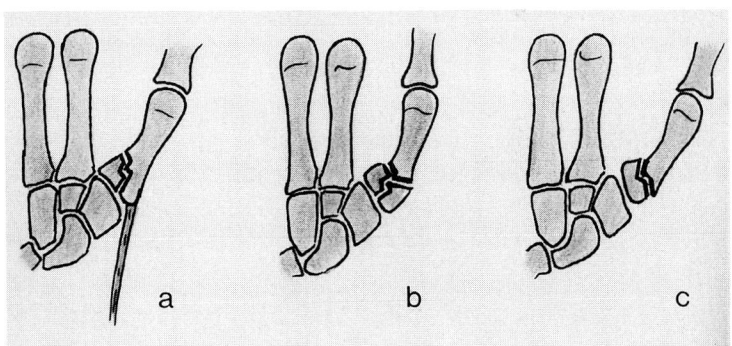

Abb. 1a–c. MC-I-Basis-Frakturen. **a** Bennett-Fraktur: Dislokationsgefahr durch Sehnenzug des M. abductor pollicis longus. **b** Rolando-Fraktur. **c** Pseudo-Bennett-Fraktur

MC-I-Schaft-Fraktur

Die Therapie einer MC-I-Schaft-Fraktur ist wegen der Einsteifungsgefahr durch die notwendige Ruhigstellung vorzugsweise operativ. Hat man sich für eine konservative Therapie entschieden, ist ein Achsenfehler bis 15° nach volar tolerabel.

MC-I-Köpfchen-Fraktur

Sie wird meist konservativ behandelt, da stärkere Dislokationen selten sind. Die Therapie erfolgt durch Gipsschiene in leichter Flexion für die Dauer von 3 Wochen.

Langfinger

Bei den Metakarpalia der Langfinger unterscheidet man zweckmäßigerweise zwischen Frakturen des Köpfchens, der subkapitalen Region, des Schaftes und der Basis. Lokalisation und Form der Fraktur (Schräg-, Quer-, Trümmer-) bestimmen den Grad der Fragmentverschiebung. Ist die Dislokation tolerabel, kommt der Standardgips nach Iselin zur Anwendung.

Der Iselin-Gips (Abb. 2) besteht aus einem zirkulären Unterarmgipsverband mit eingearbeiteter, gepolsterter Schiene, welche volar oder auch dorsal angebracht werden kann. Wichtig ist, das Grundgelenk in eine Beugestellung von 60–70° zu bringen, da in dieser Stellung die Kollateralbänder angespannt sind und der Entwicklung einer Streckkontraktur vorgebeugt wird. Eine Beugung von 5–15° im PIP-Gelenk verhindert die Schrumpfung von Beugesehnenscheide und palmarer Platte, das DIP-Gelenk wird in angedeuteter Flexion fixiert. Dieser Gipsverband eignet sich nicht nur für die Ruhigstellung bei Metakarpale-Frakturen, sondern auch bei Frakturen der Phalangen.

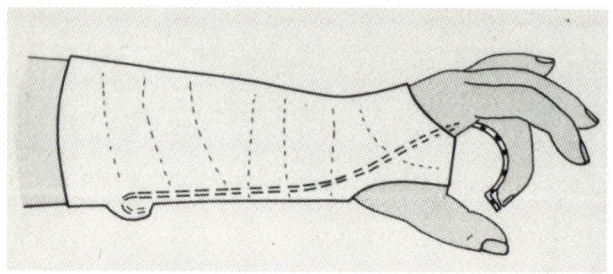

Abb. 2. Iselin-Gips: Beugung MC-P-Gelenk 60–70°, PIP-Gelenk 5–15°, DIP-Gelenk angedeutet gebeugt

MC-II-V-Basis-Fraktur

Die Behandlung der basisnahen MC-II-V-Frakturen (Abb. 3) ist in aller Regel konservativ durch zwei- bis dreiwöchige volare Schienenruhigstellung. Eine Sonderform stellt die MC-V-Basis-Fraktur dar. Hier kann eine Bennett-ähnliche dorsale Subluxation des Schafts durch den Muskelzug des M. extensor carpi ulnaris eine operative Fixierung notwendig machen.

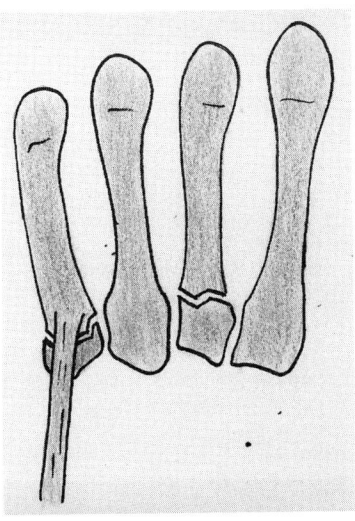

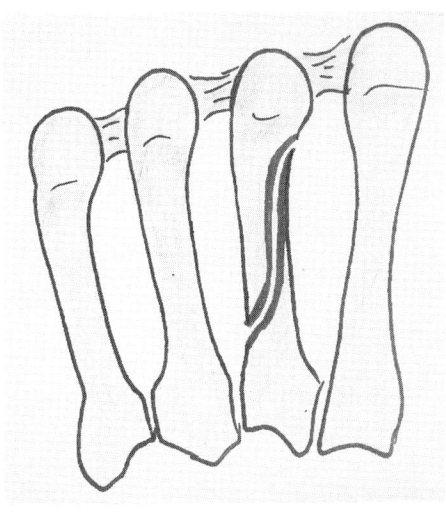

Abb. 3. MC-II-Basis-Fraktur: MC-V-Basis-Fraktur mit Dislokationsgefahr durch Sehnenzug des M. extensor carpi ulnaris

Abb. 4. MC-II-V-Schaft-Fraktur: Dislokation selten wegen interossärer Verspannung. (Nach [10])

MC-II-V-Schaft-Fraktur

Auch die MC-II-V-Schaft-Frakturen neigen wegen der interossären Verspannung (Abb. 4) wenig zur Dislokation und können, ggf. nach Reposition, meist konservativ (Iselin-Gips für 3–4 Wochen) behandelt werden. Die Querfrakturen benötigen allerdings wegen der höheren Pseudarthroserate eine längere Ruhigstellung (4–6 Wochen). Bei den Trümmerfrakturen wird die Entscheidung über eine konservative Behandlung vom Ausmaß der Trümmerzone, vom Grad der Dislokation und von den begleitenden Weichteilverletzungen im Einzelfall abhängig gemacht. Lange Schrägfrakturen eignen sich wegen der Gefahr der Verkürzung und der Verdrehung nicht für die konservative Behandlung.

Subkapitale MC-II-V-Frakturen

Sie zeigen durch den Zug der Interosseusmuskulatur und der Beugesehne am 1. Ringband eine typische Dislokation nach volar (Abb. 5). Tolerabel ist eine Abkippung bis 20° am 2. und 3. Strahl und etwas mehr am 4. und 5. Strahl, weil hier durch eine wenn auch geringe Beweglichkeit der Karpometakarpalgelenke eine größere Kompensationsfähigkeit besteht. Nicht tolerabel sind jedoch ein Rotationsfehler und eine Verkürzung um über 5 mm wegen der Gefahr eines funktionell beeinträchtigenden Streckdefizits. Die Reposition des abgekippten Köpfchens erfolgt durch 90°-Beugung des Metakarpophalangeal- und des PIP-Gelenks mit Druck auf das MC-Köpfchen über die Grundphalanx. Eine Kirschner-Draht-Fixierung ist allerdings in den meisten Fällen erforderlich. Die Ruhigstellung erfolgt durch volare Schiene oder Iselin-Gips für 3–4 Wochen.

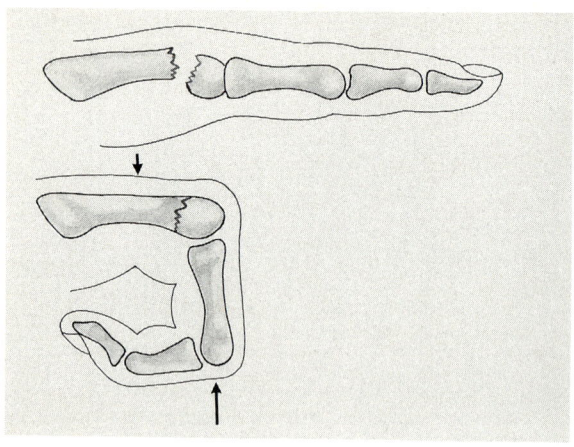

Abb.5. Subkapitale
MC-II-V-Fraktur: volare
Abkippung, Reposition durch
90°-Beugung des MC-P- und
des PIP-Gelenks mit Druck auf
das MC-Köpfchen über die
Grundphalanx

MC-II-V-Köpfchen-Fraktur

Diese Frakturen sind meist Folge direkter Gewalteinwirkung, die zu einer mehr oder weniger ausgedehnten Zertrümmerung des Köpfchens führt. Hier eignen sich nur größere Fragmente für den Versuch einer geschlossenen oder offenen Reposition mit operativer Gelenkflächenrekonstruktion. Liegt eine ausgedehnte Trümmerzone, meist mit Impression einzelner Minifragmente vor, so ist anfänglich lediglich eine zwei- bis dreiwöchige Ruhigstellung indiziert.

Schaftfraktur der Phalanx

Bei den Phalanxfrakturen können zunächst die extraartikulären Schaftfrakturen isoliert betrachtet werden. Die konservative Behandlung von Grund- und Phalanxfrakturen ist in den wesentlichen Punkten gleich. Entscheidend ist, daß es meist durch den Zug der Lumbrikalis- und Interosseusmuskulatur bzw. der tiefen Beugesehen zu einer Abkippung des proximalen Fragments nach volar kommt (Ab. 6), die unkorrigiert (tolerabel bis 10°) zu einem gestörten Gleichgewicht zwischen Streckern und Beugern führen kann. Eine seitliche Verschiebung ist tolerabel, wenn sie 1/3 Schaftbreite nicht überschreitet. Die Dauer der Ruhigstellung kann frakturabhängig zwischen 3 und 5 Wochen betragen.

Die Ruhigstellung erfolgt mit gebeugtem Grundgelenk. Durch die Reposition auf der volar angebrachten Fingerschiene kann eine leichte Extension herbeigeführt werden [6], es muß aber ausdrücklich auf die Gefahr von Druckulzera hingewiesen werden. Wesentlich ist, daß die Fingerschiene in Höhe der queren Hohlhandfalte und in Höhe des distalen Drittels der Grundphalanx abgeknickt ist, um einen achsenkorrekten Sitz zu gewährleisten (Abb. 7).

Alternativ hierzu bietet sich bei Grundphalanx-Schaftfrakturen eine nach Frakturreposition dorsal angebrachte Schiene an, die das Grundgelenk in 90°-Stellung blockiert, während das PIP-Gelenk frei bewegt werden kann. Bei Beugung des Fingers fungiert der Streckapparat als Zuggurtung und bringt die Fraktur unter Kompresssion (Abb. 8).

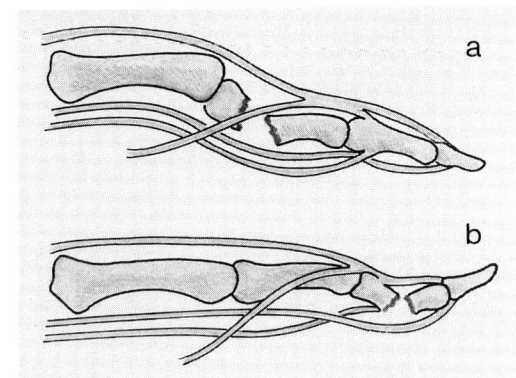

Abb. 6a, b. Phalanxschaftfraktur: Dislokation des proximalen Fragments nach volar durch Zug der Lumbrikalis- und Interosseusmuskulatur (**a**) bzw. der tiefen Beugesehen (**b**). (Nach [6])

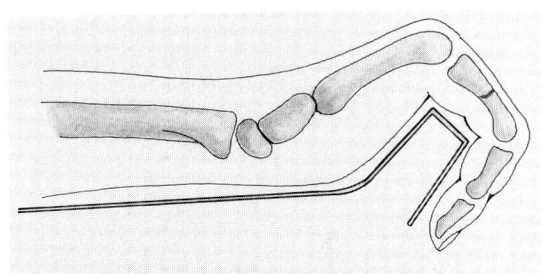

Abb. 7. Fingerschiene zur Ruhigstellung von Phalanxfrakturen: Abknickung der Fingerschiene in Höhe der queren Hohlhandfalte und in Höhe des distalen Drittels der Grundphalanx. (Nach [12])

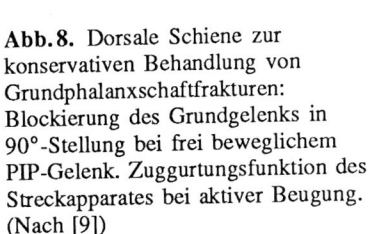

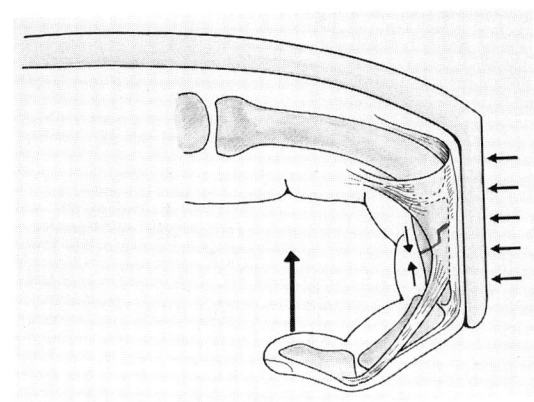

Abb. 8. Dorsale Schiene zur konservativen Behandlung von Grundphalanxschaftfrakturen: Blockierung des Grundgelenks in 90°-Stellung bei frei beweglichem PIP-Gelenk. Zuggurtungsfunktion des Streckapparates bei aktiver Beugung. (Nach [9])

Kondylenfraktur der Phalanx

Bei den intraartikulären Fingerfrakturen ist das therapeutische Ziel die frühestmögliche Bewegung des Gelenks, um einer Einsteifung vorzubeugen. Hierbei haben die Rollenbrüche eine günstigere Prognose als die Basisbrüche. Bewegungsstabilität wird bei den nicht-dislozierten uni- und bikondylären Brüchen (Abb. 9a) durch eine drei- bis vierwöchige Ruhigstellung erreicht. Dislozierte Kondylen- oder Infrakondyläre Frakturen eignen sich jedoch nicht zur konservativen Therapie.

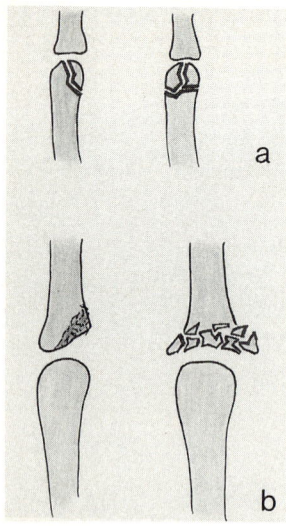

Abb. 9. a Uni- und bikondyläre Fraktur der Phalanx.
b Impressions- und Trümmerfraktur der Phalanxbasis

Basisfraktur der Phalanx

Eine weniger günstige Prognose als die Rollenfrakturen haben die Brüche der Basis (Abb. 9b), wobei die Mittelphalanxbasisbrüche die Problemfälle darstellen. Wir unterscheiden Impressionsfrakturen, bei denen sich der Knochendefekt während einer drei- bis vierwöchigen achsenkorrekten Ruhigstellung in der Regel auffüllt. Gegebenenfalls ist eine temporäre Kirschner-Draht-Arthrodese notwendig. Wenn bei den Trümmerfrakturen eine Subluxationsstellung reponiert und gehalten werden kann, sind auch diese Brüche konservativ therapierbar.

Luxationsfraktur des Daumens

Der knöcherne Skidaumen (Abb. 10) ist eine häufige Folge einer Daumengrundgelenkverrenkung. Bei nichtdisloziertem Knochenfragment heilt die Verletzung durch eine vier- bis fünfwöchige Ruhigstellung im Daumengips aus.

Luxationsfraktur des Fingers

Bei Verrenkungen der Langfingergelenke kann es zum Abreißen oder Abscheren eines dorsalen oder volaren Knochenfragments kommen (Abb. 11). Fehlt eine Subluxation oder gelingt die einwandfreie Reposition, was beim Grundgelenk selten der Fall ist, so kann konservativ therapiert werden. Bei den knöchernen Ausrissen der Fibrokartilago des PIP-Gelenks ist eine kurzfristige Ruhigstellung, bis Schwellung und Schmerz verschwunden sind, möglich, gefolgt von einer Koppelung des betroffenen Fingers an den Nachbarfinger für bis zu 3 Monaten [8]. Während dieser Zeit sind engmaschige Kontrollen notwendig, um eine drohende Beugekontraktur rechtzeitig zu erkennen. Knöcherne Ausrisse der Strecksehne des Endgliedes werden bei fehlender Dislokation des Fragments 6 Wochen lang ununterbrochen in einer Stack-Schiene ruhiggestellt.

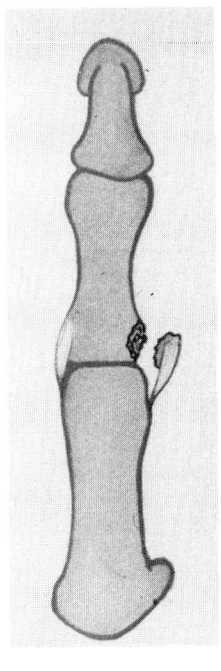

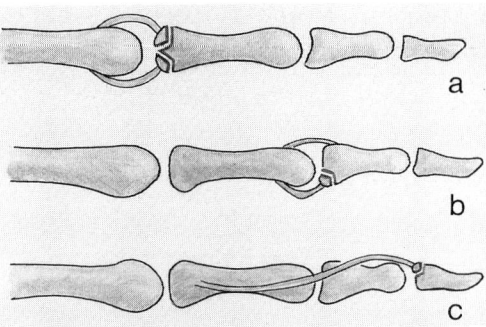

Abb. 11a–c. Luxationsfrakturen der Fingergelenke. **a** Hyperextensionsfraktur der Grundphalanx (nach [6]). **b** Palmar lip fracture: knöcherner Ausriß der Fibrokartilago. **c** knöcherner distaler Strecksehnenausriß

Abb. 10. „Knöcherner Skidaumen" mit disloziertem Fragment. (Nach [14])

Literatur

1. Bühren V, Trentz O (1988) Prinzipien der primär funktionellen Frakturbehandlung. Orthopäde 17:30–40
2. Geldmacher J (1987) Konservative Therapie und Problematik der Frakturen der Metacarpalia II–V. In: Nigst H (Hrsg) Frakturen der Hand und des Handgelenkes. Hippokrates, Stuttgart, S 71–80
3. Lumplesch R, Zilch H, Friedebold G (1985) Frakturen der Mittelhandknochen II–V – konservative und operative Behandlung. Unfallchirurgie 11:115–118
4. Nigst H (1983) Frakturen der Karpalknochen. In: Nigst H, Buck-Gramcko D, Millesi H (Hrsg) Handchirurgie, Bd II. Thieme, Stuttgart New York, S 26.17–26.31
5. Nigst H (1983) Frakturen der Metacarpalia. In: Nigst H, Buck-Gramcko D, Millesi H (Hrsg) Handchirurgie, Bd II. Thieme, Stuttgart New York, S 26.32–26.47
6. Nigst H (1983) Frakturen der Phalangen. In: Nigst H, Buck-Gramcko D, Millesi H (Hrsg) Handchirurgie, Bd II. Thieme, Stuttgart New York, S 26.48–26.57
7. Pannike A (1988) Frakturenbehandlung an der Hand. Orthopäde 17:46–73
8. Pfeiffer KM (1987) Palmar lip fractures: konservative oder operative Behandlung, Techniken. In: Nigt H (Hrsg) Frakturen der Hand und des Handgelenkes. Hippokrates, Stuttgart, S 141–146
9. Reys FA, Latta LL (1987) Conservative management of difficult phalangeal fractures. Clin Orthop 241:23–30
10. Rudigier J (1985) Frakturen. In: Rudigier J (Hrsg) Kurzgefaßte Handchirurgie: Klinik und Praxis. Hippokrates, Stuttgart, S 51–77
11. Schaller P, Geldmacher J, Landsleitner B, Aldebert D (1989) Rupturen der palmaren Platte – konservative oder operative Therapie. Handchir Mikrochir Plast Chir 21:322–327
12. Scharizer E (1987) Konservative Therapie und Problematik der extraartikulären Schaftfrakturen der Phalangen. In: Nigst H (Hrsg) Frakturen der Hand und des Handgelenkes. Hippokrates, Stuttgart, S 103–107

138

13. Trojan E, Hertz H (1987) Konservative oder operative Therapie, Problematik der intraartikulären Fingerfrakturen. In: Nigst H (Hrsg) Frakturen der Hand und des Handgelenkes. Hippokrates, Stuttgart, S 121–126
14. Wilhelm K, Kreusser T, Euler E (1989) Der Skidaumen. Orthopäde 18 : 273–283

Wirbelsäule und Becken

Reposition und konservative Therapie bei HWS-Verletzungen

H.-R. Kortmann und D. Wolter

Berufsgenossenschaftliches Unfallkrankenhaus Hamburg, Abteilung für Unfall- und
Wiederherstellungschirurgie (Ärztlicher Direktor: Prof. Dr. D. Wolter), Bergedorfer Straße 10,
W-2050 Hamburg 80, Bundesrepublik Deutschland

Einleitung

Auch wenn die Verbesserung der operativen Techniken den Indikationsbereich zur konservativen Behandlung von HWS-Frakturen deutlich eingeschränkt hat, kommt ihr dennoch eine wesentliche Bedeutung bei der Behandlung der Frakturen der oberen HWS (C0/C1) zu. Hierbei findet der von Nickel et al. [8] primär zur Extensionsbehandlung von Skoliosen bei Poliomyelitis eingesetzte Halo-Fixateur Anwendung. Dieser bietet gegenüber dem Minervagips wesentliche Vorteile bezüglich des Tragekomforts und erlaubt insbesondere auch gute Repositionsmöglichkeiten. Die Verwendung von Kohlenfasermodellen erlaubt zusätzlich problemlose Röntgenkontrollen ohne metallbedingte Störfaktoren (Abb. 1a, b). Weiterhin findet die konservative Therapie Anwendung bei Kombinationsverletzungen sowie seltenen ligamentären Verletzungen im Bereich der oberen HWS im Sinne einer assistiven konservativen Therapie in Kombination mit operativen Versorgungen.

Experimentell [4] wie auch klinisch [1, 7] liegen eindeutige Hinweise dafür vor, daß der Zeitpunkt der Reposition die Rückbildungstendenz neurologischer Schäden wesentlich beeinflußt. Dabei kann bis heute nicht bewiesen werden, daß die primär offene operative Reposition bessere Ergebnisse erwarten läßt als die geschlossene konservative. Entsprechend kommt dieser geschlossenen Reposition insbesondere bei Verhinderung der sofortigen Operation eine wesentliche Bedeutung zu.

Obere HWS

Atlasfrakturen

In der Mehrzahl der Fälle handelt es sich um Berstungsfrakturen, die durch senkrecht auf den Schädel einwirkende Kräfte entstehen. Bei zusätzlicher Ruptur des Lig. transversum kommt es dabei zu einem Auseinanderweichen der Massae laterales. Entsprechend dem Erstbeschreiber werden diese Frakturen auch als Jefferson-Frakturen [6] bezeichnet. Die

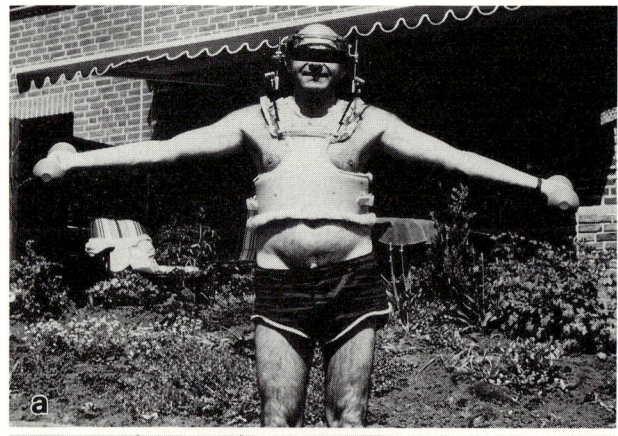

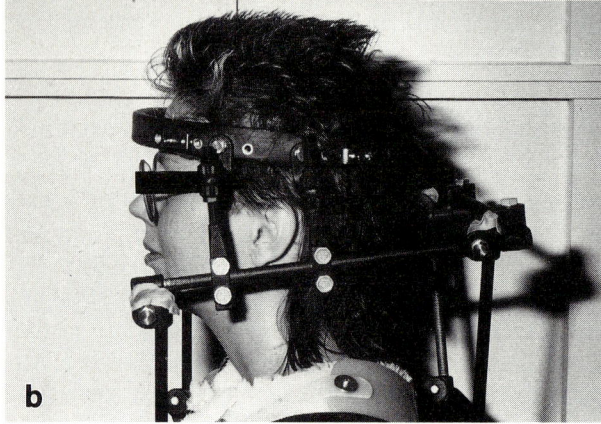

Abb. 1a, b. Hoher Tragekomfort des Halo-Fixateurs, der intensive Übungsbehandlung der Extremitäten bei Begleitverletzungen (einschließlich Sporttherapie) erlaubt (**a**). Die Verwendung von Kohlenfasermodellen schaltet metallbedingte Störfaktoren in den erforderlichen Röntgenkontrollaufnahmen aus (**b**)

Behandlung besteht in der Reposition durch Extension bis zu 3 kg über den Halo-Fixateur sowie anschließender Ruhigstellung für 3 Monate.

Bei ein- oder doppelseitigen Atlasbogenfrakturen ohne wesentliche Dislokation reicht in der Regel die Ruhigstellung im Halo-Fixateur über 8 Wochen. Allgemein hat sich bewährt, das Ausheilungergebnis nach Entfernung der Verbindungsstäbe vom Kopfring zur Weste unter Belassung des Halo-Rings zunächst zu dokumentieren, bevor der Halo-Ring dann definitiv entfernt wird. Bei „Pininfektionen" – dies gilt für alle Halo-Behandlungen – kommt ersatzweise die Kinn-Nacken-Stütze zur Anwendung (Abb. 2).

Axisfrakturen

Densfrakturen

Die Klassifikation folgt entsprechend dem Vorschlag von Anderson und D'Alonzo [2]. Bei den Frakturen von Typ Anderson I handelt es sich um die Abbrüche der Densspitze bzw. um Abrißfrakturen des Lig. apicis dentis. Diese Frakturen sind stabil, so daß die Ruhigstellung in einer Schanz-Krawatte ausreicht (Abb. 3).

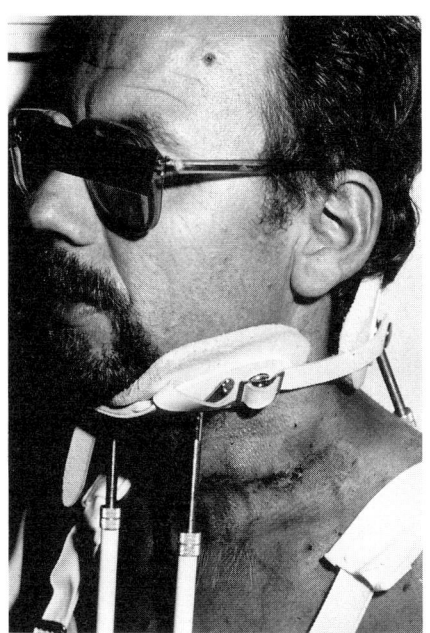

Abb. 2. Kinn-Nacken-Stütze als Ersatz des Halo-Fixatuers bei „Pininfektionen"

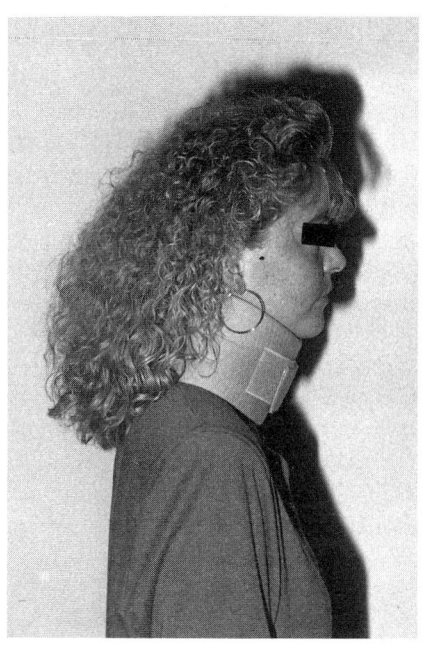

Abb. 3. Verwendung konfektionierter Schanz-Krawatten zur Behandlung von HWS-Schleudertraumen, Densfrakturen Typ I nach Anderson sowie in der postoperativen Phase nach ventraler Spondylodese

Sehr viel problematischer stellt sich die Behandlung der Densbasisfrakturen vom Typ Anderson II dar. Bei konservativer Behandlung werden Pseudarthroseraten bis zu 60 % [9] beschrieben. Bei Dislokationen des Dens nach ventral erfolgt die Reposition durch Extension und Reklination des Kopfes, bei Dislokation nach dorsal durch Extension und Anteflexion des Kopfes. Bestehen Kontraindikationen zur Operation, so erfolgt Ruhigstellung im Halo-Fixateur über mindestens 3 Monate. Bei der Beurteilung des Ausheilungsergebnisses ist hier die konventionelle Tomographie im Vergleich zur Computertomographie als mindestens gleichwertig anzusehen. Es soll jedoch betont werden, daß Densfrakturen vom Typ II nach Anderson u. E. eine klare Operationsindikation darstellen, wobei wir die Densverschraubung nach Böhler [3] bevorzugen. Lediglich bei älteren Patienten mit osteoporotischem Knochenmaterial, bei denen Schraubenausrisse zu befürchten sind, führen wir eine dorsale Fusion durch.

Eine klassische Indikation zur konservativen Behandlung stellen demgegenüber die Densfrakturen vom Typ III dar. Die Frakturlinien laufen in der Regel von der dorsalen Basis des Dens schräg nach ventrokaudal in den Korpus des 2. Halswirbels. Entsprechend sind größere spongiöse Flächen in die Fraktur miteinbezogen, die bei konservativer Behandlung ausheilen. Die Ruhigstellung erfolgt im Halo-Fixateur für 2–3 Monate, beim Überstreckungsbruch wird der Kopf in leichter Beugung, beim Beugungsbruch in leichter Rückneigung fixiert.

Axisbogenfrakturen

Einer besonderen Analyse bedürfen die Frakturen im Bereich des Axisbogens. Sowohl die Anamnese als auch die spätere Analyse der Röntgenaufnahmen gibt hier Hinweise, ob es sich ausschließlich um Bogenfrakturen handelt oder aber um eine kombinierte Bogenfraktur C2 mit diskoligamentärer Instabilität C2/C3. Bei den solitären Bogenfrakturen handelt es sich in der Regel um Hyperextensionsfrakturen ohne wesentliche Dislokationen, die nach achtwöchiger Ruhigstellung im Halo-Fixateur ausheilen. Demgegenüber sind die Bogenfrakturen C2 mit diskoligamentärer Verletzung zwischen C2 und C3 (Gehängtenfraktur) hochgradig instabil und bedürfen der Ruhigstellung im Halo-Fixateur für mindestens 3 Monate. Bei Subluxationsstellung des 2. HWK nach ventral erfolgt die Reposition durch Längszug und Reklination des Kopfes bei gleichzeitigem Druck auf den Dornfortsatz C3. Dieser Reposition kommt für den weiteren Heilverlauf besondere Bedeutung zu, da erfahrungsgemäß bei schlecht reponierten Instabilitäten C2/C3 es sekundär zu weiteren Dislokationen kommen kann, die dann ggf. einen operativen Revisionseingriff erforderlich machen. Bei Reposition und entsprechender Ruhigstellung heilt die Bogenfraktur regelhaft problemlos aus, häufig bei gleichzeitiger ventraler Spangenbildung C2/C3.

Untere Halswirbelsäule

An der unteren HWS ist die operative Behandlung der konservativen eindeutig überlegen. Lediglich bei stabilen Verletzungen wie Dornfortsatzabrissen kommen konservative Behandlungsmaßnahmen in Form einer Schanz-Krawatte in Frage. Instabile Kompressionsfrakturen lassen sich in diesem Bereich konservativ meist nicht ausreichend aufrichten und fixieren, ebensowenig besteht eine ausreichende Sicherheit, daß diskoligamentäre Luxationen sich verfestigen. Vielmehr kommt es in den letztgenannten Fällen nach Abnahme des Halo-Fixateurs wieder zu Reluxationen.

Eine Ausnahme können mehrsegmentale instabile Frakturen bilden [19, 11]. Hier kann trotz der verminderten Effektivität des Halo-Fixateurs im Bereich der unteren Halswirbelsäule eine Konsolidierung einzelner Segmente erzielt werden, so daß eine definitive operative Fusionierung kurzstreckiger erfolgen kann. In derartigen Fällen kann ein besseres funktionelles Ergebnis erzielt werden als bei primärer langstreckiger Fusion.

Bestehen Kontraindikationen oder aber Verzögerungen bis zum definitiven Eingriff, sollten instabile Frakturen bis zur endgültigen Versorgung im Halo-Fixateur ruhiggestellt bzw. bei Verhinderung des operativen Eingriffs über 3 Monate im Halo belassen werden.

Luxationen sollten so früh wie möglich reponiert werden. Prinzipiell sind hierbei zu unterscheiden die primär manuellen Repositionen von denen im Dauerzug. Bei einseitig verhakten Luxationen folgt die Seitenvorneigung des Kopfes zur Gegenseite und schließlich die Torsion zur verletzten Seite hin. Bei doppelseitigen Luxationen erfolgt zunächst die Reposition einer Seite, dann die der anderen. Die Reposition setzt hierbei die genaue Analyse der Verletzung voraus; gleichzeitig bestehende Frakturen der Gelenkfortsätze können während des Repositionsmanövers zu Schädigungen der betreffenden Wurzel führen. In derartigen Fällen ist die offene Reposition und Stabilisierung anzustreben.

Ist die manuelle Reposition nicht möglich, kann in bis zu mehrstündigem Dauerzug das Repositionsmanöver gelingen, wobei laufende Röntgenkontrollen eine übermäßige Distraktion erkennen und verhindern lassen. Bei ausschließlichen oder auch begleitenden diskoligamentären Verletzungen ist mit dem Dauerzug Vorsicht geboten, da eine Überdistraktion mit sekundärer Schädigung der neuralen Strukturen droht.

Kombinierte konservativ-operative Therapie

Ligamentäre Instabilitäten C1/C2

Ligamentär bedingte Instabilitäten C1/C2 werden selten beobachtet. Klinisch wegweisend waren in den von uns beobachteten Fällen wechselnde sensible Mißempfindungen ohne motorische Ausfälle, die auch von neurologischer Seite nicht sicher zugeordnet werden konnten. Funktionsaufnahmen der oberen HWS im seitlichen Strahlengang (maximale Flexion und Extension) sowie im antero-posterioren Strahlengang (maximale Seitneigung nach rechts und links) können diese Instabilitäten dokumentieren. Die definitive Therapie besteht in der dorsalen Fusion C1/2 unter Verwendung eines kräftigen kortikospongiösen Blockes. Dabei gelingt es mittels typischer Drahtzuggurtungen – wie u. a. Gallie [5] sie angegeben hat – nicht immer eine ausreichende Ruhe im Transplantatlager und somit eine knöcherne Konsolidierung zu erzielen. In derartigen Fällen empfehlen wir, für 8 Wochen zusätzlich einen Halo-Fixateur anzulegen. Dieses Vorgehen führt nach unserer Erfahrung zu einer sicheren Fusion.

Densfrakturen Typ II nach Anderson in Kombination mit Atlas- oder Axisfrakturen

Wie bereits erwähnt, bevorzugen wir bei den Densfrakturen Typ II nach Anderson die operative Versorgung durch Densverschraubung. In etwa 10 % aller Densfrakturen sehen wir begleitende Verletzungen des Atlas oder aber des Corpus axis bzw. die Beteiligung eines oder beider Gelenkfortsätze von C2. Hier verlangt die zusätzliche Fraktur ihre eigene Versorgung, die regelhaft konservativ ist und eine Ruhigstellung im Halo-Fixateur entsprechend dem Verletzungsmuster – wie oben angegeben – über 8–12 Wochen erfordert (Abb. 4a–c).

Zusammenfassung

Die konservative Behandlung der Halswirbelsäulenfrakturen beschränkt sich vorwiegend auf die Frakturen der oberen HWS, wobei insbesondere die Jefferson-Frakturen, ein- und doppelseitige Atlasbogenbrüche, Densfrakturen des Typs III sowie die Hangman-Frakturen zu nennen sind. Dabei sollte heute ausschließlich noch der Halo-Fixateur Anwendung finden. Eine weitere, wenn auch seltene Indikation besteht bei mehrsegmentalen Verletzungen der unteren HWS, um die definitive Fusionsstrecke möglichst kurz zu halten. Eine additive konservative Therapie mit dem Halo-Fixateur findet Anwendung bei ligamentären Instabilitäten C1/C2 zur Sicherung der Ruhe im Transplantatlager, desweiteren bei Kombinationsverletzungen mit Densfrakturen vom Typ Anderson II. Sofern keine Kontraindikationen bestehen, sollten die Frakturen und Instabilitäten der unteren HWS der operativen Versorgung zugeführt werden.

Da der Zeitpunkt der Reposition die Rückbildungstendenz neurologischer Ausfälle wesentlich beeinflussen kann, und eine unmittelbare Operation nach Aufnahme im Kran-

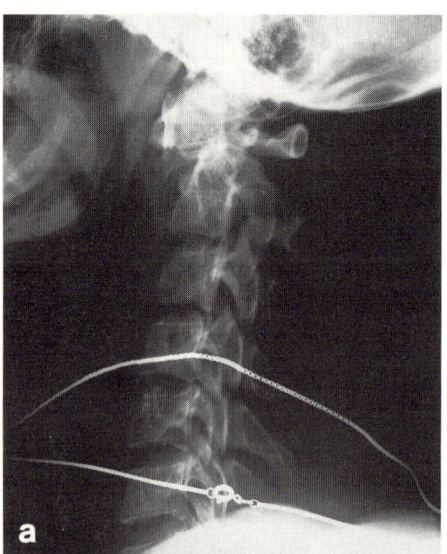

Abb. 4a–c. Densfraktur Typ II nach Anderson mit Dislokation um Densbasisbreite nach ventral, keine Neurologie (**a**). Im CT zusätzlich erkennbar die einseitige Korpusfraktur C2 (**b**). Therapie: Schraubenosteosynthese des Dens, zusätzlich Halo-Fixation über 8 Wochen (**c**)

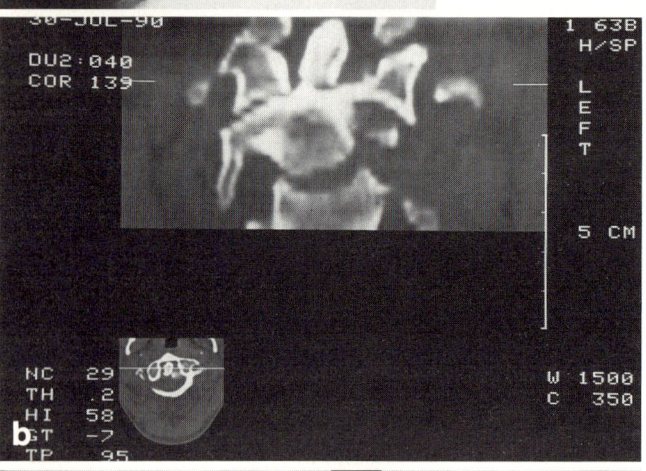

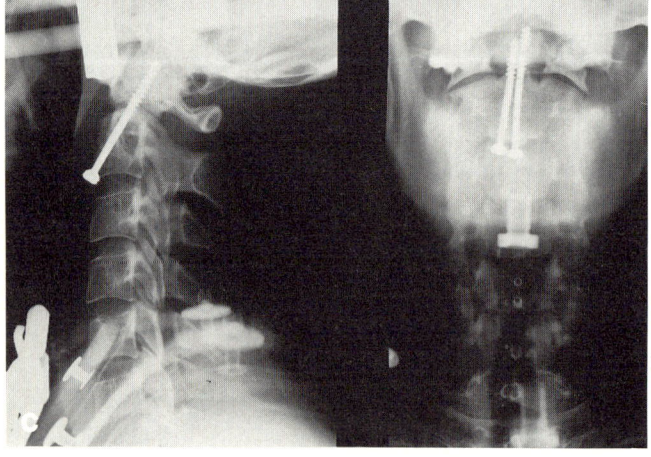

kenhaus nicht immer möglich ist, sollte die Technik der manuellen Reposition unbedingt beherrscht werden. Bei Frakturen im Bereich der Gelenkfortsätze sollte – wenn immer möglich – eine offene Reposition und Stabilisierung erfolgen.

Literatur

1. Aebi M (1985) Abhängigkeit der Rückbildung neurologischer Ausfälle vom Zeitpunkt des Eingriffs. Vortrag, 40. Kurs der Schweizerischen Arbeitsgemeinschaft für Osteosynthesefragen vom 6.–11. Januar 1985, Davos
2. Anderson LD, D'Alonzo RT (1974) Fractures of the odontoid process of the axis. J Bone Joint Surg [Am] 56 : 1663
3. Böhler J (1982) Anterior stabilization for acute fractures and nonunions of the dens. J Bone Joint Surg [Am] 64 : 18
4. Dolan EJ, Tator CH, Endrenyi L (1980) The value of decompression for acute experimental spinal cord compression injury. J Neurosurg 53 : 749
5. Gallie WE (1939) Fractures and dislocations of the cervical Spine. Am J Surg 46 : 495
6. Jefferson G (1920) Fracture of the atlas vertebra. Report of four cases and a review of those preciously recorded. J Surg [Br] 7 : 407
7. Kortmann H-R, Wolter D, Meinecke F-W, Eggers C (1986) Die Rückbildungstendenz neurologischer Schäden bei der operativen Sofortversorgung von Halswirbelsäulenverletzungen mit Rückenmarksbeteiligung. Chirurg 57 : 695
8. Nickel VL, Perry J, Garret A, Heppenstall M (1968) The halo. J Bone Joint Surg [Am] 50 : 1400
9. Schatzker J, Rorabeck CH, Waddell J (1971) Fractures of the dens (odontoid process). An analysis of 37 cases. J Bone Joint Surg [Br] 53 : 392
10. Wolter D, Reimann B (1986) Extension und Halo-Fixateur. Kurs: Operative Therapie von Wirbelsäulenverletzungen. Universität Ulm, Oktober 1986
11. Wolter D, Reimann B (1989) Möglichkeiten und Grenzen der Therapie von Halswirbelsäulenverletzungen mit dem Halo-Fixateur. Unfallchirurgie 15 : 83

Verschiedene Techniken konservativer Behandlung von BWS- und LWS-Verletzungen

E. Beck

Universitätsklinik für Unfallchirurgie (Vorstand: Univ.-Prof. Dr. E. Beck), Anichstraße 35, A-6020 Innsbruck

An konservativen Therapiemöglichkeiten bei Verletzungen der Brust- und Lendenwirbelsäule stehen uns

– die funktionelle Therapie,
– ein Dreipunktstützmieder,
– die Reposition im dorsalen Durchhang und
– Gipsmiederfixation nach Lorenz Böhler

zur Verfügung.

Hefte zur Unfallheilkunde, Heft 222
P. Habermeyer / L. Schweiberer (Hrsg.)
© Springer-Verlag Berlin Heidelberg 1992

Welche dieser konservativen Behandlungsverfahren gewählt wird, hängt ab von

– der Bruchform,
– der Stabilität der Verletzung,
– der Lokalisation,
– dem neurologischen Befund und
– dem Allgemeinzustand des Verletzten.

Manche instabilen Verrenkungbrüche eignen sich für die konservative Therapie nicht und sollten besser operativ stabilisiert werden.

Bruchform

Einfache Kompressions- und Impressionsfrakturen der Wirbelkörper mit einem Gibbus bis 10° oder einem sagittalen oder frontalen Index von 0,8 sind in sich stabil und haben nach den experimentellen Untersuchungen von Daniaux und Plaue nur einen unwesentlichen Stabilitätsverlust erlitten. Sie können unabhängig von der Lokalisation funktionell behandelt werden.

Stabilität

Ein wesentliches Kriterium für die Art der Behandlung von Wirbelfrakturen ist deren Stabilität. Die Verletzung kann an sich instabil sein, dies ist meist bei den Verrenkungsbrüchen der Fall, oder es kann die Verletzung in verschobenem und komprimierten Zustand stabil sein. Durch die Aufrichtung und Reposition wird die Fraktur aber instabil. Solche Frakturen können nur im verschobenen Zustand konservativ funktionell behandelt werden, wobei aber dann eine Fehlform der Wirbelsäule in Kauf genommen werden muß, was bei Menschen in schlechtem Allgemeinzustand und hohem Alter toleriert werden muß.

Lokalisation

Die Art der Behandlung ist auch wesentlich von der Lokalisation der Fraktur im thorakolumbalen Bereich abhängig. Vom Standpunkt der konservativen Therapie kann man die Region BWK 1–9, BWK 10 und 11 sowie BWK 12 bis LWK 5 unterscheiden. Frakturen im Bereich des 1. bis 9. Brustwirbels können wegen der Stabilität des Thorax kaum konservativ eingerichtet und im Gipsverband gehalten werden.

Frakturen des 10. und 11. Brustwirbels sind bedingt für die konservative Behandlung mit Einrichtung und Anlegen eines Gipsverbandes konservativ behandelbar. Es muß dann aber zum Gipsmieder eine zusätzliche Fixation durch Schulterspangen angelegt werden. Die eigentliche Domäne der konservativen Behandlung sind die Brüche des 12. Brust- bis 5. Lendenwirbels.

Neurologie

Die Indikation zur Art der konservativen Behandlung ist auch abhängig von der neurologischen Schädigung.

Liegt eine Schädigung des Rückenmarks vor, sollte im Längszug und Durchhang rasch eingerichtet werden, um so den Druck auf das Rückenmark zu verringern. Falls eine operative Therapie im Krankenhaus nicht möglich ist, sollte der Verletzte nicht ohne Reposition zur Operation verlegt, sondern die Fraktur sofort reponiert werden, weil die primäre Reposition oft entscheidend für die Besserung des neurologischen Befundes sein kann.

Allgemeinzustand

Die Indikation zur Behandlung ist auch wesentlich vom Zustand des Verletzten abhängig. Alte gebrechliche Menschen können nicht mehr mit einem Gipsmieder versorgt werden; außerdem ist es auch bei sehr adipösen Menschen schwierig, ein passendes Gipsmieder anzulegen und auf diese Art und Weise die Fraktur zu halten.

Funktionelle Wirbelbruchbehandlung

Die funktionelle Wirbelbruchbehandlung ist bei Frakturen der Brust- und Lendenwirbelsäule, die gering komprimiert und in sich stabil sind, geeignet. Die früher angewandte längere Bettruhe ist nicht mehr angezeigt. Es wird frühzeitig versucht, durch eine gezielte Wirbelgymnastik, deren Zweck die Stärkung der Rückenmuskulatur ist, zu mobilisieren.

Dreipunktstützmieder

Die Behandlung mit dem Dreipunktstützmieder ist an sich eine Ruhigstellung ohne Reposition. Es können damit die Schmerzen reduziert werden. Es ist aber darauf zu achten, daß trotz des Mieders eine gezielte Wirbelgymnastik durchgeführt wird. Ohne diese kommt es zu einer Atrophie der Rückenmuskulatur und damit eher zu einer Zunahme der Beschwerden.

Die Reposition und Gipsmiederfixation von Wirbelfrakturen in der Technik von Lorenz Böhler

Bei Wirbelkörperfrakturen mit einem Gibbus über 20°, einem sagittalen oder frontalen Index unter 0,8 besteht eine deutliche Fehlform der Wirbelsäule, die korrigiert werden soll. Als konservatives Verfahren eignet sich dazu die Reposition im dorsalen Durchgang und evtl. Längszug und das Anlegen eines Gipsmieders. Der ventrale Durchhang ist nicht so wirksam. Im allgemeinen kann die Reposition im dorsalen Durchhang allein erfolgen. Ist jedoch ein hinteres oberes Kantenfragment eines Wirbelkörpers ausgebrochen, muß unbedingt vorher im Längszug eingerichtet werden, weil es durch die reine Hyperlordosierung zu einer Verschiebung dieses Bruchstückes in den Rückenmarkkanal und damit zu einer Rückenmarkschädigung kommen kann. Wenn ein Längszug angewendet werden soll, werden um beide Füße Ledermanschetten fixiert, um die Achselhöhle ein gepolsterter Gurt geschlungen, wobei am Fußende ein Seil mit einem Haken an der Wand fixiert ist, am Kopfende ist das Seil über eine Federwaage mit einem Flaschenzug verbunden. Für kurze Zeit werden bis zu 50 kg Längszug ausgeübt. Schon vor der Reposition muß ein Trikotschlauch angebracht werden, der über dem Brustbein, der Symphyse, dem Beckenkamm und dem Kreuzbein gut gepolstert wird. Der für den dorsalen Durchhang vorgesehene Gurt wird über den Gibbus gebracht und nun wird mit dem Flaschenzug durch Zug nach oben eine Lordosierung ausgeübt. Im allgemeinen genügt eine Sedierung, eine Narkose ist meist nicht erforderlich. Durch diese Lordosierung kommt es sehr rasch zum Aufrichten der Wirbelfraktur. Wir haben das früher mit Röntgenaufnahmen kontrolliert. Die Anwendung eines Röntgenbildverstärkers hat den Vorteil, daß der Betreffende nicht so lange im Durchhang hängen muß. Nun wird der Gipsverband angelegt, wobei entsprechende Schienen und zirkuläre Gipsbinden Verwendung finden. Nach Erhärten des Gipsverbandes kann der Gurt herausgezogen werden. Der Gipsverband wird so ausgeschnitten, daß er vorne am oberen Ende des Sternums und kaudal an der Symphyse endet. In der Leiste muß der Gipsverband so ausgeschnitten werden, daß die Beine zum rechten Winkel im Hüftgelenk gebeugt werden können. An der Kranialseite so, daß die Hände auch für die Körperpflege verwendet werden können. An der Dorsalseite endet der Gipsverband über dem 6. Brustwirbeldorn und am Steißbein. Nun wird ein 15 × 20 cm großes Fenster so ausgeschnitten, daß das Fenster gerade in Höhe des Nabels beginnt und nach oben zieht. Über den Dornfortsätzen muß ein weiteres, 2 cm breites Fenster im Bereich der höchsten Lordose ausgeschnitten werden, um hier einen Druck auf die Dornfortsätze zu vermeiden. Nach Anlegen des Gispverbandes wird eine Röntgenkontrolle durchgeführt. Die nächste Röntgenkontrolle ist nach einer Woche fällig, dann nach weiteren 3 Wochen und schließlich erfolgt monatlich eine Röntgenkontrolle. Die Dauer der Gipsfixation richtet sich nach der primären Verschiebung und liegt zwischen 12 und 20 Wochen. Wichtig ist, daß während der Ruhigstellung im Gipsverband regelmäßiges „Wirbelturnen" durchgeführt wird, um die Atrophie der Muskulatur zu vermeiden. Nach Abnahme des Gipsmieders wird die Wirbelgymnastik fortgesetzt, bis wieder ein gutes Muskelkorsett entstanden ist. Die Übungsbehandlung ist ein integrierender Bestandteil der Therapie.

Wenn während der Behandlung das Gipsmieder sich lockert, muß es gegen ein neues und besser sitzendes ausgetauscht werden, weil es sonst zu sekundären Verschiebungen kommen kann.

Das Problem der konservativen Aufrichtung und Behandlung von Wirbelbrüchen ist, wie bei anderen spongiösen Frakturen (etwa dem Speichenbruch) auch, die einmal erreichte, gute Stellung zu erhalten, weil durch das Aufrichten Höhlen im spongiösen Knochen entstehen, die erst allmählich mit Kallus gefüllt werden und daher immer wieder die Gefahr besteht, daß der Bruch in die Ausgangsposition zusammensinkt. Gelingt die Reposition nicht oder sinkt der Bruch in die Ausgangsposition zurück, ist eine längere Ruhigstellung nicht sinnvoll, weil damit nur die Fehlform fixiert werden würde. Ein weiteres Zusammensintern ist über die primäre Verschiebung i. allg. nicht zu befürchten, kommt aber doch gelegentlich vor.

Die konservative Behandlung von Wirbelfrakturen in der Technik von Lorenz Böhler ist zeitaufwendig, erfordert eine exakte Kontrolle, eine gute Überwachung der Wirbelgymnastik und viel Geduld von seiten des Verletzten. Es ist die Indikation daher genau abzuwägen und mit dem Verletzten zu besprechen.

Literatur

1. Beck E (1971) Röntgenologische Meßmethoden bei Wirbelbrüchen. Hefte Unfallheilkd 108:30
2. Beck E (1980) Konservative Behandlung von Frakturen und Luxationen von Thorax- und Lendenwirbelsäule. Hefte Unfallheilkd 149:119

3. Böhler J, Beck E (1980) Die Verletzungen der Wirbelsäule ohne Markschädigung. In: Zenker R, Deucher F, Schink W (Hrsg) Chirurgie der Gegenwart, Bd 4a, Unfallchirurgie. Urban & Schwarzenberg, München Wien Baltimore
4. Böhler L (1932) Die Behandlung der Wirbelbrüche. Arch Klin Chir 173:842
5. Böhler L (1951) Die Technik der Knochenbruchbehandlung, 12/13 Aufl. Maudrich, Wien
6. Daniaux H (1986) Transpedikuläre Reposition und Spongiosaplastik bei Wirbelkörperbrüchen der unteren Brust- und Lendenwirbelsäule. Unfallchirurg 89:197
7. Ehlert H (1966) Zur Behandlung der Wirbelbrüche. Monatsschr Unfallheilkd 69:109
8. Magnus G (1931) Die Behandlung und Begutachtung des Wirbelbruches. Arch Orthop Unfallchir 29:277
9. Plaue R (1972) Das Frakturverhalten von Brust- und Lendenwirbelkörpern. Z Orthop 110:357
10. Scheidt R (1950) Über das Schicksal aufgerichteter Wirbelfrakturen. Monatsschr Unfallheilkd 53:140
11. Schlag G, Schwager H (1971) Lendenwirbelfrakturen: Behandlung mit Reposition und Gipsverband und deren Ergebnisse. Hefte Unfallheilkd 108:87
12. Solheim K (1971) Spätergebnisse nach funktioneller Wirbelbruchbehandlung. Hefte Unfallheilkd 108:99
13. Straube A (1940) Sollen Wirbelbrüche nach Böhler reponiert werden? Chirurg 12:452
14. Zifko B, Schödl F, Holzmüller H (1971) Die konservative Behandlung von Brustwirbelbrüchen. Hefte Unfallheilkd 108:843
15. Zifko B, Matuschka H (1977) Behandlung und Behandlungsergebnisse bei Brüchen des 12. Brustwirbels und 1. bis 5. Lendenwirbels. Unfallchirurg 3:39

Spätergebnisse der konservativen Behandlung von BWS- und LWS-Frakturen

M. Richter-Turtur

Chirurgische Klinik Innenstadt und Chirurgische Poliklinik der LMU München
(Direktor: Prof. Dr. L. Schweiberer), Nußbaumstraße 20, W-8000 München 2,
Bundesrepublik Deutschland

Vor 50 Jahren wurde die heftige Auseinandersetzung um die richtige Art der konservativen Wirbelbruchbehandlung zwischen den Schulen von Böhler und Magnus geführt. Böhler befürwortete die Aufrichtungsbehandlung nach den Grundsätzen der allgemeinen Knochenbruchbehandlung, nämlich Reposition, Retention und Mobilisation [1]. Magnus fordert dagegen die funktionelle Therapie. Seine Behandlung bestand in einer anfänglichen Lagerungsruhigstellung durch Bettruhe ohne Reposition und anschließender krankengymnastischer Mobilisation des Patienten [4].

Bürkle de la Camp stellte damals in einer nachuntersuchten Vergleichsserie von über 500 Patienten fest, daß die mit Aufrichtung nach Böhler behandelten Patienten zwar schneller entlassungsfähig waren, daß jedoch die Gesamterkrankungsdauer sowie der Anteil derer, die berentet werden mußten, doppelt so hoch war gegenüber dem Anteil derer, die funktionell behandelt worden waren [2]. Eine detaillierte Aufstellung über die jeweils vorliegenden Frakturtypen der damaligen Studie liegt nicht vor. Die Vergleichbarkeit mit heutigen

Hefte zur Unfallheilkunde, Heft 222
P. Habermeyer / L. Schweiberer (Hrsg.)
© Springer-Verlag Berlin Heidelberg 1992

Ergebnissen ist daher eingeschränkt. Dennoch kann festgestellt werden, daß sich heute bei der konservativen Behandlung von Wirbelsäulenfrakturen die funktionelle Therapie methodisch durchgesetzt hat, wobei diese in aller Regel modifiziert als frühfunktionelle Therapie [3] durchgeführt wird. Dies bedeutet, daß mit der Mobilisierung der Patienten nach Abklingen der akuten Schmerzphase begonnen wird, also bereits wenige Tage nach dem Unfallereignis. Einschränkend muß allerdings betont werden, daß dies im Zeitalter der operativen Stabilisierung der Wirbelsäule nur für die stabilen Frakturen gilt.

Beurteilung des Verletzungsmusters

Zur Stabilitätsbeurteilung orientieren wir uns bisher an den einfachen Klassifikationen von McAfee [5] und Wolter [8]. Als stabil und damit geeignet für die konservative Therapie sind in der Einteilung nach McAfee die Typen I und II zu betrachten, d. h. in der Einteilung nach Wolter Typ A und AB. Es handelt sich also um die Verletzungsmuster, bei denen nur die vordere Säule oder die vordere und die mittlere Säule, nicht jedoch alle 3 Säulen betroffen sind. Verletzungen, die eine Beteiligung der mittleren Säule, und damit der Hinterkante des Wirbelkörpers, aufweisen, können insofern Grenzfälle darstellen, als eine Einengung des Wirbelkanals doch zur operativen Indikation führen kann. Instabile Verletzungen, also Typ III–VI nach McAfee bzw. Typ ABC nach Wolter, stellen eine Indikation zur operativen Stabilisierung dar.

Patientenkollektiv

In den Jahren 1982–1985 wurden an unserer Klinik 86 Patienten mit Wirbelfrakturen stationär konservativ behandelt. Die männlichen Patienten waren leicht in der Überzahl gegenüber den weiblichen (49/37). Das Durchschnittsalter lag bei 38 Jahren.

Die Höhenverteilung der Verletzungen an der BWS und LWS entsprach der in der Literatur bekannten Betonung des thorakolumbalen Übergangs. 72 % aller Verletzungen waren am untersten Brust- und den beiden oberen Lendenwirbeln lokalisiert.

Die Klassifikation ist aus Tabelle 1 ersichtlich. Nur in 6 % der Fälle handelte es sich um per definitionem instabile Verletzungen. Der Grund für konservative Behandlung bei diesen Patienten waren jeweils verletzungsunabhängige Kontraindikationen gegen ein operatives Vorgehen.

Tabelle 1. Klassifikation konservativ behandelter Verletzungen (nach McAfee)

Typ	N	%
I	62	72
II	19	22
III	3	4
IV	–	–
V	1	1
VI	1	1

Behandlung

In 5 Fällen wurde eine Extensionsreposition durchgeführt. Alle anderen Patienten wurden bis zum Abklingen der Akutschmerzen lediglich mit einfacher Bettruhe immobilisiert. 69 Patienten (81 %) konnten innerhalb der ersten Woche voll mobilisiert werden. Allerdings konnte dies nur bei 22 Patienten (19 %) ohne äußere Schienung erfolgen. Die restlichen Patienten erhielten in der Anfangsphase ein 3-Punkt-Korsett.

Ergebnis

Alle Patienten wurden mindestens 1 1/2 Jahre nach der Verletzung nachuntersucht. Neben der Dokumentation der klinischen Parameter, die in Anlehnung an das Meßblatt der BG erfolgte, wurde der Verlauf der posttraumatischen Kyphose, der Seitkeilbildung und Wirbelkantenhöhe anhand aktuell angefertigter Röntgenbilder gemessen und mit den älteren Aufnahmen verglichen.

Das klinische Ergebnis wurde bezüglich der subjektiven Beschwerden der Patienten in der Einteilung nach Skuginna und Hierholzer zusammengefaßt [7].

Ausgehend von einem durch die Verletzung entstandenen Kyphosewinkel von durchschnittlich 1° kam es im weiteren Verlauf zu einer geringfügigen Zunahme der Kyphosierung um durchschnittlich weitere 2°. Auch die Seitkelbildung von initial 1° steigerte sich im Durchschnitt um 1° (Abb. 1, 2). Der sekundäre Höhenverlust hielt sich demnach bei diesen Patienten in minimalen Grenzen.

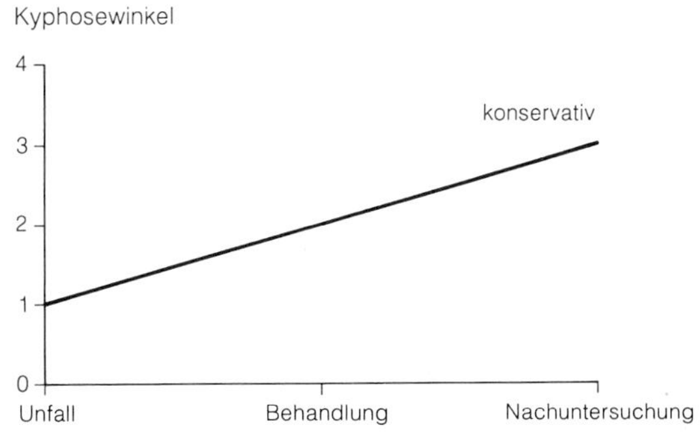

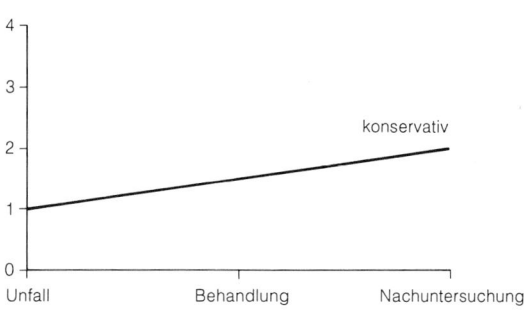

Abb. 1. Kyphosewinkel im Verlauf der konservativen Behandlung. Der durchschnittliche, verletzungsbedingte Kyphosewinkel von anfänglich 1° vergrößerte sich bei den konservativ behandelten Patienten im Mittel auf 3°, also durchschnittlich um 2°

Abb. 2. Verlauf des Seitkeilwirbels bei konservativ behandelten Patienten mit Wirbelsäulenverletzung. Die unfallbedingte seitliche Keilwirbelbildung von durchschnittlich 1° verstärkte sich im Laufe der konservativen Behandlung auf 2°, also im Mittel um 1°

Das Ergebnis der Gesamtbeurteilung in der Einteilung nach Skuginna und Hierholzer ist aus Tabelle 2 ersichtlich. Trotz des guten orthopädischen Ergebnisses war der Anteil von Patienten, die persistierende Beschwerden angaben, mit 30 % erstaunlich hoch. Diesem Ergebnis entsprach auch die im Durchschnitt mit 21 Wochen in Anbetracht des relativ leichten Verletzungsmusters sehr lange Arbeitsunfähigkeit.

Tabelle 2. Klinisches Ergebnis bei konservativ
behandelten Wirbelfrakturen N = 86
(Einteilung nach Suginna und Hierholzer)

Bewertung	Anzahl
sehr gut	27
gut	24
befriedigend	15
schlecht	10
unbekannt	10

Diskussion

Der überwiegende Anteil (93 %) von Patienten mit stabilen Wirbelfrakturen konnte innerhalb der ersten Woche unter funktioneller Behandlung mobilisiert werden. Entsprechend der von Plaue vorgelegten Untersuchung kam es nach der initialen Kompression nicht zu einem weiteren Höhenverlust [6].

In Anbetracht dieses guten orthopädischen Ergebnisses erschien uns der Anteil der Patienten mit persistierenden Beschwerden (30 %) sehr hoch. Auch die durchschnittliche lange Dauer der Arbeitsunfähigkeit war sehr hoch im Vergleich mit älteren Untersuchungen. Möglicherweise kommen hier die Auswirkungen eines gegenüber früheren Zeiten besseren sozialen Netzes zur Geltung.

Zusammenfassend stellten wir fest, daß sich die funktionelle Therapie für stabile Wirbelfrakturen bewährt hat. Es kam zu keiner fortschreitenden Instabilität, wobei sich dieses Ergebnis – und dies muß betont werden – auf die Gruppe der stabilen Wirbelbrüche bezieht.

Literatur

1. Böhler L (1983) Der derzeitige Stand der Behandlung von Wirbelbrüchen. Zent Org Ges Chir 89 : 21
2. Bürkle de la Camp (1940) Funktionelle Wirbelbruchbehandlung oder Böhlersche Wirbelbruchaufrichtung. Arch Klin Chir 200 : 321
3. Ehlert H (1966) Zur Behandlung der Wirbelbrüche. Unfallheilkunde 69 : 108–112
4. Magnus G (1938) Zur Behandlung der Wirbelbrüche. Arch Klin Chir 191 : 547
5. McAfee PC (1983) The value of computed tomography in thoracolumbar fractures. JBJS [Am] 65 : 461
6. Plaue R (1972) Das Frakturverhalten von Brust- und Lendenwirbelkörpern. 1. Mitteilung: Kompressionsversuche an mazerierten Wirbelkörpern. Z Orthop 110 : 159–166
7. Skuginna A, Hierholzer G, Ludolph E (1980) Funktionelle Behandlung bei Frakturen der Brust- und Lendenwirbelsäule. Hefte Unfallheilkd 149 : 129–138
8. Wolter D (1985) Vorschlag für eine Einteilung von Wirbelsäulenverletzungen. Unfallchirurg 88 : 481–484

Indikation zur konservativen Therapie beim Hüftpfannenbruch

K. Weise und H. G. Hermichen

BG-Unfallklinik (Ärztlicher Direktor: Prof. Dr. Dr. h.c. S. Weller), Schnarrenbergstraße 95, W-7400 Tübingen, Bundesrepublik Deutschland

Einleitung

Frakturen der Hüftgelenkpfanne sind häufige, den Unfallchirurgen gelegentlich vor diagnostische und therapeutische Probleme stellende Verletzungen, die sich vorwiegend im Rahmen von Rasanztraumen und dann meist in Kombination mit anderen Läsionen ereignen. Die Entscheidung über das im Einzelfall geeignete Behandlungskonzept muß, abgesehen von der Notfallversorgung, nicht sofort, sollte aber spätestens nach 5–7 Tagen gefällt werden. Grundlage für die Indikationsstellung im Hinblick auf ein operatives oder konservatives Vorgehen ebenso wie für den Ablauf des dann gewählten Verfahrens ist eine exakte Diagnostik mit konsekutiver Zuordnung des Frakturtyps auf der Grundlage einer geeigneten Klassifikation. Aus dieser kann in der Regel die Entscheidung abgeleitet werden, ob ein konservatives Regime möglich oder ob die operative Rekonstruktion notwendig ist [2, 3, 5, 7]. Fraglos müssen individuelle Voraussetzungen des Patienten bei der Wahl der Behandlungsstrategie zusätzliche Berücksichtigung erfahren, das sind Lebensalter, Vorschäden am Hüftgelenk, Allgemeinzustand sowie Art und Schwere von Begleitverletzungen. Nicht zuletzt finden bei der Indikation zur operativen Rekonstruktion die Erfahrung des Operateurs und die technischen Voraussetzungen der Behandlungseinrichtung Berücksichtigung, da eine schlechte Osteosynthese in den meisten Fällen ungünstigere Ergebnisse liefert als eine gute konservative Therapie. Dies gilt insbesondere für die Entstehung von ausgedehnten periartikulären Verkalkungen oder das Auftreten einer Infektion, was spätere Eingriffe, z. B. im Sinne eines totalendoprothetischen Ersatzes, erheblich erschwert oder unmöglich macht [8, 12].

Weitgehende Einigkeit unter den Experten besteht hinsichtlich der Vorstellung, daß sich nur bestimmte Frakturtypen zu einem konservativen Vorgehen eignen. Das Behandlungsergebnis hängt zudem von Faktoren wie dem Ausmaß der Dislokation, einer evtl. Knorpelschädigung am Hüftkopf, der Dauer einer begleitenden Luxation desselben und der Vollständigkeit der Reposition im Hinblick auf Fehlstellung und Stufenbildung ab. Dies bedeutet, daß bei konservativem Vorgehen neben der exakten Technik und Lagerung eine engmaschige Überwachung unentbehrlich ist [11].

Klassifikation

Die von Judet und Letournel 1964 eingeführte Klassifikation der Hüftpfannenbrüche, welche eine Einteilung in einfache und kombinierte Frakturformen vornimmt, sowie die von Schweikert und Weigand angegebenen Leitlinien zur Erleichterung der Diagnostik bilden die Basis für die Wahl der individuell angepaßten Therapie. Dabei ist es keineswegs so, daß die einfachen oder Grundformen gleichbedeutend mit einer konservativen Behandlung sind. Vielmehr sind dorsale Pfannenrand- und Pfeilerbrüche mit ausreichend großem Frag-

Hefte zur Unfallheilkunde, Heft 222
P. Habermeyer / L. Schweiberer (Hrsg.)
© Springer-Verlag Berlin Heidelberg 1992

ment bzw. stärkerer Dislokation ebenso operativ anzugehen wie hohe Querbrüche oder sog. kraniale Pfeilerfrakturen. Die Klassifikation von Judet und Letournel hat folgendes Aussehen [1, 4]:

Grundformen:

Typ I	=	dorsale Pfannenrandfraktur
Typ II	=	dorsale Pfeilerfraktur
Typ III	=	ventrale Pfeilerfraktur
Typ IV	=	Querfraktur Pfannenboden

Kombinierte Formen:

Typ V	=	Querfrakturen dorsokranialer Pfannenrand
Typ VI	=	Fraktur beider Pfeiler
Typ VII	=	dorsale Pfeilerfraktur/Querfraktur ventraler Pfeiler
Typ VIII	=	ventrale Pfeilerfraktur/Querfraktur dorsaler Pfeiler

Die von Schweikert und Weigand beschriebenen Leitlinien beziehen ihren Wert für die Diagnostik aus charakteristischen Untersuchungen/Verlaufsstörungen in den verschiedenen Projektionen der 3 Standardröntgenaufnahmen (Beckenübersicht a.-p., Ala- und Obturatoraufnahme). Sie sind folgendermaßen definiert [9, 10]:

L_1: Entspricht dem in der a.-p.-Projektion sowie der Obturatoraufnahme medial gelegenen Verlauf der Linea terminalis. Auf der Alaaufnahme ist diese Linie praktisch nicht zu identifizieren.

L_2: Beginnt in der a.-p.-Projektion am Unterrand des oberen Schambeinastes und geht nach lateral in den vorderen Pfannenrand über. Diese Linie ist in der Alaaufnahme deswegen besonders gut zu beurteilen, weil sie nach lateral herausgedreht wird.

L_3: Entspricht der sog. Linea ilioischiadica, die in der a.-p.-Projektion mitten durch die Köhler-Tränenfigur zieht und sich nach medial oben mit der Linea terminalis vereinigt.

L_4: Beginnt in der a.-p.-Projektion am Unterrand des unteren Schambeinastes und geht nach lateral in den hinteren Pfannenrand über. Diese Linie ist vor allem auf der Obturatoraufnahme gut dargestellt.

L_5: Entspricht dem medialen Pfannengrund, beginnt an der Köhler-Tränenfigur und vollzieht nach kranial/lateral verlaufend die Kontur des Pfannenbodens nach.

Auf der a.-p.-Aufnahme des Beckens lassen sich die 5 Leitlinien am besten verfolgen und lassen somit eine Beurteilung von vorderem und hinterem Pfannenrand sowie des Pfannendaches und des medialen Pfannengrunds zu. Die Alaaufnahme dient vor allem zur Beurteilung von L_2, d. h. der vorderen Pfannenrandbegrenzung, welche durch ein 45°-Anheben der gesunden Beckenhälfte nach lateral herausgedreht wird. Die Obturatoraufnahme verhilft zur Beurteilung der dorsalen Pfannenanteile und des Foramen obturatorium.

Die Zuordnung der zunächst verwirrend erscheinenden Unterbrechungen dieser Leitlinien bedarf einer gewissen Einarbeitung; bei entsprechender Erfahrung und exakter Röntgentechnik ist es dann aber ohne größere Schwierigkeiten möglich, die Verletzung nach dem Schema von Judet und Letournel zu klassifizieren.

Diagnostik

Die 3 Standardaufnahmen des Hüftgelenks zur Beurteilung von Hüftpfannenbrüchen sind auch beim polytraumatisierten Patienten in der Regel ohne größeren Aufwand möglich. Unter Umständen bedarf es der Anleitung des/der Röntgenassistenten in/bei der Anfertigung dieser Bilder. Mit technisch unzureichenden Röntgenaufnahmen sollte man sich nie zufrieden geben, weil sonst keine ausreichenden Informationen über Art und Schwere der Verletzung zur Verfügung stehen. Eine wertvolle Ergänzung in der Diagnostik stellen die nach der 3-D-Technik hergestellten computergestützten Aufnahmen dar, die dem Chirurgen die räumliche Vorstellung erleichtern. Sowohl das konventionelle CT als auch die 3-D-Technik lassen erkennen, wieviel ausgeprägter die Dislokation unter den einzelnen Fragmenten ist, als dies auf den Standardaufnahmen zunächst angenommen wird. Dies ist vor allem auch für die Verlaufskontrolle bei konservativer Therapie im Hinblick auf den Erfolg der Reposition von außerordentlicher Bedeutung. Ein weiterer Vorzug der modernen bildgebenden Verfahren liegt in der Beurteilung der komplexen Pfeilerfrakturen, die mittels der „Leitliniendiagnostik" auch bei einiger Übung nicht immer problemlos erfaßt werden können (Abb. 1a–c).

Charakteristische Unterbrechungen und Verschiebungen der Leitlinien bei den einzelnen Frakturformen können wie folgt beschrieben werden [10]:

Grundformen (nur eine Frakturlinie im Pfannenbereich)

Typ I – dorsale Pfannenrandfraktur. Die Obturatoraufnahme ist Grundlage für die Diagnostik dieser häufigsten Hüftpfannenfraktur, welche in der Regel mit einer dorsalen Luxation des Hüftkopfes einhergeht (z. B. dashboard-injury). L_4 ist verlagert oder unterbrochen.

Typ II – dorsale Pfeilerfraktur. Diese Verletzung kann am besten als Aussprengung aus einem knöchernen Ring angesehen werden, welcher demzufolge zwangsläufg an 2 Stellen gebrochen sein muß. Die Frakturlinie läuft vom oberen Anteil der Incisura ischiadica major schräg durch das Azetabulum und obligat bis zum Obturatorring bzw. zum Sitzbein. Der Hüftkopf ist mitsamt dem ausgesprengten dorsalen Pfeiler nach medial-dorsal verschoben. L_3, L_4 und L_5 sind unterbrochen, L_1 und L_2, da ventral bzw. medial gelegen, intakt.

Typ III – ventrale Pfeilerfraktur. Unterhalb der Spina iliaca anterior inferior beginnend verläuft die Fraktur durch die Pfanne bis zum Foramen obturatorium. Der Hüftkopf ist nach medial und vorn disloziert. L_3 und L_4 sind erhalten, L_1, L_2 und L_5 unterbrochen. Diese Frakturen sind eine Sonderform der vorderen Beckenringfraktur, so daß das Ausmaß der Beteiligung des Azetabulums durch Schrägaufnahmen, vor allem in der Alatechnik, veriifziert werden muß. In der a.-p.-Aufnahme ist bei Betroffenheit der Pfanne die Fraktur lateral der Köhler-Tränenfigur gelegen.

Typ IV – Querfraktur Pfannenboden. Aufgrund des Frakturverlaufs müssen alle 5 Leitlinien unterbrochen sein. Sowohl das Pfannendach als auch der Obturatorring sind intakt, obere und untere Beckenhälfte sind voneinander abgetrennt. Wichtig für die Therapie ist die Differenzierung zwischen hoher und tiefer Querfraktur.

156

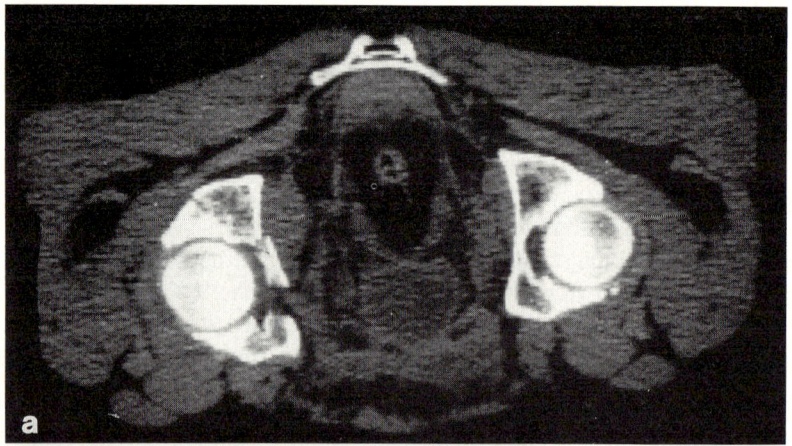

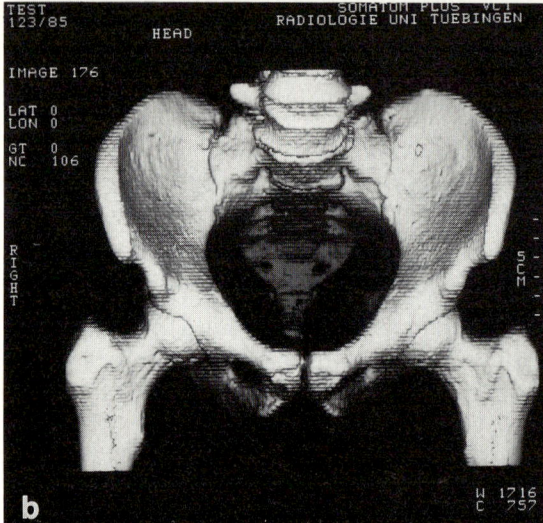

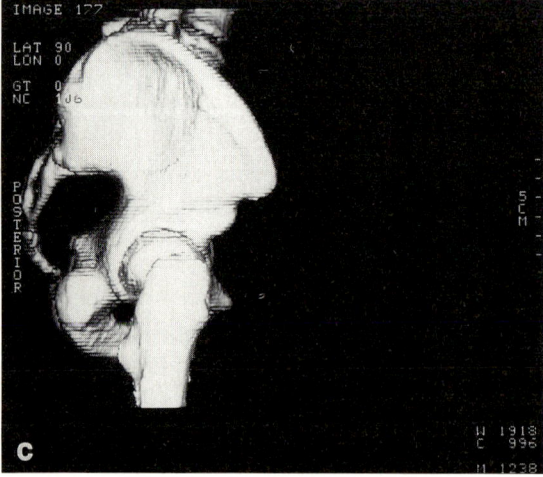

Abb. 1a–c. Diagnostik mit modernen bildgebenden Verfahren. **a** herkömmliches Computertomogramm; **b** 3dimensionales CT, a.-p.-Projektion; **c** 3dimensionales CT, seitliche Ansicht

Kombinierte Formen

Im Gegensatz zu den Grundformen existiert nicht nur eine Frakturlinie, vielmehr bestehen mindestens 2 Frakturen. Folglich sind auf den Röntgenaufnahmen alle 5 Leitlinien unterbrochen:

Typ V – Querfraktur dorsokranialer Pfannenrand. Der Hüftkopf ist bei dieser häufigsten kombinierten Fraktur nach medial und dorsal luxiert. Das hintere obere Pfannenrandfragment ist in der Obturatortechnik bei meist deutlicher Dislokation gut zu erkennen.

Typ VI – Fraktur beider Pfeiler. Diese kombinierte Fraktur hat ein T- bzw. Y-förmiges Aussehen, indem von einer hohen Querfraktur eine nach distal zum Obturatorring verlaufende Frakturlinie abzweigt. Die Pfanne ist von der Darmbeinschaufel vollständig abgetrennt, Linea terminalis und Linea ilioischiadica haben keine Beziehung mehr zueinander, wobei letztere ihre Verlagerung aus der Dislokation des dorsalen Pfeilers nach medial bezieht.

Typ VII – dorsale Pfeilerfraktur mit Querfraktur ventraler Pfeiler. Der Hüftkopf ist nach medial und dorsal disloziert, entsprechend der dorsalen Pfeilerfraktur, welche mit einer tiefen Querfraktur durch den ventralen Pfeiler vergesellschaftet ist. Während die Leitlinien für die vorderen Pfannenanteile (L_1, L_2) folgerichtig im unteren Abschnitt unterbrochen sind, werden L_3 und L_4 im kranialen Verlauf betroffen.

Typ VIII – ventrale Pfeilerfraktur mit Querfraktur dorsaler Pfeiler. Hierbei handelt es sich um die Umkehrung von Typ VII, also eine halbe tiefe Querfraktur des dorsalen Pfeilers kombiniert mit einem ventralen Pfeilerbruch. Durch die Verlagerung des Hüftkopfes nach vorn und medial kommt es zu einer Unterbrechung von L_1 und L_2 im oberen, von L_3 und L_4 im unteren Bereich.

Indikation

Nur die exakte Kenntnis der Klassifikation von Hüftpfannenbrüchen und eine zuverlässige Diagnostik unter Einbeziehung von Schrägaufnahmen erlauben die Indikationsstellung zur konservativen Therapie (Abb. 2a, b).
Folgende Frakturtypen können mit Aussicht auf ein ordentliches bis gutes Ergebnis konservativ behandelt werden:

– Unverschobene Hüftpfannenbrüche (z. B. tiefe Querfrakturen von Typ IV).
– Dorsale Pfannenrandfrakturen Typ I mit kleinem Fragment, geringer Dislokation und fehlender Luxation.
– Ventrale Pfeilerfrakturen vom Typ III ohne größere Verschiebung (Abb. 3a–c).
– Frakturen des ventralen Pfeilers, Querfraktur des dorsalen Pfeilers ohne wesentliche Dislokation (Typ VIII).
– Zertrümmerungen der Hüftpfanne, die nicht zuverlässig rekonstruiert werden können (Abb. 4a–f).

158

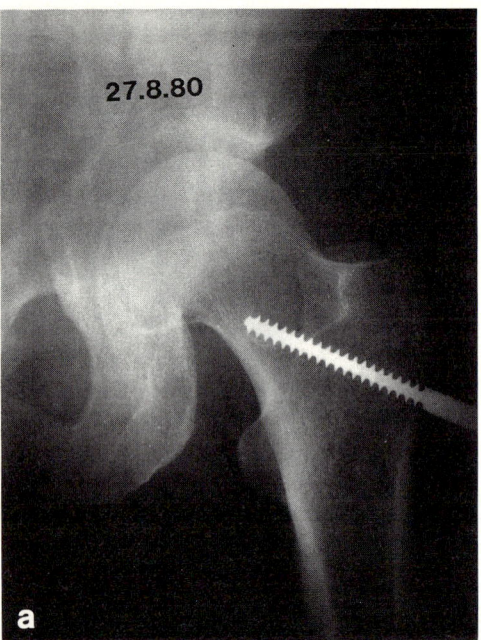

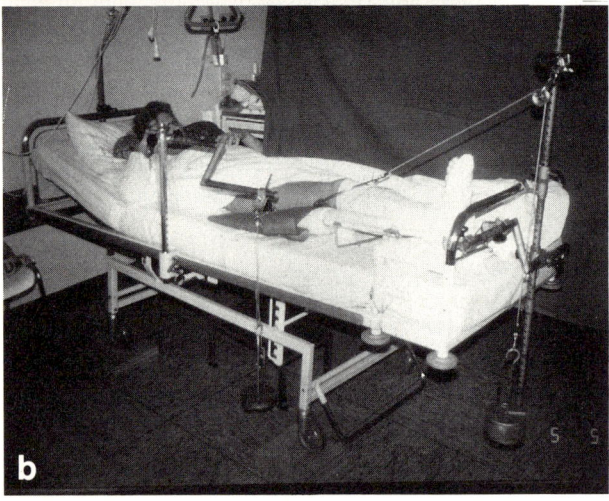

Abb. 2a, b. Konservative Therapie. a Seitliche Trochanterzugschraube. b Lagerung mit Längs- und Seitzug, Fußende und rechte Bettseite erhöht

Abb. 3a–c. Vordere Pfeilerfraktur Typ III. a Ala- und Obturtoraufnahme am Unfalltag, erste Kontrolle nach Seitzug. b Hohes Zuggewicht, Hüftkopf etwas aus der Pfanne gezogen, Ligamentotaxis. c Nach 18 Monaten gutes funktionelles und röntgenologisches Ergebnis

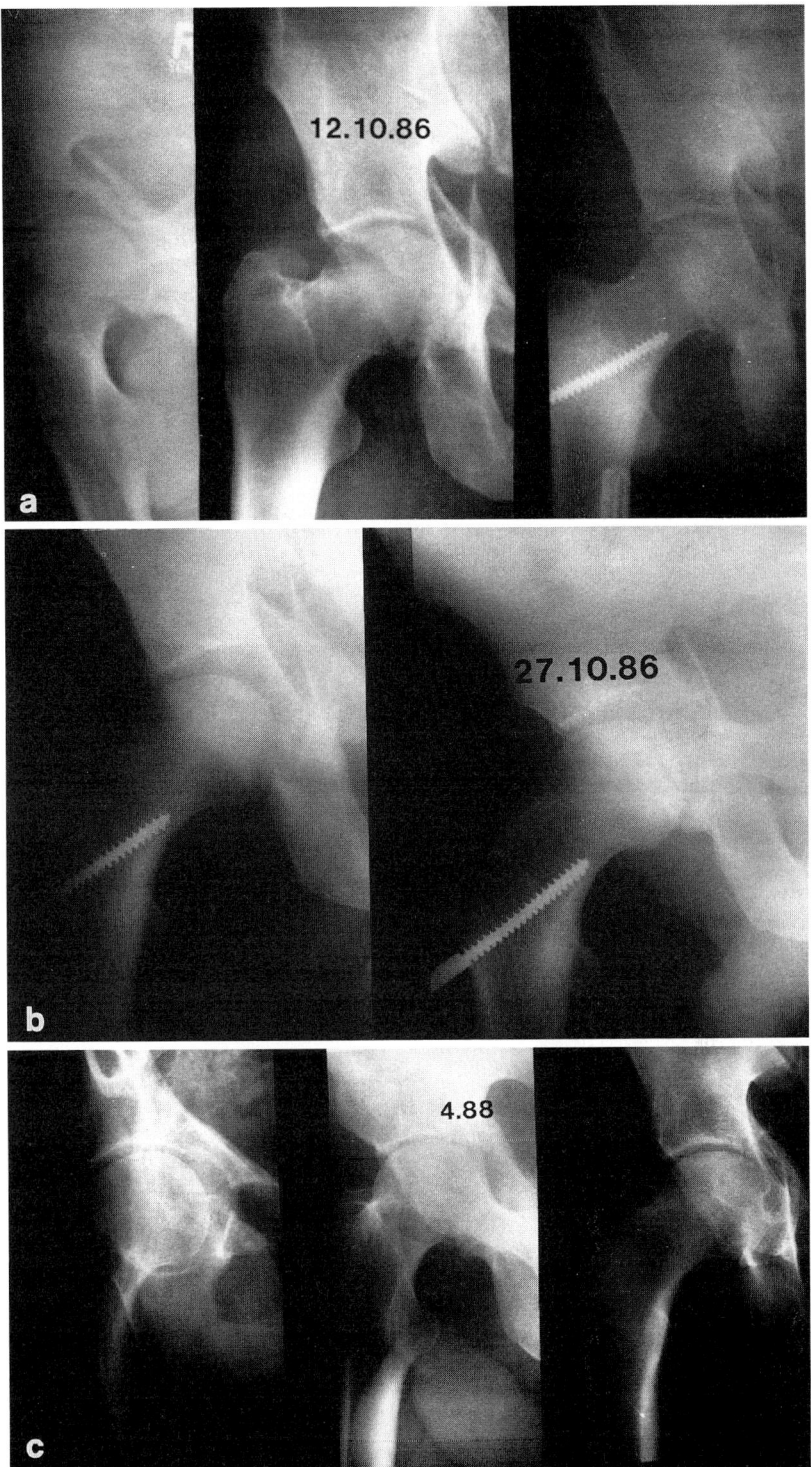

12.10.86

27.10.86

4.88

Abb. 3a–c

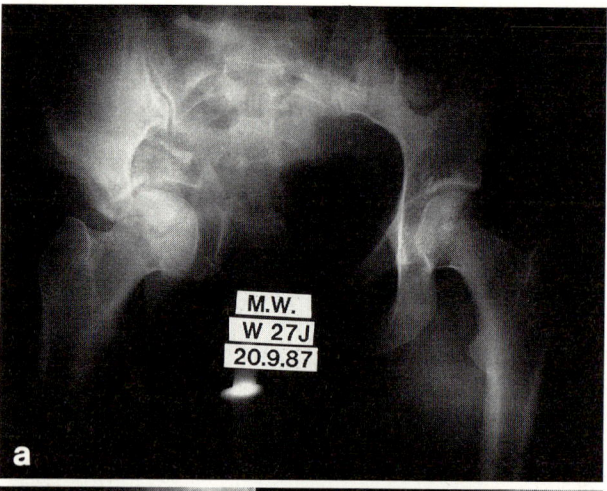

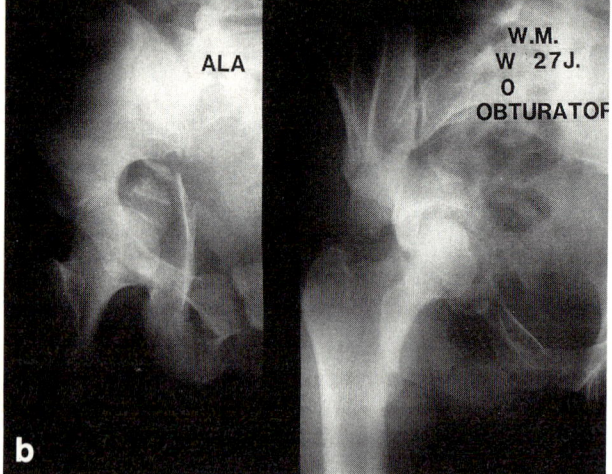

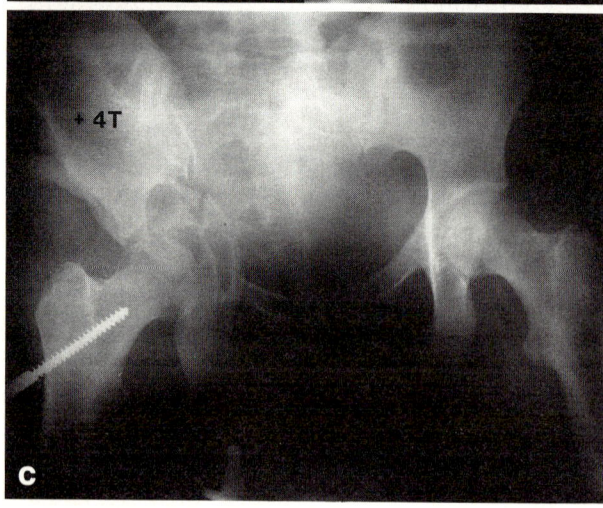

Abb. 4a–f. Konservative Therapie bei Trümmerfraktur des Azetabulums. **a, b** Beckenübersicht sowie Ala- und Obturatoraufnahme am Unfalltag. **c** Kombinierter Längs- und Seitzug, zunehmende Reposition infolge Ligamentotaxis. **d** Zustand nach 7 Wochen mit zufriedenstellendem Remodelling. **e** Knöcherne Heilung nach 9 Monaten. **f** Ausheilungsbild nach 3 Jahren mit freier Funktion

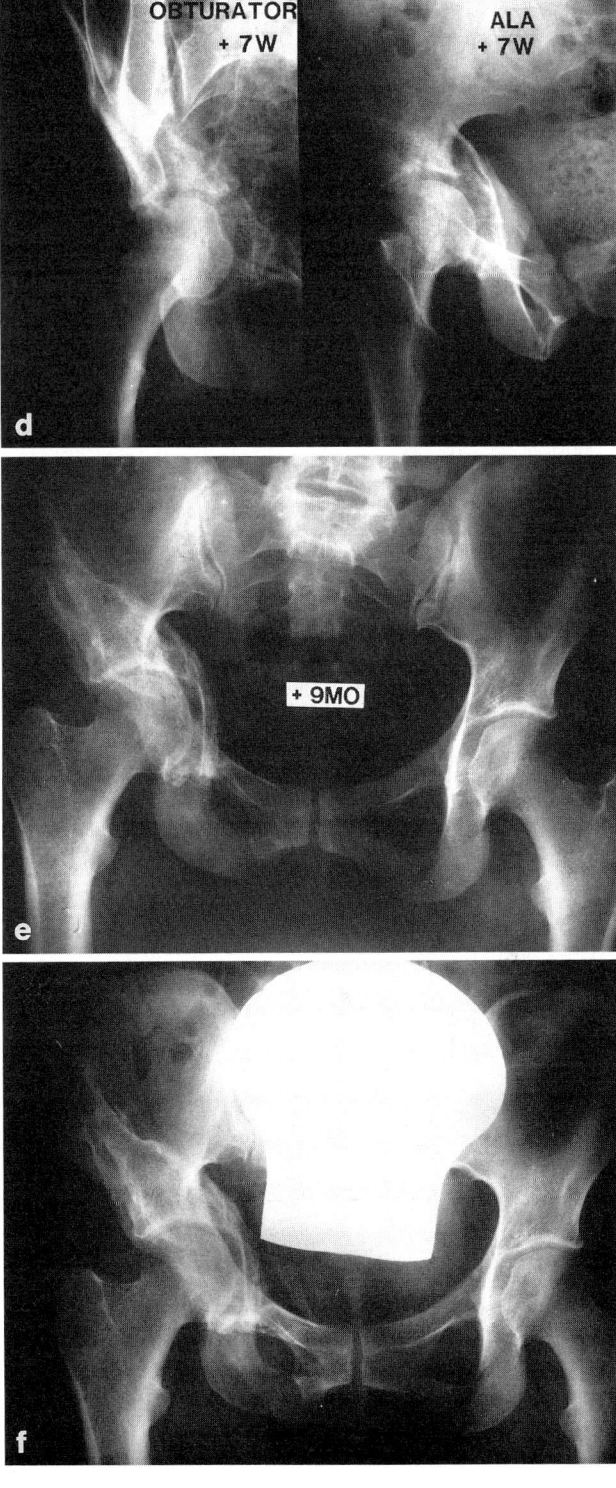

Abb. 4d–f

Gerade die letztere Gruppe ist nach unserer Erfahrung nicht selten. Entsprechend der biomechanischen Bedeutung der 3 Pfeiler kann die Indikation zu operativer oder konservativer Therapie zusätzlich wie folgt abgegrenzt werden:

Biomechanische		kranialer			Operations-
Bedeutung	↓	dorsaler	Pfeiler	↑	indikation
		ventraler			

Der anfängliche Entschluß zum konservativen Vorgehen muß im Sinne eines Indikationswechsels dann aufgehoben werden, wenn die Reposition mittels suprakondylärer Längsextension und fallweise seitlicher Trochanterzugschraube nicht ausreichend gelingt. Die seitliche Zugschraube ist bezüglich einer Pininfektion infolge der Relativbewegungen der Weichteile hochgradig gefährdet, so daß eine evtl. erforderliche operative Rekonstruktion nicht zuletzt aus diesem Grund alsbald, d. h. innerhalb der ersten Woche p. t. durchzuführen ist.

Aus diesen Gründen ist es verständlich, daß die konservative Therapie von Azetabulumfrakturen vor allem in den ersten Tagen einer engmaschigen radiologischen (Reposition, Retention) und lokalen (Extensionsstellen, Lagerung) Kontrolle bedarf. Abschließend sollen ein paar Zahlen aus dem eigenen Krankengut, ergänzt durch entsprechende Angaben aus der Literatur, zeigen, welchen Stellenwert die konservative Therapie in unserem sowie im Krankengut verschiedener anderer Zentren spielt. Von 1979–1985 wurden in der Berufsgenossenschaftlichen Unfallklinik Tübingen 51 Hüftpfannenbrüche einem konservativen Behandlungsregime unterworfen. Die Verteilung auf die einzelnen Frakturtypen zeigt Tabelle 1.

Tabelle 1. Verteilung der Frakturtypen

Grundformen		Kombinierte Formen	
Typ I	1	Typ V	10
Typ II	1	Typ VI	5
Typ III	6	Typ VII	8
Typ IV	15	Typ VIII	6

Die Nachuntersuchung von 39 Frakturen durchschnittlich nach gut 30 Monaten unter Verwendung des Schemas von M. d'Aubigne und Charnley ergibt die in Tabelle 2 aufgezeigten Ergebnisse.

Tabelle 2. Nachuntersuchungsergebnisse

	I	II	III	IV	V	VI	VII	VIII
Sehr gut			2	7	1			1
Gut				3	2	2	1	3
Mäßig		1	3	1	1	3	3	2
Schlecht					2			1
Gesamt		1	5	11	6	5	4	7

Aus diesen Resultaten ist keine statistische Signifikanz abzuleiten, da die Fallzahlen pro Frakturtyp zu klein sind. Es zeigt sich aber, daß tiefe Querfrakturen sowie ventrale Pfeilerfrakturen mit oder ohne tiefe Querfraktur dorsal diejenigen Bruchformen darstellen, die bei nicht zu starker Dislokation und guter Reposition für eine konservative Therapie gut geeignet sind.

Die Sammelstudie der Deutschen Sektion der AO-International aus den Jahren 1974–1978, basierend auf 282 Fällen, ergibt für die dorsalen Pfeilerbrüche gleichwertige Ergebnisse bei konservativer und operativer Therapie, bei kombinierten Pfeilerbrüchen aber deutliche Vorteile für die operative Rekonstruktion [2]. Martinek et al. erhalten bei 53 konservativ behandelten Patienten, von welchen 27 langzeituntersucht werden konnten, in 50 % gute funktionelle Resultate, weniger abhängig vom Frakturtyp, sondern vielmehr von der primären Dislokation bzw. dem Repositionsergebnis [5].

Weigand und Schweikert überblicken 204 konservativ behandelte und nachuntersuchte Patienten mit Azetabulumfrakturen und stellen fest, daß bei den Frakturtypen I mit großem Pfannenrandfragment sowie bei den Typen II, IV und VII mit stärkerer Dislokation durch dieses therapeutische Management in bis zu 90 % mäßige bis schlechte Ergebnisse zu erwarten sind [7, 9].

Wenig verschobene dorsale Pfannenrandfrakturen mit kleinem Fragment sowie Frakturen der Typen III und VIII zeigen dagegen auch bei stärkerer Dislokation meist gute Langzeitresultate.

Rojczyk und Coch differenzieren 1980 die Ergebnisse von 107 Azetabulumfrakturen nach konservativer (41) und operativer (66) Therapie und finden bei ersterer Behandlung über 83 % gute und sehr gute Resultate.

Mehr als die Hälfte der Patienten weisen Querbrüche auf, 7 sogar mit dorsokranialem Keil. Die in 2/3 der operierten Fälle der Typen I und V sowie die ebenfalls operativ versorgten einfachen oder kombinierten dorsalen Pfeilerfrakturen weisen in 76 % der Fälle gute und sehr gute Ergebnisse auf.

Petroff überschaut 67 Patienten mit Frakturen der Hüftpfanne, von welchen zusammen 10 Fälle der Typen I (2), IV (7) und V (1) konservativ behandelt wurden und überwiegend gute Ergebnisse zeigen [6].

Bei einer insgesamt deutlichen Zunahme von in unserer Klinik behandelten Azetabulumfrakturen ergibt sich in den letzten Jahren die in Tabelle 3 angegebene Verteilung zwischen operativer und konservativer Vorgehensweise.

Die Nachuntersuchung einschließlich einer Aufschlüsselung nach Frakturtypen steht momentan noch aus. Bisher zeigen die Verlaufskontrollen nach konservativer Therapie im-

Tabelle 3. Verteilung zwischen den einzelnen Therapieformen

	Konservativ	Operativ	Gesamt
1986	19	7	26
1987	12	4	16
1988	13	5	18
1989	22	8	30

mer dann gute Ergebnisse, wenn bei korrekter Indikationsstellung nach einer möglichst vollständigen Reposition und exakten Retention, z. B. auch mit Trochanterzugschraube, eine weitestgehende Wiederherstellung der Form der Hüftpfanne gelingt [11]. Nicht zuletzt bei Zertrümmerungen des Azetabulums mit fehlender Möglichkeit der operativen Rekonstruktion sind durch eine konservative Behandlung mit Längs- und Seitzug mitunter frappierende Erfolge möglich. Trotzdem müssen die Grenzen dieses Managements erkannt und dann operative Maßnahmen ergriffen werden, wenn es sich um dorsale Pfannenrand- oder dislozierte Pfeilerfrakturen bzw. um hohe Querbrüche mit oder ohne dorsokraniales Fragment handelt. Für die richtige Indikationsstellung sind neben bekannten diagnostischen Standards neue bildgebende Verfahren hilfreich, so daß die Entscheidung bezüglich des Vorgehens erleichtert und das individuell angefertigte Management gewählt werden kann.

Literatur

1. Judet R, Letournel E (1964) Fractures of the acetabulum: Classification and surgical approaches for open reduction. J Bone Joint Surg [Am] 46 : 1615
2. Jungbluth KH, Sauer H-D, Schöttle H (1970) Ergebnisse der operativen Rekonsktruktion verschobener Acetabulumfrakturen – Sammelstatistik der Internationalen Arbeitsgemeinschaft – Sektion Deutschland. Hefte Unfallheilkd 140
3. Jungbluth KH (1983) Frakturen des Acetabulum. Langenbecks Arch Chir 361 : 179–1983
4. Letournel E (1980) Acetabulum fractures: classification and management. Clin Orthop 1511
5. Martinek H, Egkher E, Fasol P (1978) Langzeitergebnisse nach konservativer Behandlung von Hüftpfannenbrüchen. Unfallheilkunde 81 : 1–5
6. Pitroff T Behandlung und Behandlungsergebnisse der Hüftpfannenbrüche. Med. Dissertation, Johann-Wolfgang-Goethe-Universität Frankfurt/Main
7. Schweikert C-H, Weigand H (1979) Ergebnisse nach konservativer und operativer Therapie der Acetabulumfrakturen. Hefte Unfallheilkd 140
8. Tile M (1980) Fractures of the acetabulum. Orthop Clin North Am 11/3
9. Weigand H, Schweikert C-H (1979) Frakturtypen des Acetabulums. Hefte Unfallheilkd 140
10. Weigand H, Sarfert D, Kurock W (1977) Diagnostik und Einteilung der Hüftpfannenbrüche. Unfallchirurgie 3 : 121–130
11. Weise K, Weller S (1987) Die konservative Therapie beim Hüftpfannenbruch – Indikation und Ergebnisse. Akt Traumatol 17 : 277–283
12. Weller S (1980) Hüftpfannenbrüche. Langenbecks Arch Chir 352

Conservative Treatment of Acetabular Fractures

M. Heeg, H. J. Klasen, and H. J. M. Oostvogel

Afdeling Chirurgie, Academisch Ziekenhuis, Postbus 30.001, NL-9700 RB Groningen

Fractures of the acetabulum are rare, therefore the individual surgeon is frequently unable to obtain wide experience of their treatment. As these fractures involve a major weight-bearing joint, they are of great clinical importance and pose a challenge to the diagnostic and management skills of most surgeons.

Hefte zur Unfallheilkunde, Heft 222
P. Habermeyer/L. Schweiberer (Hrsg.)
© Springer-Verlag Berlin Heidelberg 1992

Traditionally, acetabular fractures were treated conservatively with varying degrees of long-term success. Difficulties with surgical exposure and the frequency of major associated traumatic injuries have meant that many surgeons avoid surgical treatment . The poor outcome after conservative treatment of certain types of fracture, especially those with a disrupted weight-bearing dome, has led to an increase in the popularity of operative treatment. Several new surgical approaches, reduction and fixation techniques have been described. The long-term results and inherent complications, such as infection, heterotopic calcification, and sciatic nerve injuries involved with these often formidable surgical interventions, have not been clearly established. As inconstant results have been reported with both conservative and operative treatment the choice of a specific treatment for a patient with a certain type of fracture is not an easy task. Lacking are criteria to aid the surgeon in deciding whether conservative treatment is appropriate for a given fracture, or whether the inherent risks of operative treatment should be accepted in an attempt to restore the intra-articular anatomy.

A congruous relationship between the femoral head and the acetabular roof has frequently been indicated as a very important prognostic factor in the ultimate result, and thus forms an important factor in the decision-making process [2, 15]. The purpose of this retrospective analysis of acetabular fractures treated conservatively was to evaluate the role of the weight-bearing dome and the amount of displacement between the femoral head and acetabulum in the ultimate results.

Patients and Methods

From 1972 to 1981 we treated 135 adults with fractures of the acetabulum. Of these patients 85 were treated conservatively and 50 by open reduction and internal fixation. We were able to evaluated 56 patients with 57 fractures of the acetabulum. The remainder were either decreased (16 patients) or could not be traced (13 patients).

Of the 56 patients included, 38 were male and 18 female; the right hip was affected in 33 patients, the left in 24. The average age of the patients at the time of injury was 37 years (range 18–60). Eleven patients had associated fractures of the lower limb and 5 patients suffered from a primary nerve injury. The lumbar plexus was damaged in three patients with extensive sacroileal disruption and there were two patients with transient peroneal nerve palsy.

The fractures were classified according to Letournel and Judet [8] (Fig. 1).

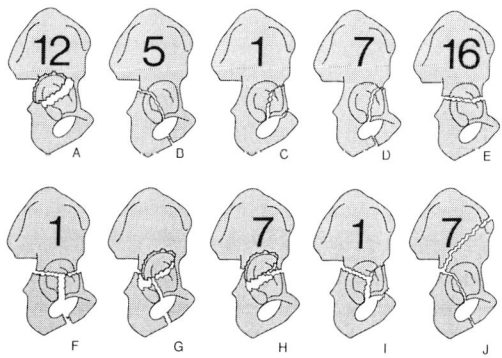

Fig. 1A–J. Types of acetabular fractures treated conservatively (Letournel/Judet classification). **A** posterior wall, **B** posterior column, **C** anterior wall, **D** anterior column, **E** transverse, **F** T-shaped, **G** posterior column and posterior wall, **H** transverse and posterior wall, **I** anterior wall and posterior hemitransverse, **J** both columns

Indications

Our indications for conservative treatment were: (1) Successful closed reduction of the femoral head which could be maintained during the period of traction; (2) fractures with severe comminution, in which it was assumed that an operation could not improve fracture reduction; (3) poor general condition of the patient.

Treatment

In the case of an associated dislocation of the femoral head reduction was obtained under general anaesthesia within 24 hours after the accident. In the case of posterior dislocation the hip was tested for stability in 90 degrees of flexion. If redislocation occurred the patients was operated on and was not included in this series. Central fracture dislocations were also reduced unter general anaesthesia, according to the method described by Rowe and Lowell [12]. Conservative treatment consisted of supracondylar or tibial traction. Eight patients were treated with bedrest only, without traction for various reasons such as contaminated wounds or concomittant fractures of the affected leg. The average skeletal traction period was 5.9 weeks (ragne 0–14 weeks), followed by progressive weight-bearings. Full weight-bearing was allowed after an average of 4.9 months (range 2–12 months).

Assessment

Follow-up examination was performed after an average of 7.9 years (range 4–12 years) and included radiography. We considered residual displacement of 2 mm or less to be congruent. The functional result was evaluated with the Harris hip score [4]. The criteria for degenerative changes are listed in Table 1. The Brooker classification of heterotopic calcification was used [1].

Table 1. Radiographic criteria used to assess degenerative changes

Grade	Findings
Excellent	Normal radiograph
Good	Minimal sclerosis
	Minimal joint narrowing
	Minimal spur formation
Fair	Moderate sclerosis
	Moderate joint narrowing
	Moderate spur formation
	Moderate mottling of the femoral head
Poor	Any collapse of femoral head
	Subluxation of femoral head
	Severe spur formation
	Subchondral cyst formation
	Severe Joint narrowing or ankylosis

Roof-arc measurements, described by Matta et al. [9, 10], were used to estimate how much of the acetabular weight-bearing dome (WBD) had remained intact after the fracture (Fig. 2A–C). The system utilizes three measurements. The medial roof-arc is measured on the anteroposterior view by drawing a vertical line to the geometric centre of the acetabulum. A second line is drawn from the point where the fracture line intersects the roof of the acetabulum to the same geometric centre of the acetabulum. The angle thus formed is called the medial roof-arc. Similar angles can be calculated on the iliac oblique radiograph (posterior roof-arc) and obturator oblique radiograph (anterior roof-arc). The WBD is considered to be intact if the anterior roof-arc constitutes an angle of $\geq 40°$, the medial-roof arc of $\geq 30°$, and the posterior roof-arc of $\geq 50°$. This measurement method is most useful in cases of isolated posterior or anterior column fractures, transverse and T-shaped fractures, or posterior hemitransverse fractures. The roof-arc measurements are of limited value for evaluating both-column fractures and posterior wall fractures. In both-column fractures the roof is usually completely detached from the iliac wing with

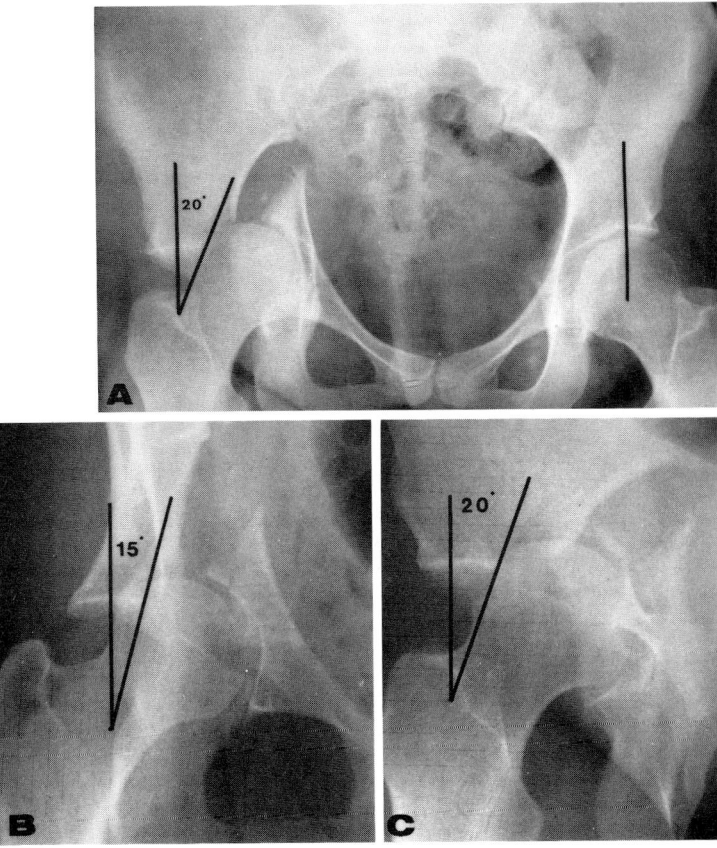

Fig. 2A–C. Roof-arc measurements to evaluate the weight-bearing dome. This patient sustained a high transverse acetabular fracture through the weight-bearing dome. **A** AP view: medial roof arc. **B** Obturator oblique view: anterior roof arc. **C** Posterior roof arc

little loss of contact between femoral head and acetabular roof, which makes the roof-arc measurement unreliable.

Results

The functional and radiographical results in relation to congruency and involvement of the WBD are listed in Table 2. For practical reasons the good and excellent results as well as the fair and poor results are grouped together.

Congruency could be achieved in 46 patients. In 41 of these patients the functional results was excellent or good. The radiographical result was good or excellent in all 46 patients. In 11 patients the fracture line crossed the WBD. Only two of these 11 patients had excellent functional results. One patient sustained a both-column fracture (Fig. 3a, b) and the other had a pure transverse fracture. The fair or poor functional and radiographical results in this category all concerned fractures with involvement of the posterior wall and/or column.

The influence of the involvement of the WBD on the ultimate functional and radiographical results is also presented in Table 2. Eleven patients were excluded because the fracture was confined to the rim of the posterior wall of the acetabulum. In the remaining 46 fractures, 19 crossed the WBD and 27 did not. Of the 19 patients with involvement of the WBD, the functional results were good or excellent in nine patients; the radiographical results were good or excellent in 13 patients.

When the WBD was not involved, 24 out of 27 patients had good or excellent functional results, and all patients had good or excellent radiographical results.

The results of fractures crossing the WBD in which congruency was not achieved are mentioned above (11 patients of whom nine had fair or poor results). Much better results were seen in fractures through the WBD where congruency had been achieved. Seven out of the eight patients had good or excellent functional results. These results are not listed in Table 2.

Table 2. Overall functional and radiographical results, in relation to congruence (≤ 2 mm displacement) and involvement of the WBD in 57 conservatively treated acetabular fractures

| | Congruence | | WBD Involved[a] | |
	Yes	No	Yes	No
Total	46	11	19	27
Functional results:				
Good/excellent	41	2	9	24
Fair/poor	5	9	10	3
Radiographical results:				
Good/excellent	46	5	13	27
Fair/poor	0	6	6	0

[a] Eleven patients were excluded, as the fracture was confined to the rim of the acetabulum.

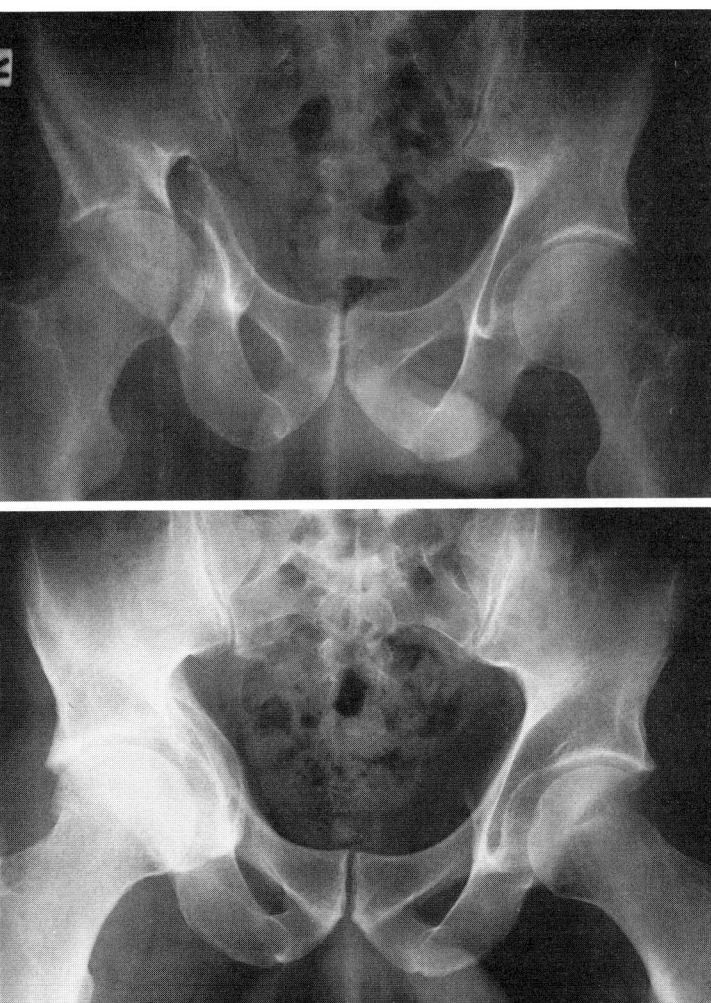

Fig. 3 a, b. A 38-year-old patient with a both-columns fracture. The weight-bearing dome was involved. **a** Initial radiograph. **b** Result, five years after conservative treatment. The patient had an excellent functional and radiographical result

Complications

Early complications developed in 11 Patients. Seven patients developed urinary or respiratory tract infection; three patients had infection at the traction site which necessitated premature removal of the traction pins. One patient developed lung embolism despite anticoagulant prophylaxis.

Late complications developed in six patients. Four patients suffered from partial avascular necrosis of the femoral head in combination with extensive degenerative changes. In these patients total-hip arthroplasty was performed up to four years after the accident. Two patients developed minor, asymptomatic, heterotopic calcifications (Brooker grade II).

Two of the three patients with a lumbar plexus lesion had late symptoms which persisted, and caused the patients to become an invalid.

Discussion

The primary goal in the management of acetabular fracture/dislocation should be reduction of the femoral head, if present. The incidence of avascular necrosis of the femoral head has been directly related to the length of time the hip remains dislocated [13]. In three case of *posterior* fracture/dislocations, the following conditions are generally accepted as definite indications for open reduction: (1) failed closed reduction, (2) an unstable joint after closed reduction, (3) loose intra-articular fragments or interpositioning and (4) persistent sciatic nerve injury with a displaced bony fragment [3, 8, 11, 14]. Posterior rim fractures without instability of the hip or interpositioning are generally treated conservatively [14].

The preferred treatment for fractures with *central or medial* displacement is much more open to debate, although the emphasis has shifted towards open reduction and internal fixation (ORIF). Undisplaced or minimally displaced fractures are generally treated conservatively but some authors, such as Letournel and Judet [8], advocate ORIF for every displaced acetabular fracture. At present there are no conclusive findings as to whether or not the severe late sequelae of an acetabular fracture can indeed be minimized with operative treatment. The prognosis and complication rate after ORIF varies in different reports and this is probably a reflexion of the highly variable characteristics of the fracture itself [5]. As we achieved unsatisfactory results after ORIF in patients with extensive comminution or osteochondral damage and in patients presenting or referred after three to four weeks, we advocate a conservative approach for these types of fracture [6].

In fractures with significant medial displacement we perform reduction under general anaesthesia, according to the guidelines of Rowe and Lowell [12]. A supracondylar or proximal tibial threaded Steinmann pin or Denham nail is inserted and longitudinal traction with 5 %–10 % of the body weight is instituted. Suspended traction is applied to the lower extremity, with slight abduction of the hip. Whether or not lateral skeletal traction should be applied is still open to debate. In the immediate phase of treatment there seems to be no place for lateral skeletal traction. If after 48 hours of longitudinal traction insufficient reduction has been obtained, lateral traction can be considered. A swathe can be placed high in the groin or skeletal traction can be applied through crossed Steinmann pins or trochanteric screws to provide a direct lateral pull.

However, if surgery is still anticipated the position of the lateral traction device may compromise the approach. Therefore we fell there is no place for the immediate application of a trochanteric screw. Pin ract infections, especially in the trochanteric region, are frequently caused by local fat necrosis and may easily lead to osteomyelitis of the greater trochanter, which prevents later reconstructive surgery [15].

When congruous reduction (less than 2 or 3 mm residual displacement) is achieved, the fracture is treated conservatively. If the reduction is incongruous the operability of the fracture should be assessed. As Tile stated [14], the operability of a fracture depends on the characteristics of the fracture and patient, as well as the experience of the surgical team. In recent literature, attention has focused on the importance of re-establishing the WBD, as a prognostic factor in the ultimate results. Involvement of the WBD may influence the decision for a certain type of treatment. The roof-arc measurements of Matta et al. [9, 10] are a useful tool for evaluating the involvement of the WBD, but these measurements are no more than guidelines to facilitate the identification of the WBD on plain radiographs. In seven out of the eight patients in whom the WBD was involved but complete joint congruence could be achieved the ultimate functional results were excellent or good. The radiographical results showed that the fractures crossing the WBD gave less favourable results than the fractures which did not involve the WBD. The same applies to fractures in which congruency was not achieved in comparison to congruent fractures. Our findings suggest that joint congruency is the most important factor in the ultimate result of treatment. These findings also indicate that the conservative treatment of acetabular fractures can be very successful, even with violation of the WBD, provided that congruency is achieved and preserved during the period of traction.

In 14 patients with unsatisfactory results, 12 patients had fractures which involved more than the rim of the posterior wall, high transverse or T-shaped fractures. Open reduction and internal fixation should be considered in these fracture types. On the other hand, low transverse and anterior wall/column fractures and both-column fractures with secondary congruence, but without posterior displacement, gave satisfactory results after conservative treatment. Based on our studies of both conservative and operative treatment for acetabular fractues [5–7] and an unpublished update in patients treated up to 1987, we feel there are still several indications for conservative treatment:

1. Undisplaced or minimally (< 3 mm) displaced fractures.
2. Rim fractures of the posterior wall without instability of the hip or interpositioning.
3. Extensive comminution or osteochondral damage.
4. Fractures presented late ($> 3 - 4$ weeks after the initial injury).
5. Fractures without involvement of the WBD.
6. Both-column fractures with secondary congruence, but with minor posterior displacement.
7. Low anterior column fractures.
8. Low transverse fractures.

References

1. Brooker AF, Bowerman JW, Robinson RA, Riley LH (1973) Ectopic ossification following total hip replacement: incidence and a method of classification. J Bone Joint Surg [Am] 55 : 1629–1632
2. Carnesale PG, Stewart MJ, Barnes SN (1975) Acetabular disruption and central fracture dislocation of the hip. A long-term study. J Bone Joint Surg [Am] 57 : 1054–1059
3. Conolly JF (1981) Fractures of the acetabulum. In: The management of fractures and dislocations, 3rd edn. Saunders, Philadelphia, pp 1335–1364
4. Harris WH (1969) Traumatic arthritis of the hip after dislocation and acetabular fractures: treatment by mold arthroplasty: an end-result study using a new method of result evaluation. J Bone Joint Surg [Am] 51 : 737–755
5. Heeg M (1990) Fractures of the acetabulum. Thesis, State University of Groningen, Netherlands
6. Heeg M, Klasen HJ, Visser JD (1990) Operative treatment for acetabular fractures. J Bone Joint Surg [Br] 72 : 383–386
7. Heeg M, Oostvogel HJM, Klasen HJ (1987) Conservative treatment of acetabular fractures: the role of the weight-bearing dome and anatomic reduction in the ultimate results. J Trauma 27 : 555–559

8. Letournel E, Judet R (1981) Fractures of the acetabulum. Springer, Berlin Heidelberg New York
9. Matta JM, Anderson LM, Epstein HC (1986) Fractures of the acetabulum: a retrospective analysis. Clin Orthop 205 : 230–240
10. Matta JM, Mehne DK, Roffi M (1986) Fractures of the acetabulum: early results of a retrospective study. Clin Orthop 205 : 241–250
11. Moll JH (1973) Fractures and dislocations of the hip. General review. In: Tronzo RG (ed) Surgery of the hip joint. Lea and Febinger, Philadelphia, pp 450–471
12. Rowe, Lowell JD (1973) Bursting fractures of the acetabulum, involving the innerwall and superior dome. AAOS Instructional Course Lectures 22 : 145–158
13. Schweikert CH, Weigand H (1979) Ergebnisse nach konservativer und operativer Therapie der Acetabulumfrakturen. Hefte Unfallheilkd 140 : 166–180
14. Tile M (1984) Fractures of the pelvis and acetabulum. Williams and Wilkins, Baltimore
15. Tipton WW, D'Ambrosia RD, Ryle GP (1975) Non-operative treatment of central fracture-dislocations of the hip. J Bone Joint Surg [Am] 57 : 888–893

Results of Conservative Treatment of Fractures of the Acetabulum

F. Pecorelli and P. Della Torre

Cattedra di Clinica Ortopedica, Università di Perugia, I-06100 Perugia

The treatment of fractures of the acetabulum is still a controversial subject. There has in recent years been a tendency towards surgical rather than conservative treatment but more recently it has been observed that the long-term results of both types of treatment are not dissimilar.

The present study is a retrospective analysis of the results of conservative treatment of 72 multifragmentary fractures of the acetabulum, conducted with the aim of determining those factors which may be crucial in the logical choice of complex surgery as opposed to a more conservative approach.

Classification

Of the various classifications we chose that of Judet and Letournel [1], which includes ten types of fracture divided into simple and complex. Nonetheless, the division into ten types seems to be unnecessarily analytical and perhaps superfluous in determining prognosis and indications for treatment.

For this reason we thought it might be useful to divide the fractures, according to Tile [4], into three groups: posterior, anterior and transverse, each of which is subdivided into simple and complex fractures.

Method of Conservative Treatment

In synthesis our procedure is as follows. Reduction is generally carried out by gradual transcondylar traction after urgent reduction of any dislocation. Sometimes it is necessary

Hefte zur Unfallheilkunde, Heft 222
P. Habermeyer / L. Schweiberer (Hrsg.)
© Springer-Verlag Berlin Heidelberg 1992

to add lateral traction through the trochanter and femoral neck. The amount of traction is generally from 1/8 to 1/5 of the patient's body weight over a period varying from 4 to 6 weeks, depending on the type of fracture. Further immobilisation may be in plaster or by maintaining traction which is gradually reduced so as to permit non-weight-bearing mobilistion of the limb and avoid osteoporosis and algodystrophy.

Material and Method

From 1959 to 1980, 218 fractures of the acetabulum were treated conservatively at the orthopaedic Clinic of the University of Perugia. In addition to patients who died due to non-related causes, we also excluded from the review those who would have been aged more than 85 years at follow-up examination (total 28 patients) and 118 fractures without displacement, which do not create problems with regard to treatment and presumably do not lead to long-term complications. The remaining 72 cases were followed up for an average of 11.6 years (minimum 5, maximum 25 years) and included both clinical and radiographic evaluation [5].

The former was essentially based on three of d'Aubigne's parameters [3]: pain, walking and joint mobility, each assigned from 1 to 6 points. Based on the sum of the three scores, the following were rated as "successes": excellent results (18–17 points) and good results (16–15 points). "Failures" were rated as follows: fair results (14–13 points) and poor results (less than 13 points).

Results

The clinical overall evaluation was: successes 70 % and failures 30 %.

The successes and failures were determined according to the various parameters referred to, in order to provide a reasonably good approximation of the expected prognosis for the type of treatment adopted. For some of those parameters we briefly list the follow-up rates of success:

Age basis: patients aged under 40 years 86 %, those over 40 years 63 %
The complexity of the fracture: simple fractures 77 %, complex fractures 56 %
Topography: posterior fractures 62 %, anterior 87 %, transverse 68 %

In fractures with associated dislocation the success rate (48 %) was less than in fractures without dislocation (84 %) due to higher incidence of ischaemic necrosis of the femoral head in the dislocation group. When residual displacement was less than 1 cm the success rate was 81 %. If it was more than 1 cm the rate diminished to 52 %.

Joint Congruence

A study of joint congruence emphasized the importance of this parameter to the quality of the results. It was evaluated by coxometry. This measures the distance between the centre of the femoral head and the centre of the roof, which under normal conditions coincides in all radiographic projections and CT scans. If the distance between the two centres exceeded 5 mm the congruence was judged as poor (Fig. 1).

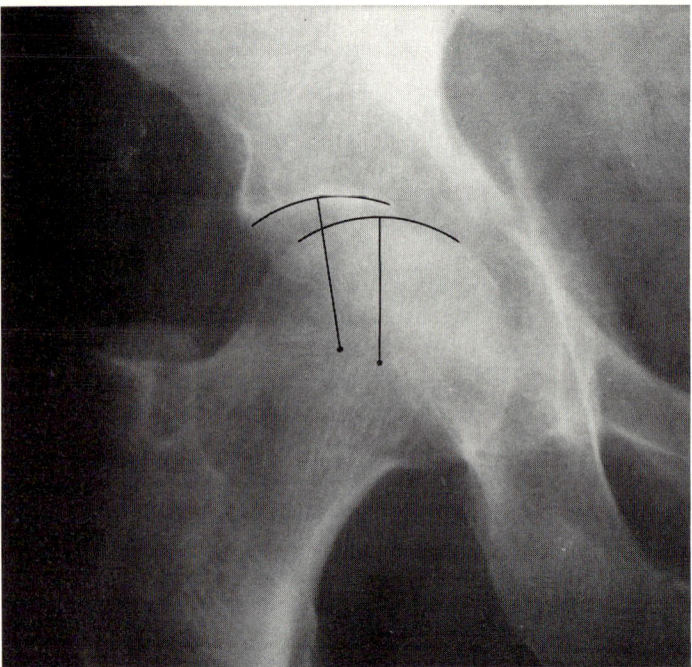

Fig. 1. Coxometry. Under normal conditions the centres of curvature of the head and the roof coincide. The extent of head roof incongruency is thus expressed by the distance between the two centres

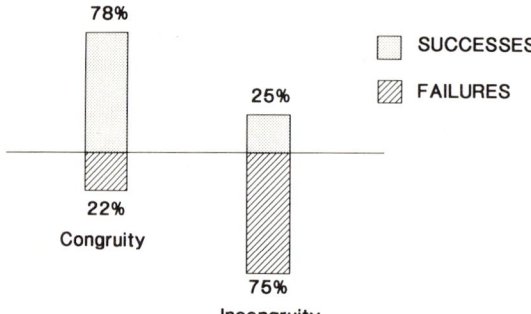

Fig. 2. Clinical results in relation to head roof congruency. To the left, the results of the congruent cases. To the right, the results of the incongruent cases

In our studies, good congruence had a success rate of 78 % whereas incongruence had a failure rate of 75 % (Fig. 2). There is therefore a double correlation between congruence and success as well as incongruence and failure. This parameter is therefore of crucial importance.

Involvement of the Acetabular Support (The "Dome")

The study of the weight-bearing dome proved to be of particular importance. The support surface of the acetabulum is generally regarded as the dome of thickened bone which on the anteroposterior radiograph is congruent with the upper border of the femoral head ("eyebrow" according to Pauwels, "weight-bearing dome" according to American authors).

However, the anteroposterior view shows only a linear arch, whereas in fact the support surface is much wider, particularly posteriorly. The oblique obturator projection emphasizes how this support surface extends posteriorly.

We also studied the problem by measuring the width of the support surface, which is considered normal when it is a segment of the arc of the thickened bone of the acetabulum and corresponds to a 60° angle at the centre (Fig. 3). We arbitrarily assumed a 45° angle

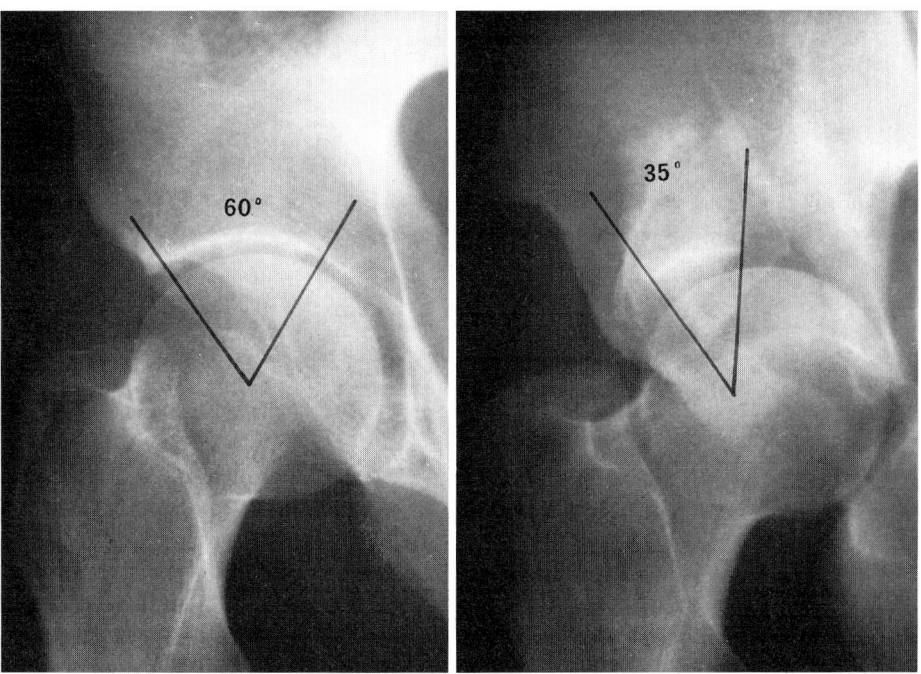

Fig. 3. The weight-bearing surface measured through the angle traced at the centre of the arc of the thickened bone of the acetabulum. On the left, a normal case. On the right the weight-bearing dome is greatly reduced (35° angle)

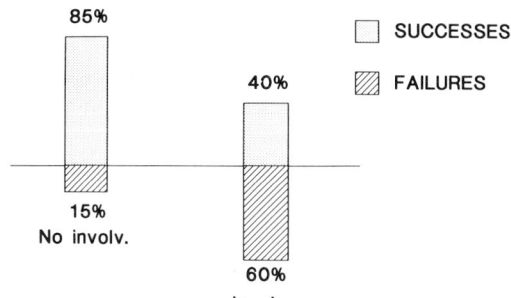

Fig. 4. Clinical results in relation to the involvement of the acetabular dome. To the left, the dome is intact. To the right, it is fractured

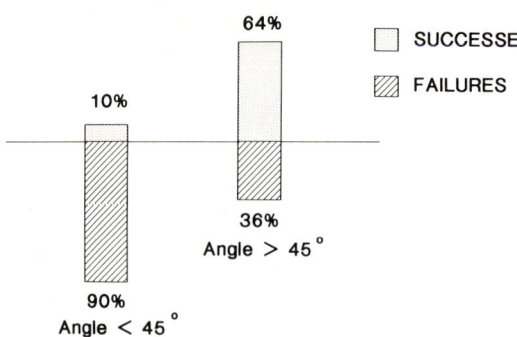

Fig. 5. Clinical results in relation to the degree of dome involvement. If the weight-bearing dome has an angle more than 45° the success rate is 64 %. If it is less than 45° the success rate is 10 %

as the minimum sufficient value, which corresponds to about 80 % of the normal weight-bearing dome [6].

If it remained intact the success rate was 85 %, whereas if it was involved in the fracture, this dropped to 40 % (Fig. 4).

Our case-study furthermore emphasizes the fact that the low rate of success (40 %) met with when the weight-bearing dome was involved, dropped to 10 % when the intact segment of the weight-bearing dome was inferior to 45° (Fig. 5).

Typifying the Fractures of the Acetabulum

From an analysis of the correlations between the various features of each fracture and the quality of the results obtained, it is possible to determine the "personality" of each type of fracture in terms of factors which either favourably or unfavourably influence the prognosis. This in turn affects the choice of treatment. They may be subdivided as follows:

Favourable

A   Integrity of the support surface
    (acetabular dome)
B   Congruency
C   Anterior site of fracture
D   Age under 40 years
E   Absence of dislocation
F   Displacement less than 1 cm
G   Simple type of fracture

Unfavourable

H   Fracture of the support surface
I   Incongruency
J   Presence of dislocation
K   Displacement more than 1 cm

The columns in Fig. 6 correspond to the factors listed above and express the relationship between success and failure rates. The column in double outlines, listing the overall results, may be used as a reference point.

The columns on the left clearly play the major role in the successes, in that their success rates are consistently higher, and their failure rates consistently lower, than those of the global results, while the opposite applies in the columns on the right.

It may thus be assumed that the factors expressed by the columns on the left are favourable factors for prognosis, while those on the right are unfavourable. Many of these factors can influence the prognosis either negatively or positively. Joint congruence (arrow head)

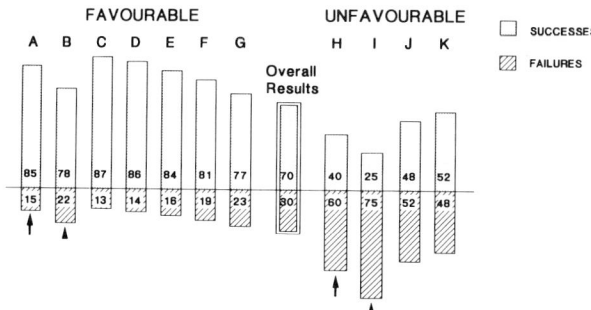

Fig. 6. Graphic representation of the favourable and unfavourable effects of factors *A* to *K*, referred to in the text, expressed as percentage. The column (centre right) in double outlines represents the overall results to be used as a reference point (70% success, 30% failure). To the left, factors favourable to the prognosis, to the right, factors unfavourable to the prognosis. Congruity of the femoral head *A* with an intact dome *B* are clearly of paramount importance

and involvement of the acetabular dome (arrow) influence the prognosis both negatively and positively and have therefore by far the most significant influence; that is why they are the two most important factors in determining treatment in each type of fracture.

Conclusion

We would submit that the results of our study may be considered reliable because they are derived from a well documented case series with an adequate follow-up of all the cases.

If conservative treatment is chosen it must be based on a rigorous evaluation of the various factors typifying the fracture, in particular the degree to which the acetabular dome is compromised and the degree of joint congruency.

However, we have come to the conclusion that conservative and surgical treatment are not antithetical, but rather that surgery should be reserved for those cases in which conservative treatment has failed to establish good congruency between the femoral head and a sufficient segment of the roof of the acetabulum.

References

1. Judet R, Letournel E (1974) Les fractures du cotyle. Masson, Paris
2. Matta JM, Anderson LM, Epstein HC, Hendricks P (1986) Fractures of the acetabulum. A retrospective analysis. Clin Orthop 205 : 230–240
3. Merle d' Aubigne R (1970) Cotation chiffrée de la fonction de la hanche. Rev Chir Orthop 56 : 481–486
4. Tile M (1984) Fractures of the pelvis and acetabulum. William and Wilkins, Baltimore
5. Pecorelli F, Della Torre P (1987) Fractures of the acetabulum: conservative treatment and results. Ital J Orthop Traumatol 13/3 : 307–318
6. Pecorelli F, Della Torre P (1989) Tipizzazione delle fratture del cotile. Arch Putti Chir Organi Mov 37/2 : 419–426

Beckenringfrakturen: Konservativ oder operativ?

P. Fröhlich und J. Szita

Zentralinstitut für Traumatologie, Orszàgos Baleseti Intézet (Direktor: Prof. Dr. A. Renner),
Mezö 1 und 17, H-1081 Budapest

Durch biomechanische Messungen am Becken haben sich die klinischen Beobachtungen bestätigt, daß die vorderen Verbindungen des Beckenrings für die Stabilität der lasttragenden hinteren Beckenhälfte nicht von wesentlicher Bedeutung sind [5, 10, 12]. So ist es verständlich, daß sich die Klassifizierung und Behandlung der Beckenfrakturen nach der Stabilität der hinteren Ringhälfte orientiert [1, 5].

In der Literatur werden die Beckenringverletzungen nach dem Unfallmechanismus und der Schädigung der Stabilität klassifiziert [5, 10]. Das Problem dieser *Einteilung* bleibt jedoch, daß der Unfallhergang am Patienten schwer zu rekonstruieren ist, zum anderen die Erfassung aller Verletzungslokalisationen vorn und hinten mit ihren Kombinationsmöglichkeiten für die Praxis zu viele Untergruppen erfordert. Dennoch beinhalten alle Einteilungen 3 Hauptformen: die Verletzungen der vorderen Beckenhälfte – als stabile (Typ A) – , die vorderen und hinteren inkompletten Ringverletzungen – als bedingt instabile (Typ B) – und die hinteren kompletten instabilen (Typ C) Verletzungsformen. Die isolierten vertikalen Sakrumfrakturen (Typ D) sind selten. Da die Azetabulumfrakturen sowohl mit stabilen wie auch mit instabilen Beckenringfrakturen kombiniert sein können, und die Behandlung vorwiegend die Gelenkfrakturen bestimmen, empfehlen wir diese als Sonderform (Typ E) einzuordnen.

Zur genauen *Diagnostik* reichen meist 3 Röntgenaufnahmen nach Pennal; das sind außer der Übersichtsaufnahme die 2 Schrägaufnahmen, die man durch Neigung der Röhre um 40–60° nach kranial bzw. kaudal bekommt. Auf der Beckeneingangsaufnahme sehen wir die Dislokationen in der Horizontalebene, auf der Beckenrandaufnahme die in der Frontalebene gut (Abb. 1).

Die Indikation zur CT-Aufnahme sehen wir bei dislozierten Sakrumfrakturen, bei Luxationsfrakturen, bei Sakrumfrakturen mit neurologischen Symptomen und evtl. zur präoperativen Orientierung.

Die *Behandlung* kann sich an der Klassifizierung der Verletzungen allein nur in 20% der Fälle richten, da außer diesen Monotraumen der Anteil der Polytraumatisierten sehr hoch ist. Unter den 534 Beckenringverletzten des Zentralinstitutes für Traumatologie in Budapest in den letzten 10 Jahren hatte jeder zweite Patient mehr als eine Begleitverletzung. Entsprechend war die Mortalitätsrate mit 17,7% hoch, sie stieg ab dem 60. Lebensjahr gegenüber jüngeren Patienten um das doppelte. Lokale Nebenverletzungen fanden wir bei Frakturen Typ A genauso häufig wie bei den Frakturen Typ B und C, jedoch entwickelten sich daraus bei letzteren doppelt so oft tödliche Komplikationen. Die Beckenringfrakturen sind also meist Teile einer Verletzungskombination, deren Behandlung in die Reihenfolge des Therapieplanes individuell eingeordnet werden muß. Besonders Polytraumatisierte sind am ersten Tag für eine innere Beckenstabilisierung, z. B. in Bauchlage, nicht geeignet; die Beckenringverletzung wird besser vorübergehend mit einem Fixateur externe oder in einer Beckenschwebe retiniert.

Hefte zur Unfallheilkunde, Heft 222
P. Habermeyer / L. Schweiberer (Hrsg.)
© Springer-Verlag Berlin Heidelberg 1992

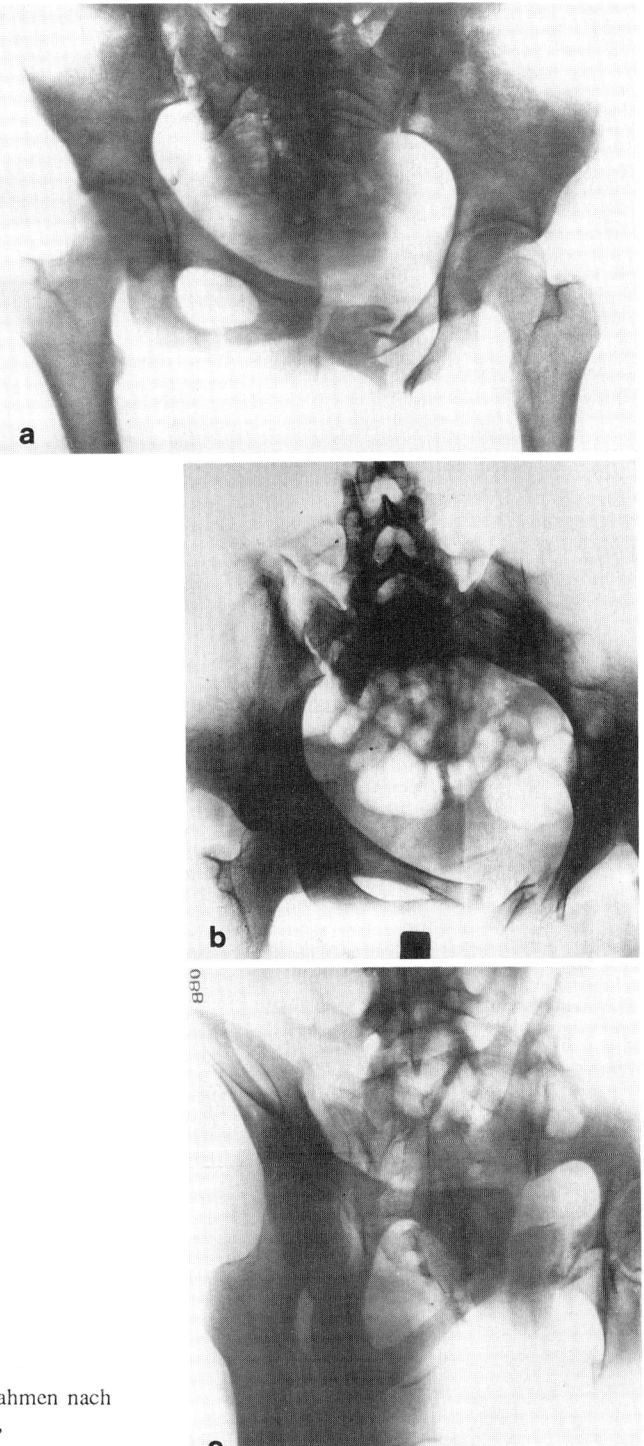

Abb. 1a–c. Drei Röntgenaufnahmen nach Pennal. **a** Übersichtsaufnahme, **b, c** Schrägaufnahme

180

Für die operative Stabilisierung unterscheiden wir absolute und relative Indikationen (Tabelle 1, 2). Die einzelnen Verrsorgungsmethoden sind in der Literatur gut beschrieben [3, 7, 10]. Vorderringfrakturen und nicht dislozierte Verletzungsformen können konservativ mit Bettlagerung behandelt werden. Außenrotationsdislokationen kommen für 6 Wochen, ligamentäre Verletzungen für 6–8 Wochen in eine Beckenschwebe. Besonders die letzteren sollten für weitere 6 Wochen auf dem Bein der nicht verletzten Beckenseite mobilisiert werden. Die Beckenverschiebungen in Vertikalrichtung lassen sich auch mit 10–14 kg Extensionsgewicht selten vollständig reponieren, wodurch Dislokationen hinten um 0,5 cm und vorn um 1 cm toleriert werden können. Konservativ behandelte und dislozierte hintere Beckenringverletzungen können zu Pseudarthrosen mit entsprechenden Schmerzsymptomen, zu Beinverkürzungen sowie zu Geburtshindernissen führen, die ggf. operativ behandelt werden müssen.

Tabelle 1. Beckenringverletzungen (BRV). Absolute Operationsindikationen

Offene BRV Grad III
Typ C der BRV
Symphysensprengung + Hohlorganruptur
Azetabulumfraktur + BRV Typ C
Ringdeformierung bei jungen Frauen

Tabelle 2. Beckenringverletzungen (BRV). Relative Operationsindikationen

Typ B der BRV
Dislozierter Typ A der BRV
Zur Operation freigelegte BRV

Literatur

1. Browner BD, Cole D, Graham M, Bondurant FJ, Nunchuck-Burns SK, Colter HB (1987) Delayed posterior internal fixation of unstable pelvic fractures. J Trauma 27:998–1005
2. Doch W, Grabenwöger F, Schratter M, Farres MT, Kwasny O (1989) Diagnostik von Beckenfrakturen: Beckenübersichtsaufnahmen versus CT. Fortschr Röntgenstr 150:280–283
3. Fröhlich P, Barnbeck F (1987) Fixateur externe am Becken – Indikation, Montage und Ergebnisse. Zentralbl Chir 112:1501–1507
4. Cryer HM, Miller FB, Ewers M, Rouben LR, Seligson DL (1988) Pelvic fracture classification: correlation with hemorrhage. J Trauma 28:973–979
5. Isler B, Ganz R (1990) Klassifikation der Beckenringverletzungen. Unfallchirurg 93:289-302
6. Rodler J, Stübinger B, Gmeinwieser J, Müller E, Claudi BF (1988) Ergebnisse der operativen Behandlung von Beckenfrakturen bei polytraumatisierten Patienten. Akt Traumatol 18:129–133
7. Rütter A, Braun W (1987) Die Osteosynthese mit dem Fixateur externe bei frischen Beckenringverletzungen. Hefte Unfallheilkd 200:260–264
8. Poigenfürst J (1979) Beckenringbrüche und ihre Behandlung. Unfallheilkunde 82:309–319
9. Dalal SA, Burgess AR, Siegel JH et al. (1989) Pelvic fracture in multiple trauma: classification by mechanism is key to pattern of organ injury, resuscitative requirements, and outcome. J Trauma 29:981–1002
10. Tile M, Pennal GF (1980) Pelvic disruption: principles of management. Clin Orthop 151:56–64
11. Trentz O, Bühren V. Friedl HP (1989) Beckenverletzungen. Chirurg 60:639–648
12. Westrnborn A (1928) Beiträge zur Kenntnis der Beckenbrüche und Beckenluxationen. Acta Chir Scand [Suppl] 63:70

Untere Extremität (1)

Conservative Treatment of Femoral Shaft Fractures

A. G. Apley

35-42 Lincoln Inn Fields, London WC2A 3PN, England

Many surgeons use conservative methods, either plaster or traction, for treating fractures of the femoral shaft in children; in adults, however, internal fixation, usually with an intramedullary nail, is nearly always preferred. Why is this? Admittedly fractures in adults take longer to heal than those in children, but we all belong to the same species and the mechanism of bony union must surely be the same.

It is widely recognised that although direct union can occur if fixation is absolutely rigid, most fractures unite by indirect union with the formation of callus. The stimulus for callus to form at the fracture site is movement (not too much), and with conservative treatment there is always some movement.

Traction

In Great Britain there is a long tradition of treating femoral shaft fractures by traction using a Thomas splint. Hugh Owen Thomas (1834–1891) devised this splint, which was used both for tuberculosis of the knee and for fractures, and this method is still recommended in the sixth edition of Watson-Jones' *Fractures and Joint Injuries.* Watson-Jones writes as follows: "It must be said quite clearly and definitely that, after manipulative reduction, the simplest and safest of all methods is fixed traction with adhesive skin-tapes tied to the lower end of a Thomas splint ... If this simple technique is used with proper attention to detail, nearly all fractues of the shaft of the femur can be treated successfully – without serious shortening, without deformity, without stiffness of the knee joint, and of course without any threat of non-union." The foot of the bed was elevated and weights were added to the end of the splint to prevent the ring of the splint from causing sores (Fig. 1). Traction was maintained for about 12 weeks.

Many surgeons prefer skeletal to skin traction and to modify the splint so as to allow knee flexion. Figure 2 shows the use of traction on a Thomas splint with a Pearson knee attachment. An ingenious method was devised by Fisk which involves sawing off the lower bars of the Thomas splint (Fig. 3). In all these the principle of treatment is the same. A novel modification was, however, introduced by George Perkins at St. Thomas' Hospital

Hefte zur Unfallheilkunde, Heft 222
P. Habermeyer / L. Schweiberer (Hrsg.)
© Springer-Verlag Berlin Heidelberg 1992

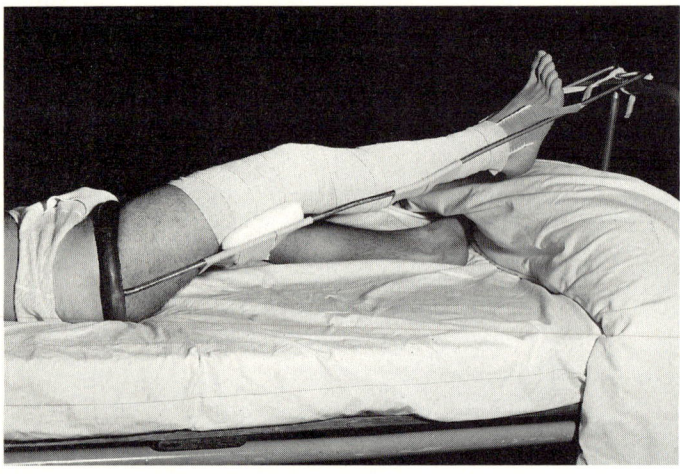

Fig. 1. Fixed traction on a Thomas splint

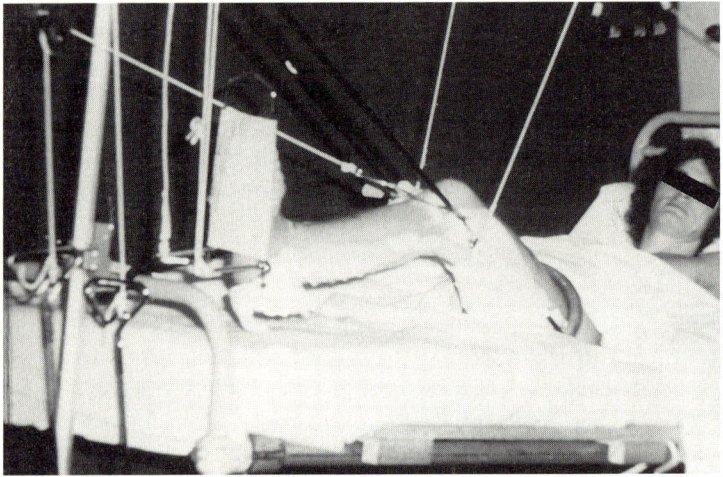

Fig. 2. Balanced traction on a Thomas splint with the Pearson knee attachment to permit knee flexion

in London. He simply discarded the splint, arguing that it was the traction which was important (Fig. 4).

Technique of Skeletal Traction

The patient is anaesthetised and the fracture manipulated to ensure that no soft tissues are trapped between the fragments. The skin is prepared in the usual way, and through a tiny incision on the lateral side a threaded Denham pin is inserted behind the tibial tubercle. Hooks are fixed to each end of the pin and from each hook a string extends over a pulley

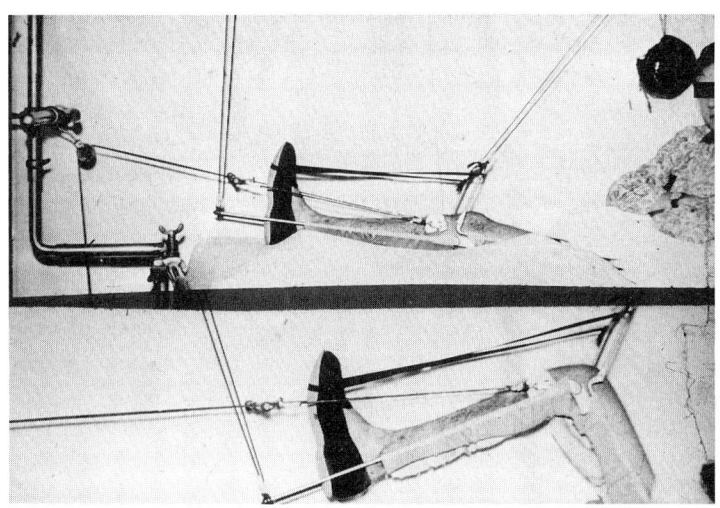

Fig. 3. The Fisk splint. (Courtesy of Mr. G. R. Fisk F. R. C. S.)

at the foot of the bed. To these strings weights are tied; for an adult a total of 8–10 kg is needed. The thigh rests on a pillow, which helps to preserve the normal forward bow of the femur, and the foot of the bed is elevated. In order to facilitate knee flexion the structures supporting the lower portion of the mattress are removed or a special bed is used.

A physiotherapist assists the patient to bend the knee passively and then encourages him to extend it actively (Fig. 4). It should be noted that the patient is in a comfortable sitting position while these movements are taking place. It is, of course, necessary to check the length and position of the limb every day or two as the pillow or weights may need to be adjusted.

With traction used in this way nonunion is very rare, and knee stiffness virtually unknown. However, a little shortening and some angulation may occur and consequently in some centres a Thomas splint (modified to permit knee flexion as described) is still preferred. Those who employ traction without a splint maintain that the degree of malunion is seldom sufficient to constitute a significant disability, nor does a splint necessarily prevent it; moreover simple traction has the merit of simplicity.

Bracing

The obvious disadvantage of treatment by traction is that the patient is tied to the bed. To remain in hospital for the 12 or more weeks required for union is, in the West, unacceptable. It is also unnecessary. As soon as the fracture is "sticky"; that is, deformable but not displacable, a brace with a knee hinge can applied and the patient can go home. If the fracture is much above the mid-shaft it may be necessary to add a pelvic band and a hip hinge.

Bracing can, of course, be used without preliminary traction. The fracture is reduced and held in a complete plaster without any hinges until sufficiently stable for the brace

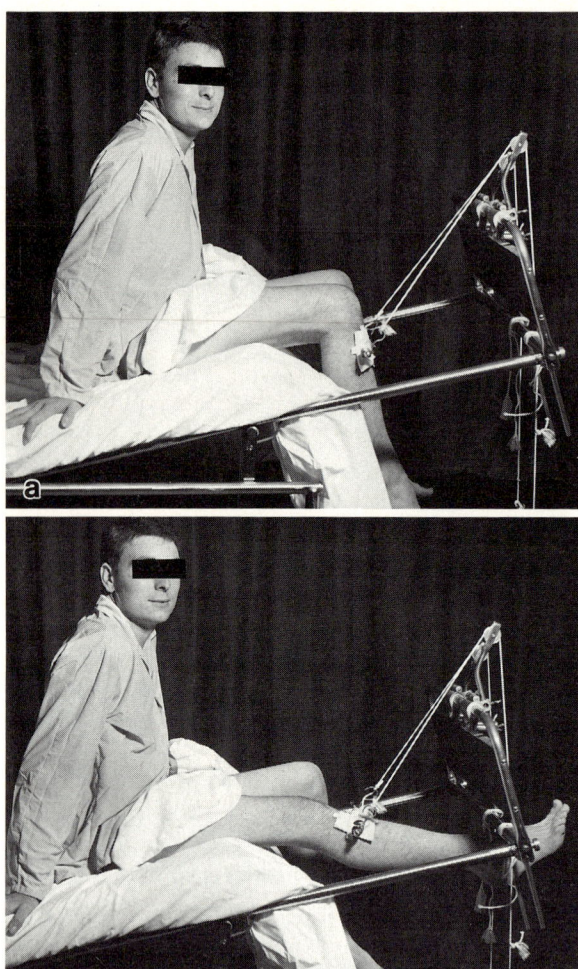

Fig. 4. Traction without a splint

to be applied safely. The use of bracing to shorten the time on traction or in plaster has greatly extended the indications for conservative treatment.

Conclusion

Despite the enormous popularity of operative treatment for femoral shaft fractures the method has risk, particularly if the necessary skill is not available, the range of instruments and implants is inadequate, or the degree of sterility is uncertain. These circumstances are common in undeveloped countries and not unknown in the West. Consequently conservative methods, which have stood the test of time and which are capable of giving excellent results, should not be abandoned.

Indikation und Technik der konservativen Behandlung von Tibiakopffrakturen

H. Tscherne und P. Lobenhoffer

Unfallchirurgische Klinik, Medizinische Hochschule Hannover (Direktor: Prof. Dr. med. H. Tscherne), Konstanty-Gutschow-Straße 8, W-3000 Hannover 61, Bundesrepublik Deutschland

Die konservative Behandlung einer Tibiakopffraktur is an folgende Voraussetzungen gebunden:

1. Korrekte Klassifikation, die die Eignung der Fraktur für die konservative Behandlung bestätigt.
2. Adäquate, frakturangepaßte Therapie.
3. Sorgfältige Nachbehandlung.

Klassifikation

Prinzipiell eignet sich nur ein begrenzter Teil der proximalen intraartikulären Tibiafrakturen für eine nichtoperative Behandlung, da jede verbleibende Fehlstellung und Achsendeviation zu einer raschen Arthroseentwicklung führt. Zunächst ist daher eine sorgfältige Diagnostik und eine exakte Klassifikation erforderlich, um Aufschluß über die Stabilität, über Begleitverletzungen und das Ausmaß der zu erwartenden Fehlstellung zu erlangen. Ein Klassifikationssystem, das Stabilität und Begleitverletzungen berücksichtigt, ist daher von zentraler Bedeutung. Unser System umfaßt 3 Hauptgruppen, Plateaufrakturen, Luxationsfrakturen und Trümmerfrakturen.

Plateaufrakturen

Diese Frakturen entstehen überwiegend durch axiale Krafteinwirkung auf das Bein [2], zeigen eine geringe Instabilitätsquote und eine geringe Inzidenz von Weichteilschäden. Entsprechend der AO-Einteilung [1] unterscheiden wir folgende Typen (Abb. 1).:

P1: Spaltbruch

Er entsteht überwiegend lateral bei jüngeren Menschen mit kräftiger Spongiosa.

P2: Impressionsfraktur

Sie kommt sowohl lateral wie medial vor, der Plateaurand bleibt intakt. Das Ausmaß der Impression wird auf den primären Röntgenbildern meist unterschätzt.

Hefte zur Unfallheilkunde, Heft 222
P. Habermeyer / L. Schweiberer (Hrsg.)
© Springer-Verlag Berlin Heidelberg 1992

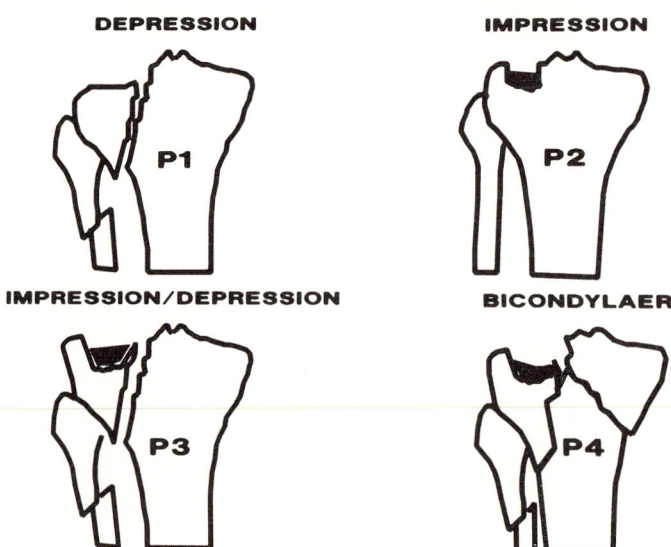

Abb. 1. System der Einteilung der Plateaufrakturen des Tibiakopfes. (Aus [1])

P3: Impressions-Spaltbruch

Er stellt eine Kombination der oben genannten Frakturen dar. Dies ist eine häufige Bruch-form, wobei es zu einer Inkongruenz der Gelenkfläche und durch das Randfragment zu einer Verbreiterung des Tibiakopfes kommt.

P4: bikondyläre Plateaufraktur

Sie zeichnet sich vor allem dadurch aus, daß beide Plateaus betroffen sind, daß aber die Eminentia intercondylica im Verbund mit der Tibia bleibt und damit die Fraktur eine hohe Reststabilität aufweist.

Luxationsfrakturen

Diese 5 Frakturtypen wurden erstmalig von T. Moore [4] beschrieben. Sie entstehen alle durch einen Luxationsmechanismus und weisen eine hohe Instabilität und eine hohe Rate von Begleitverletzungen auf. Auch wenn auf den primären Röntgenbildern die Gelenkkon-gruenz regelrecht erscheint, muß von einer stattgehabten Subluxation oder gar Luxation ausgegangen werden. Folgende Typen werden unterschieden (Abb. 2):

L1: medial split

Diese Fraktur entsteht nur am medialen Femurkondylus. Das Fragment ist meist in sich intakt und nach distal disloziert. Charakteristisch ist die Röntgenmorphologie: im seitli-

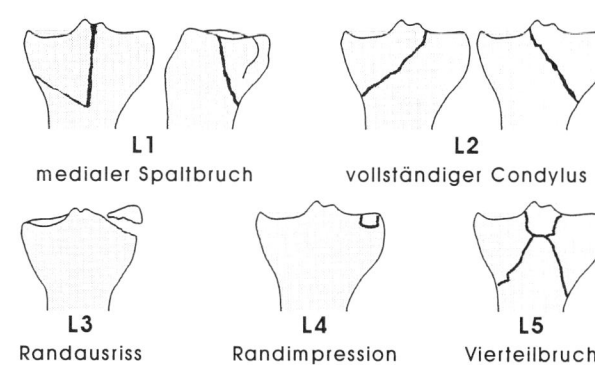

Abb. 2. System der Einteilung der Luxationsfrakturen des Tibiakopfes. (Aus [4])

chen Bild verläuft die Frakturlinie in einem Winkel von ca. 45° zur Längsachse von der Plateaumitte nach dorsokaudal, da das Fragment die dorsale Hälfte der medialen Tibiakondyle entspricht. Im a.-p.-Strahlengang beginnt eine vertikale Frakturlinie im Bereich der Eminentia oder sogar im lateralen Kompartiment. Sie trifft auf eine ca. 45° ansteigende metaphysäre Frakturlinie. Sofern es zu einer Frakturdislokation gekommen ist, sieht man hier eine Doppelkontur, die aus der kaudalen Verschiebung des Fragments resultiert. Der mediale Femurkondylus subluxiert dann mit dem Fragment nach kaudal. Die häufigen Begleitverletzungen dieser Fraktur sind:

– der Abriß der dorsomedialen Kapsel vom medialen Fragment,
– der großflächige Einriß der medialen Kapsel,
– die Ausrißfraktur des Fibulaköpfchens bzw. die laterale Kapselruptur,
– der Abriß der Tuberositas tibiae.

L2: entire condyle

Dieser Frakturtyp kann medial und lateral auftreten. Er ist dadurch gekennzeichnet, daß die Frakturlinie bis ins kontralaterale Kompartiment zieht und damit die Eminentia teilweise oder vollständig miteinschließt. Dabei kann die Eminentia am Hauptfragment verbleiben oder separat ausbrechen. Ist die Eminentia nicht separiert, muß eine ligamentäre Ruptur eines oder beider Kreuzbänder vorliegen, daneben bestehen stets Läsionen des Kollateralbandapparates der kontralateralen Seite. Betrifft die Fraktur die Medialseite, luxiert der mediale Femurkondylus mit dem Fragment nach medial und vorn. Durch die Distraktion auf der Lateralseite kommt es häufig zu Verletzungen des N. peronaeus und der Gefäße.

L3: rim avulsion

Randausrisse der Plateaus werden lateral und – selten – medial beobachtet. Lateral kommt es zum knöchernen Ausriß des Kapselbandes (Segond-Fragment, Kapselzeichen nach Hughston) oder zum knöchernen Ausriß der Traktusinsertion. Mediale Randausrisse können sehr groß sein und sind häufig rotiert.

L4: rim impression

Diese Verletzung findet sich medial und lateral, meist in Zusammenhang mit einer Knieluxation. Bei medialer Randimpression besteht häufig eine Abrißfraktur des Fibulaköpfchens.

L5: four-part fracture

Im Gegensatz zur bikondylären Plateaufraktur ist bei dieser Bruchform die Eminentia separat ausgebrochen, was eine hochgradige Instabilität bedingt. Es handelt sich um schwere Bruchformen, die häufig durch Rasanztraumen verursacht werden. Daher sind neurovaskuläre Begleitschäden häufig, Verletzungen im Seitenband/Kapselsystem obligat (insbesondere Abrisse des Fibulaköpfchens).

Zusammenfassend sind die wesentlichen Frakturformen die Plateaufrakturen Typ P1–P4 sowie die Luxationsfrakturen Typ L1, L2 und L5. Die Typen L3 und L4 sind therapeutisch eher den komplexen Kapsel-Band-Läsionen des Knies zuzuordnen [5].

Trümmerfrakturen

Ein kleiner Anteil der Frakturen weist eine derartige Zerstörung der Gelenkfläche auf, daß er als Trümmerfraktur geführt werden muß.

Indikation zur konservativen Therapie

Stabile Frakturen ohne Dislokation

Für eine nichtoperative Therapie eignen sich besonders stabile Frakturen ohne primäre Fragmentverschiebung. Diese können konservativ ohne Reposition behandelt werden. Als Richtwert kann gelten, daß Depressionen und Impressionen bis 2 mm toleriert werden können. Ventral gelegenen Deformationen kommt erfahrungsgemäß größere Bedeutung zu als dorsal lokalisierten Schäden. Bei Beteiligung der Plateauränder kann man die Stabilität des Gelenks für die Entscheidung heranziehen: Führt die knöcherne Deformation zu einer seitlichen Instabilität über 5°, sollte eine operative Therapie erfolgen.

Instabile Frakturen ohne Dislokation

Instabile Frakturen ohne Verschiebung (bikondyläre Frakturen, Vierteilbrüche) können gleichfalls konservativ behandelt werden, sofern eine operative Versorgung nicht indiziert oder nicht erwünscht ist. Hier ist eine funktionelle Extensionsbehandlung (Extension auf der Bewegungsschiene) erforderlich (s. unten).

Instabile Frakturen mit Dislokation

Die konservative Behandlung dieser Frakturgruppe stellt heute die Ausnahme dar und wird i. allg. nur bei Kontraindikationen gegen operatives Vorgehen in Frage kommen. Gegenindikationen gegen eine Osteosynthese können sein: lokale Weichteilverhältnisse, Alter oder mangelnde Kooperation des Patienten. Auch Frakturen mit ausgeprägter Zertrümmerung bei fragwürdiger Knochenqualität werden besser konservativ behandelt als durch eine instabile Osteosynthese. Dies gilt besonders für bikondyläre Frakturen (P4, L5) im höheren Alter. Auch hier sollte nach der Reposition eine Bewegungsbehandlung auf der Motorschiene erfolgen.

Indikation zur Osteosynthese

Offen reponiert und mit einer Osteosynthese versorgt werden alle relevanten Impressionen und Depressionen der Plateaus sowie alle Luxationsfrakturen mit Bandinstabilität und Fragmentdislokation, sofern eine operative Behandlung von Lokalbefund und Gesamtzustand möglich ist.

Konservative Therapie

Grundsätzliches

Sofern man sich für ein konservatives Vorgehen entschließt, muß spätestens am 3. Tag nach dem Trauma eine Bewegungsbehandlung des Kniegelenks begonnen werden, um die sonst unausweichliche Verklebung der Recessus mit nachfolgender irreversibler Bewegungseinschränkung zu vermeiden. Daher sollte primär auf einer Motorschiene oder einer Frankfurter Schiene gelagert werden, oder man wechselt frühzeitig auf dieses Verfahren.

Alle stationär aufgenommenen Patienten mit Tibiakopffraktur erhalten eine kontinuierliche intravenöse Thromboseprophylaxe mit Heparin bis zur Mobilisierung (150 IU Heparin/kg KG prä- und postoperativ, dann 300 IU Heparin/kg KG), um die hohe Rate von Beinvenenthrombosen bei dieser Verletzung zu senken.

Konservative Therapie ohne Reposition

Stabile Frakturen ohne Dislokation

Das Kniegelenk wird sofort mittels Bewegungsschiene mobilisiert, nach Erreichen eines ausreichenden Bewegungsumfangs (0–90°) kann der Patient mobilisiert werden. Die Behandlung kann voll funktionell durch Teilbelastung an Unterarmstützen bis zur knöchernen Heilung fortgesetzt werden. Bei älteren Patienten, die den Stützengang schlecht tolerieren, kann ggf. zur Entlassung ein Gipstutor angelegt werden. Diese Brüche heilen i. allg. in 9 Wochen.

Instabile Frakturen ohne Dislokation

Ist die Entscheidung zur nichtoperativen Therapie bereits bei Aufnahme eindeutig zu treffen, kann sofort eine funktionelle Extensionsbehandlung begonnen werden. Andernfalls muß in den ersten Tagen auf diese Behandlung gewechselt werden. Hierzu wird eine Kalkaneusextension geschlagen und mit 5 % des Körpergewichts belastet. Das Bein wird auf einer Frankfurter Schiene (Abb. 3–4) oder einer Motorschiene gelagert, so daß eine Bewegungsbehandlung unter Extension möglich ist. Die Dauer dieser funktionellen Extension beläuft sich meist auf 6 Wochen, dann haben die Fragmente so angezogen, daß eine Mobilisierung des Patienten und eine funktionelle Weiterbehandlung an Unterarmstützen möglich ist.

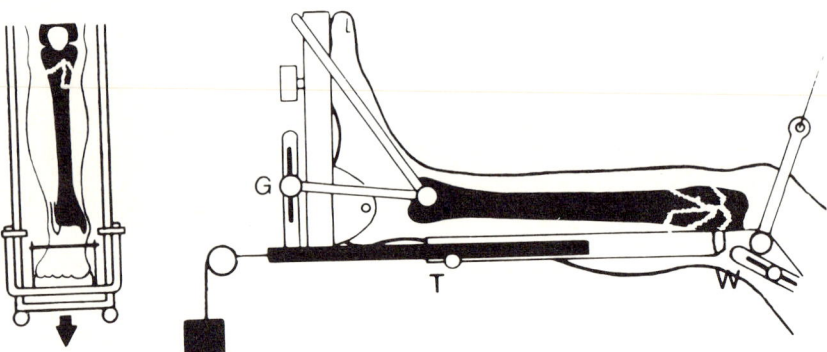

Abb. 3. Prinzip der Frankfurter Bewegungsschiene: Der Patient kann aktiv unter Abnahme der Eigenschwere des Beines mit der Kalkaneusextension extendieren und flektieren

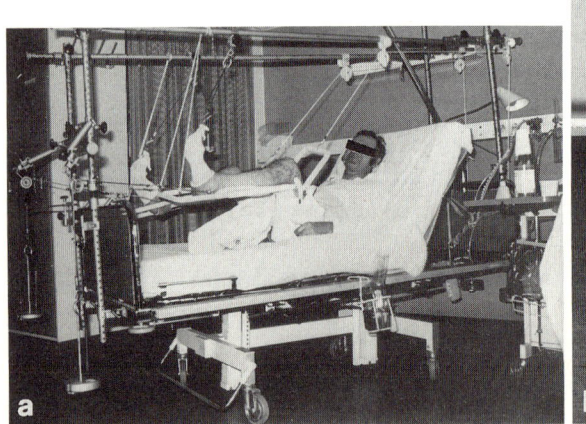
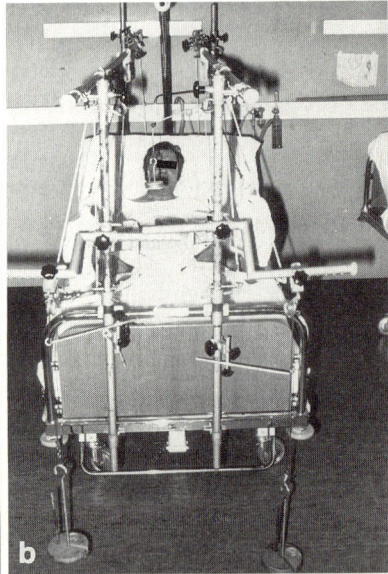

Abb. 4a, b. Ein 48jähriger alkoholkranker Patient mit beidseitiger Tibiakopffraktur. Lagerung beidseits auf Frankfurter-Schienen mit Kalkaneusextension, Extensionsbehandlung für insgesamt 6 Wochen, dann Anlage eines Gipstutors auf der weniger betroffenen Seite und Mobilisierung an Unterarmstützen. Gesamtbehandlungszeit 9 Wochen

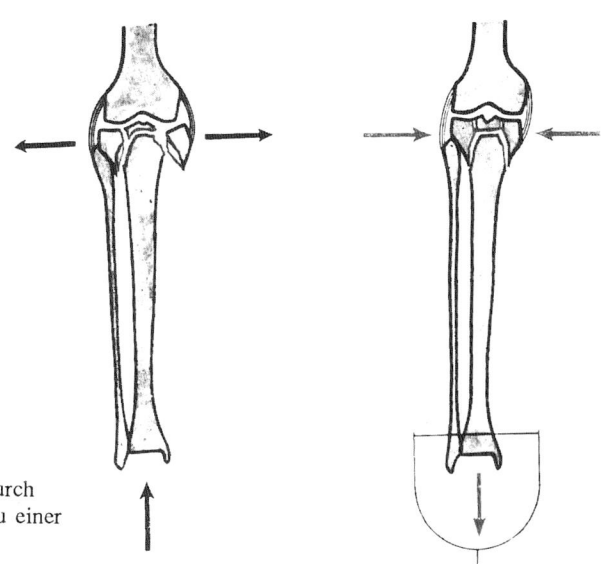

Abb. 5. Prinzip der geschlossenen Reposition einer Tibiakopffraktur durch „Ligamentotaxis". Längszug führt zu einer Einrichtung der Fragmente

Konservative Therapie mit Reposition

Technik der geschlossenen Reposition. Nach Kontrolle der Weichteilsituation sowie der Sensomotorik und Röntgen in 4 Ebenen sollte unverzüglich eine Reposition erfolgen. Hierdurch wird der Druck von den Weichteilen genommen und Gefäß- und Nervenkompressionen werden vermieden. Wir führen diese Maßnahme i. allg. unter Analgetikamedikation bzw. Lokalanästhesie für die Extension durch.

Nach Schlagen einer Fersenbeinextension wird zunächst ein Zug von ca. 10 kg in Längsrichtung des Beins ausgeübt. Das Bein muß am distalen Oberschenkel durch eine Bindenschlaufe oder manuell gehalten sein. Bei unikondylären Frakturen kommt es hierunter häufig bereits zur Ausrichtung der Fragmente (Abb. 5). Ansonsten kann durch Veränderung der Zugrichtung zum nicht verletzten Kompartiment hin zunächst Platz geschaffen und dann das Fragment durch manuellen Druck reponiert werden (Abb. 6). Durch Zug in Extension oder Hyperextension können dorsal abgesunkene Fragmente reponiert werden. Bei dislozierten bikondylären Frakturen kann durch „manuelles Modellieren" eine Einpassung größerer dislozierter Fragmente erreicht werden. Gewaltsame Manöver sind in Anbetracht des möglichen Weichteilschadens zu vermeiden. Aus diesem Grunde verwenden wir auch keine Repositionshilfsmittel wie die Fersenbeinzwinge.

Extensionsgips: Besteht ausnahmsweise nach einer derartigen Reposition eine sehr instabile Situation, und ist daher kurzzeitig eine Ruhigstellung der Extremität erforderlich, verwenden wir einen gespaltenen Oberschenkelgips, der in korrekter Achsenstellung bei der Reposition angelegt wird. Die Fersenbeinextension wird in diesen Gips einbezogen und mit 5 % des Körpergewichts belastet.

Frühfunktionelle Behandlung auf der Motorschiene: Ist die Fraktur nach der Reposition hinreichend stabil, um eine Behandlung auf der Bewegungsschiene zu erlauben, wird das

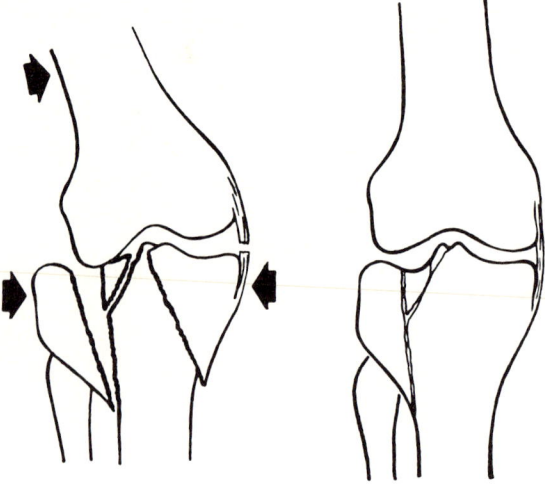

Abb. 6. Gegebenenfalls muß durch Überkorrektur eines Achsenfehlers während der Reposition Platz für dislozierte Fragmente gewonnen werden

Bein sofort in der Extension auf einer derartigen Schiene gelagert. Der Bewegungsumfang richtet sich nach dem Frakturtyp und der Art der Dislokation. So dislozieren beispielsweise mediale „split"-Frakturen (Typ L1) in Beugung und reponieren sich in Streckung, so daß man hier die Beugung initial auf 40–60° begrenzen sollte. Frakturen unter Einschluß der Eminentia und des vorderen Kreuzbandes dislozieren dagegen durch vermehrte Spannung des vorderen Kreuzbandes in Extension, so daß man die vollständige Extension initial sperren wird. Selbstverständlich können die Bewegungsumfänge gesteigert werden, sobald die Frakturheilung einsetzt, auch hier ist mit einer 6wöchigen Behandlung auf der Schiene zu rechnen.

Ergebnisse

Von 1971–1990 wurden 657 Patienten mit intraartikulären Frakturen der proximalen Tibia stationär behandelt. Der Anteil operierter Frakturen stieg im Laufe der Jahre von 49 % bis 1980 auf 60 % in der letzten Dekade. Eine Nachuntersuchung wurde für 244 Patienten aus dem Zeitraum 1981–1987 anberaumt. In 49 % der Fälle waren die Patienten polytraumatisiert gewesen, 24 Personen waren verstorben, 190 Patienten konnten klinisch und radiologisch nachuntersucht werden. Der mittlere Zeitraum postoperativ war 5,9 Jahre. Das mittlere Alter zum Unfallzeitpunkt betrug 45 Jahre, männliche Patienten überwogen mit 55 %. Verursacht wurde die Fraktur durch einen Verkehrsunfall in 64 %, durch einen Sturz in 17 %, durch einen Sportunfall in 14 % und durch andere Ereignisse in 5 %. 24 % der Frakturen waren offen, in weiteren 20 % bestand ein signifikanter geschlossener Weichteilschaden. Plateaufrakturen lagen in 52 % der Fälle, Luxationsfrakturen in 42 % und Trümmerfrakturen in 6 % vor.

Der Anteil konservativ behandelter Frakturen belief sich auf 40 %. In dieser Gruppe verzeichneten wir 9 % phlebographisch nachgewiesene tiefe Beinvenenthrombosen (operierte Gruppe 6 %). 42 % der Patienten wiesen bei der Nachuntersuchung ein Flexionsdefizit von mehr als 10° und 8 % Streckdefizit von mehr als 10 % auf. Hinsichtlich der radiologischen

Befunde und der Arthroseentwicklung ergaben sich keine systematischen Differenzen zu den operativ behandelten Fällen, wobei es sich hierbei selbstverständlich um unterschiedliche, nicht vergleichbare Kollektive handelt.

Der Lysholm-Kniescore [3] wurde benutzt, um das funktionelle Gesamtergebnis zu ermitteln. Dieser Score kombiniert objektive und subjektive Parameter und vergibt Punktwerte zwischen 0 und maximal 100. Die gemittelten Scorewerte nach konservativer Frakturbehandlung schwanken je nach Schweregrad der Fraktur zwischen 43 und 79 (Tabelle 1).

Tabelle 1. Lysholm-Kniescore nach konservativer Frakturbehandlung

Frakturtyp	Score (Mittelwert)
P1	79
P2	63
P3	64
P4	54
L1	76
L2	67
L5	49

Naturgemäß ist ein Vergleich mit den operativ behandelten Fällen nicht sinnvoll, da vorwiegend die unverschobenen benignen Frakturen jeder Gruppe konservativ behandelt wurden. Diese Aufstellung zeigt jedoch, daß sich in geeigneten Fällen durch konservative Frakturbehandlung auch langzeitig gute Ergebnisse erzielen lassen.

Literatur

1. Allgöwer M, Schneider R, Willenegger H (1979) Manual of internal fixation. Springer, Berlin Heidelberg New York, p 257 ff.
2. Kennedy JC, Baily H (1968) Experimental tibial-plateau fractures. J Bone Joint Surg [Am] 50/8 : 1522–1534
3. Lysholm J, Gillquist J (1982) Evaluation of knee ligament surgery results with special emphasis on use of a scoring system. Am J Sports Med 10/3 : 150–154
4. Moore TM (1981) Fracture-dislocation of the knee. Clin Orthop 156 : 128–140
5. Tscherne H, Lobenhoffer P, Russe O (1984) Proximale intraartikuläre Tibiafrakturen. Unfallheilkunde 87 : 227–289

Ergebnisse konservativer Versorgung von Tibiakopffrakturen

R. Szyszkowitz und H. P. Hofer

Universitätsklinik für Chirurgie, Department für Unfallchirurgie, Auenbrugger Platz 1, A-8036 Graz

Als Behandlungsziel gilt die möglichst rasche Wiederherstellung der Funktionstüchtigkeit sowie das Wiedererlangen einer guten Standfestigkeit der betroffenen unteren Exremität. Bezüglich der Beweglichkeit ist eine weitgehend freie Streckfähigkeit wichtiger als das Ausmaß der Beugefähigkeit über 110° [2]. Zur Verhütung der posttraumatischen Arthrose ist eine möglichst stufenlose Rekonstruktion der Gelenkflächen anzustreben. Diese Forderung kann jedoch bei der konservativen Therapie trotz zusätzlich angewandter perkutaner Hilfsrepositionsmaßnahmen nicht immer erfüllt werden. Wenn aber für die Oberschenkelkondylen nach der Reposition und Konsolidierung der Tibiakondylenfragmente eine gute Abstützung am Tibiaplateau erzielt worden ist, und noch dazu die Menisken intakt sind, werden kleine intraartikuläre Stufen ertaunlich gut kompensiert, wie aus den sehr guten und guten Kontrollergebnissen zu entnehmen ist [1, 4, 7].

Frakturformabhängig wird bei den häufigeren lateralen unikondylären Stauchungsbrüchen durch den Varusstreß und – falls notwendig – zusätzlich mit Hilfe von Steinmann-Nägeln oder Kirschner-Drähten reponiert: Abscherungsbrüche erfahren eine Elevation bzw. Approximierung an den korrespondierenden Femurkondylen. Auch bei unikondylären Spaltbrüchen mit breitem Rand und schmaler Impression sowie bei verkippten medialen Kondylen werden Kirschner-Drähte parallel zur Gelenkfläche eingebracht, wobei diese perkutanen Maßnahmen eine wertvolle Repositions- und Retentionshilfe darstellen.

Unikondyläre Spaltbrüche mit schmalem Rand und breiter Impression gewähren jedoch keine ausreichende Abstützung nach der Reposition der kleinen Fragmente; sie sind deswegen ungeeignet für die konservative (perkutane) Behandlung [2, 5].

Bikondyläre Frakturen werden mit Hilfe einer Kalkaneusextension über ein Hypomochlion bzw. eine Kalikobinde bei Subluxation des Femurs nach dorsal mit Unterstützung am distalen Femur, bei Überstreckungsbrüchen mit Unterstützung der proximalen Tibia, reponiert. Dann wird ein Oberschenkelspaltgips angelegt und die Tibiakondylen komprimiert. Manche dia- und infrakondylären Brüche gleichen sich in gipsfreier Extension oder unter Verwendung des Fixateur externe gut aus.

Der liegende Fixateur externe erlaubt auch sekundär die verschiedensten Stellungskorrekturen – wobei neben der perkutanen Reposition und Retentionshilfe auch die zusätzliche offene Reposition, Spongiosaplastik und Minimalosteosynthese möglich sind. Wurden bei Plattenosteosynthesen Infektionsraten bis zu 15 % und Wundheilungsstörungen bis zu 38,5 % angegeben [8], so stehen diesen Zahlen eine Infektionsrate von 1,16 % bei der perkutanen-konservativen Behandlung gegenüber [4]. Deshalb sollten die gedeckten Methoden besonders dann angewandt werden, wenn durch lokale, ungünstige posttraumatische Hautverhältnisse, durch lokale bzw. allgemeine Erkrankungen oder Entzündungen, durch eine fehlende optimale Asepsis oder durch fehlende Erfahrung mit der Plattenosteosynthese eine zu hohe Infektions- und Komplikationsrate droht.

Bei unikondylären Brüchen erfolgt das Anlegen eines Oberschenkelspaltgipsverbandes bzw. eines Fixateur externe mit einer Befristung von 6–8 Wochen. Die letzten 2–4 Wo-

Hefte zur Unfallheilkunde, Heft 222
P. Habermeyer / L. Schweiberer (Hrsg.)
© Springer-Verlag Berlin Heidelberg 1992

chen kann ein Oberschenkel-Brace – unter physiotherapeutischer und röntgenologischer Überwachung – alternativ getragen werden.

Bikondyläre Frakturen erfordern eine Extensions- bzw. Fixateur-externe-Behandlung von ca. 5 Wochen, wobei die Fraktur nach ca. 12–14 Wochen im Oberschenkelgehgips [5] oder weiter mit dem Fixateur externe zur Ausheilung gebracht werden kann. Während der letzten 4–6 Wochen steht als Alternative ein Oberschenkel-Brace mit eingeschränkter Kniebeweglichkeit – wie bei den unikondylären Frakturen – zur individuellen Weiterbehandlung zur Verfügung.

Vergleichbare Spätresultate nach Schienbeinkopfbrüchen zeigen in der Literatur durchschnittlich 50 % gute, 40 % ausreichende bzw. befriedigende und 10 % schlechte Ergebnisse [6] (Tabelle 1).

Bei Aufschlüsselung verschiedener Frakturtypen lassen sich erwartungsgemäß bei monokondylären Spaltbrüchen bessere Ergebnisse als bei bikondylären und bei diesen bessere Ergebnisse als bei Trümmerbrüchen (Tabelle 2) nachweisen [7].

Tabelle 1. Spätergebnisse der Behandlung UOH-Schienbeinkopfbrüchen [6]

		Gut	Ausreichend/ Befriedigend	Schlecht
Rehbein 1949	$n = 21$	12	3	6
Lembke 1959	$n = 62$	27	27	8
Kuhlmann 1953	90,4 %	66 %	25,6 %	8,4 %
Scheibe 1956	$n = 82$	35	17	10
Pfähler 1963	$n = 125$	55	75	49
Kuss 1962	$n = 65$	21	11	7

Tabelle 2. Aufschlüsselung verschiedener Frakturtypen [7]

		Sehr gut	Gut	Ausreichend	Schlecht
Monokondyläre Spaltbrüche	$n = 77$	8	42	25	2
Bikondyläre Spaltbrüche	$n = 7$	1	2	3	1
Trümmerfrakturen	$n = 44$	3	16	22	3
	128	12	60	50	6

Ein sehr gutes bzw. gutes Resultat konnten immerhin in 62 % aller Fälle erzielt werden. Beurteilt wurde nach den Kriterien von Böhler und Ender et al., bei denen Gangbild und Standfestigkeit, Kniebandinstabilität, Achsenabweichungen, Arthrose, Trophik und Beweglichkeit Beachtung finden [2, 3].

Apley und Graham [1] propagierten eine frühe funktionelle Extensionsbehandlung, die allerdings auch bei monokondylären Frakturen 4–6 Wochen Klinikaufenthalt nach sich zieht: Nach Abpunktion eines eventuellen Hämarthros wird ein Steinmann-Nagel mindestens 7,5 cm kaudal des distalen Frakturendes eingebracht; unter Zug und lateraler

196

Kompression erfolgt, falls erforderlich, ein Repositionsmanöver. Tags darauf wird unter bestehendem Dauerzug zuerst vorsichtig – später unter Abklappen des fußwärtigen Bettteiles – mit der Kniebewegung begonnen. Nach 4 Wochen sollte ein Bewegungsumfang von 0/0/90° erzielt werden. Nach 4–6 Wochen erfolgt die Entfernung der Extension. Es wird mit Hilfe von Unterarm-Stützkrücken gipsfrei teilbelastet. Durchschnittlich nach 12 Wochen wird unter dosierter Belastungssteigerung und unter röntgenologischer Kontrolle der Frakturkonsolidierung ein gutes Funktionsergebnis erzielt: Nach 1 Jahr fanden sich bei 41 nachuntersuchten Patienten immerhin 33 (80 %) sehr gute und gute Resultate. Nach 5 Jahren erschienen nochmals 27 Patienten zur Nachuntersuchung, von denen wiederum 21 (77 %) ein sehr gutes bzw. gutes Resultat zeigten (Tabelle 3).

Tabelle 3. 48 unikondyläre laterale Tibiakopffrakturen nach gispsfreier, frühfunktioneller Behandlung in Extension [1]

Einjahresergebnisse (n = 41)

22	sehr gut
11	gut
7	mäßig
1	schlecht

Fünfjahresergebnisse (n = 27)

16	Sehr gut
5	gut
5	mäßig
1	schlecht

Sehr gut:	vollkommen schmerzfreie Beweglichkeit, ohne Schmerzen oder Schwellneigung
Gut:	etwas wetterfühlig, endlagige Flexionseinschränkung
Mäßig:	Schmerzen nach Bewegung, Schwellneigung, Bewegungseinschränkung
Schlecht:	schlechter als „mäßig"

Bezüglich der besten Spätresultate kann auf eine Serie von Jahne et al. [4] verwiesen werden. Die Autoren konnten 86 Patienten zwischen 5 und 19 Jahren (Durchschnitt: 9 Jahre) nachuntersuchen. Gemäß der Einteilung von Ender [3] wurden Brüche mit einer Tibiakopfverbreiterung bzw. Stufenbildung von mindestens 10 mm bzw. einer Achsenknickung von über 10° sowie die Kombinationen dieser Merkmale ausgewählt [3,5].

Die Serie rekrutierte sich aus 73 geschlossenen und 13 offenen bzw. 30 unikondylären und 56 bikondylären Frakturen, deren Behandlung in Tabelle 4 aufgeschlüsselt ist.

Als Spätergebnisse fanden sich 61 % sehr gute (keine Schmerzen, keine Streckhemmung, Flexion über 120°, kein Achsenknick und keine Arthrose) und 26 % gute (geringe Schmerzen, Streckhemmung bis 5°, Beugung zwischen 110 und 120°, Achsenknick bis 5°, geringe Arthrosezeichen), zusammen also 87 % sehr gute und gute Ergebnisse (Tabelle 5).

Als Schlußfolgerung kann festgehalten werden, daß wegen der sehr guten und guten Spätergebnisse nach der konservativen und semikonservativen Behandlung diese für viele Frakturen als Alternative bzw. als Behandlung der Wahl bei fehlender OP-Tauglichkeit anzusehen ist. Dies wird dadurch noch unterstrichen, daß heute der Fixateur externe statt der Extension und teilweise auch statt des Oberschenkelgipses in Kombination mit einer

Tabelle 4. Stark verschobene Schienbeinkopfbrüche, davon 73 geschlossen und 13 offen [4]

Behandlung		Unikondylär	Bi-, dia- und infrakondylär
Rein konservativ	38	9	29
Reposition nach Minimalosteosynthese	48	21	27
	86	30	56

Tabelle 5. Langzeitergebnisse (5–19 Jahre) bei stark verschobenen Schienbeinkopfbrüchen [5]

Sehr gut	61 %
Gut	26 %
	87 %

2 Arthrodesen, davon 1 Infekt bei drittgradig offener Fraktur (Infektrate 1,16 %), 1 Trümmerbruch

Minimalosteosynthese Anwendung findet. Darüber hinaus kann die Ruhigstellunsphase des Kniegelenks durch Anwendung von gut sitzenden Braces kombiniert mit einer speziellen physikotherapeutischen Behandlung verkürzt werden.

Um in Zukunft die Ergebnisse der einzelnen Frakturformen nach verschiedenen Behandlungsalternativen besser vergleichen zu können, sollte routinemäßig die AO-Klassifikation – bzw. die von der SICOT empfohlene Frakturklassifikation – ebenso wie einheitliche Nachuntersuchungskriterien [4] verwendet werden.

Zusammenfassung

Die konservative Behandlung soll nicht nur bei fehlender lokaler oder allgemeiner OP-Tauglichkeit, sondern auch bei zu großem OP- oder Infektrisiko angewendet werden. Trotz der Ruhigstellung des Kniegelenks bis zur Frakturkonsolidierung ließen sich unter Einbeziehung der perkutanen Minimalosteosynthese 87 % sehr gute und gute Spätergebnisse erreichen. Für diese Behandlung nicht geeignet sind allerdings solche B3- und C3-Frakturen, die einen schmalen Rand, kombiniert mit einer breiten Impressionszone aufweisen.

Bei bikondylären Schienbeinkopfbrüchen kann anstelle der 4wöchigen Extensionsbehandlung ein gelenküberbrückender Fixateur externe zusammen mit einem Gipsverband oder dieser mit einer Minimalosteosynthese kombiniert werden. Der Fixateur externe – in Kombination mit einer gedeckten oder offenen, primär oder sekundär zusätzlich durchgeführten Minimalosteosynthese – wird auch bei monokondylären Frakturen angewendet. Abängig von der Fraktur- und Versorgungsart kann durch ein exakt passendes Brace die totale Immobilisierungszeit des Kniegelenks verkürzt werden.

Für einen besseren Vergleich, welche Methode die besseren Ergebnisse ermöglicht, ist eine gemeinsame Klassifikation notwendig, deren Anwendung retrospektiv oft nicht möglich ist. Deshalb sollte routinemäßig die AO-Klassifikation – bzw. die von der SICOT empfohlene Frakturklassifikation – ebenso angewendet werden, wie einheitliche Nachuntersuchungskriterien.

Literatur

1. Apley A, Graham A (1956) Fractures of the lateral tibial condyle treated by skeletal traction and early mobilization. J Bone Joint Surg [Br] 38/3 : 699–708
2. Böhler J (1965) Frakturen im Kniegelenk. Langenbecks Arch Chir 313 : 502
3. Ender J (1953) Zentalbl Chir 78 : 731
4. Jahna H, Vlasich E, Zifko B (1975) Spätergebnisse von primär stark verschobenen Schienbeinkopfbrüchen (konservative Behandlung und Minimalosteosynthese). Hefte Unfallheilkd 126 : 299–310
5. Jahna H, Wittich H (1985) Konservative Methoden in der Frakturbehandlung. Urban & Schwarzenberg, Wien München Baltimore
6. Kuss B, Felder K (1965) Spätergebnisse in der Behandlung von Schienbeinkopfbrüchen. Monatsschr Unfallheilkd 68/8 : 348–361
7. Vick J (1965) Ergebnisse nach konservativer Behandlung von Tibiakopffrakturen. Zentralbl Chir 26 : 1003
8. Wagner HE, Jakob RP (1986) Zur Problematik der Plattenosteosynthese bei bikondylären Tibiakopffrakturen. Unfallchirurg 89–304

Initial Displacement and Stability of Spiral Fractures of the Shaft of the Tibia

O. M. Böstman

Department of Orthopaedics and Traumatology, Helsinki University Central Hospital, Tiirasaarentie 11A3, SF-00200 Helsinki

Abstract

One hundred and ninety-two spiral fractures of the tibial shaft were analysed for the magnitude and direction of the initial displacement and for the post-reduction retention of the fracture position in cast.

The initial lateral displacement in the coronal plane, using the diaphyseal diameter as a measuring unit, was 0.38 ± 0.21 (mean and standard deviation). The direction of the true displacement between the tibial fragments showed only little variation. The proximal fragment was always medial and anterior in relation to the distal one, the mean angle between the direction of the displacement and the coronal plane being $31°$. This pattern resulted in an increased space between the proximal tibial fragment and the shaft of the fibula actually in the plane of the interosseous membrane, which probably must tear to allow such a displacement to take place. In fractures with an initial lateral displacement of one half or more of the shaft width (41 % of the total series) the rate of successful retention of the fragments after the primary closed reduction was only 18 %.

There was a strong correlation between the initial true displacement and the initial shortening (r = 0.882). No evidence of a preserved posterior soft tissue hinge, able to facilitate a closed reduction, could be found. Consequently, in severely displaced spiral fractures open reduction and internal fixation or a few weeks' initial calcaneal traction seem to be the rational management alternatives to guarantee an acceptable anatomical result.

Introduction

When scrutinising the accumulated knowledge of fractures of the shaft of the tibia, one cannot escape thinking that the, admittedly challenging, fractures caused by direct impact, with their overt lesions of the skin and other soft tissues, may have overshadowed the problems associated with the more "benign" tibial shaft fractures caused by indirect violence. Every skeletal injury, nevertheless, simultaneously involves neighbouring musculo-ligamentous structures.

In the human lower leg an important stabilising role has been attributed to the integrity of the interosseous membrane and the periosteum of the bones [4]. Tearing of the interosseous membrane has been experimentally produced by axial loading of specimens with osteotomies of the tibial shaft and of the fibula made at different levels from each other by Sarmiento et al. [12]. This is the in vivo fracture pattern in rotational tibial shaft fractures, in which the tibia typically is fractures at the junction between the middle and distal thirds of the shaft, while the site of the accompanying fibular fracture is subcapital or malleolar [3,6].

The purpose of this clinical study was to analyse the natural variation and characteristics of the initial displacement and to examine the post-reduction stability of spiral fractures of the adult tibial shaft.

Patients and Methods

The series comprised 192 consecutive patients over 18 years of age with rotational infra-isthmal fracture of the tibial shaft who presented at the Department of Orthopaedics and Traumatology, Helsinki University Central Hospital, during the years 1976–1983. The infra-isthmal section of the tibial shaft was defined as that between 60 % and 85 % distal along the tibial length, i. e. the area where the polar moment of inertia of the tibia reaches its minimum and the bone is weakest when subjected to torsional loading [11]. In the present study, to obtain a sufficiently homogeneous material, only fractures without a butterfly fragment and having the associated fibular fracture at a different level from the tibial one were included (Fig. 1). These amounted to 79 % of all encountered tibial shaft fractures with a helical configuration during the period under review. The mean age of the patients was 38.3 years.

All radiographs were examined for the initial lateral displacement in the coronal plane measured from the antero-posterior view, and in the sagittal plane measured from the lateral view. Using the results of these measurements the magnitude and direction of the

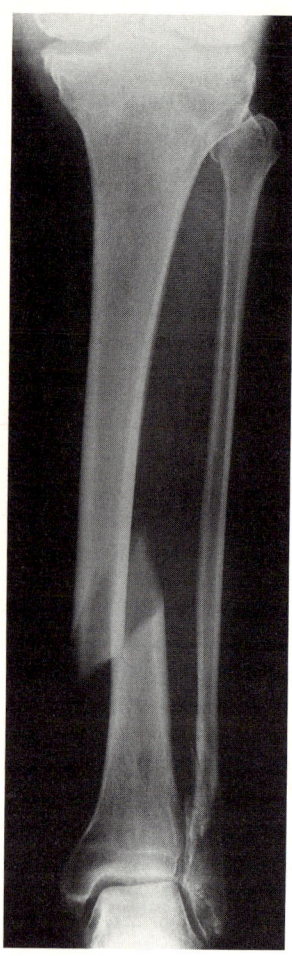

Fig. 1 Anteroposterior on-admission radiograph of a typical spiral external rotation fracture of the tibial shaft with an eccentric associated fibular fracture. Partial disruption of the interosseous membrane can be suspected on the basis of the displacement pattern

true displacement between the tibial fragments were calculated (Fig. 2). In addition the initial radiographic shortening and the site of the associated fibular fracture were recorded.

The policy of management was initially conservative. Unless the position of the fragments was acceptable as such, the conservative routine consisted of closed reduction under anaesthesia as an emergency procedure on an orthopaedic table using temporary calcaneal traction and the aid of a TV image intensifier. A padded long leg plaster cast was applied. From the following day on the patient was encouraged to move around on crutches without weight-bearing.

To check the fracture position, radiographs were taken 3–4 days later. An acceptable position of the tibial fragments was assumed to include: lateral displacement not more than one half of the diaphyseal diameter in both views, angulation not exceeding 5°, shortening not more than 10 mm and no noticeable rotatory malposition [9, 10, 13].

In each patient of this series failed retention of the fracture position brought open reduction and internal fixation under consideration. Simple angulations, however, were

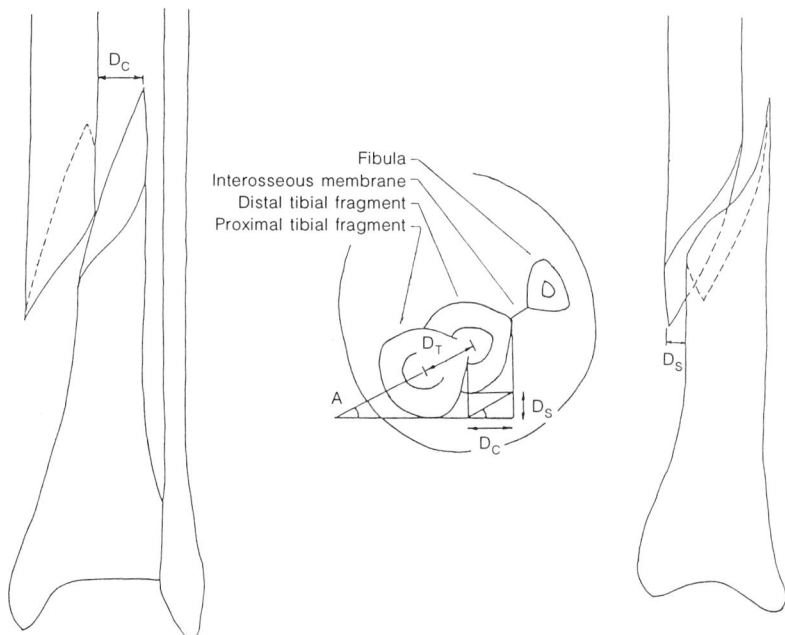

Fig. 2. The magnitude (D_T) and direction ($\angle A$) of the true displacement were calculated with the aid of the coronal (D_c) and sagittal plane (D_s) displacements measured from routine anteroposterior and lateral radiographs respectively: $D_T = \sqrt{D_c^2 + D_s^2}$; $\tan A = \frac{D_s}{D_c}$

corrected by axial wedging of the cast. During the early years of the study a second attempt at closed reduction was made before operating on the fracture.

Results

Initial Displacement

The initial lateral displacement, using the diaphyseal diameter as a measuring unit, was in the coronal plane 0.38 ± 0.21 (mean and standard deviation), range from 0.05 to 1.05, and in the sagittal plane 0.23 ± 0.14, range from 0.05 to 0.85. There was a strong correlation between these two (Fig. 3). Consequently the direction of the true displacement, $0.44 + 0.25$ in magnitude, showed only little variation, the mean value for the angle between the direction of the displacement and the coronal plane being 31°. The proximal tibial fragment was in all cases medial and anterior in relation to the distal one.

The radiographic initial shortening was 8.7 ± 3.2 mm (mean and standard deviation), its correlation with the magnitude of the true displacement being very strong ($r = 0.882$).

Associated Fibular Fracture

The site of the fibular fracture was subcapital in 78, high diaphyseal in 48, suprasyndesmal in 19 and malleolar in 29 patients. In 18 cases there was a duplex fibular fracture. The

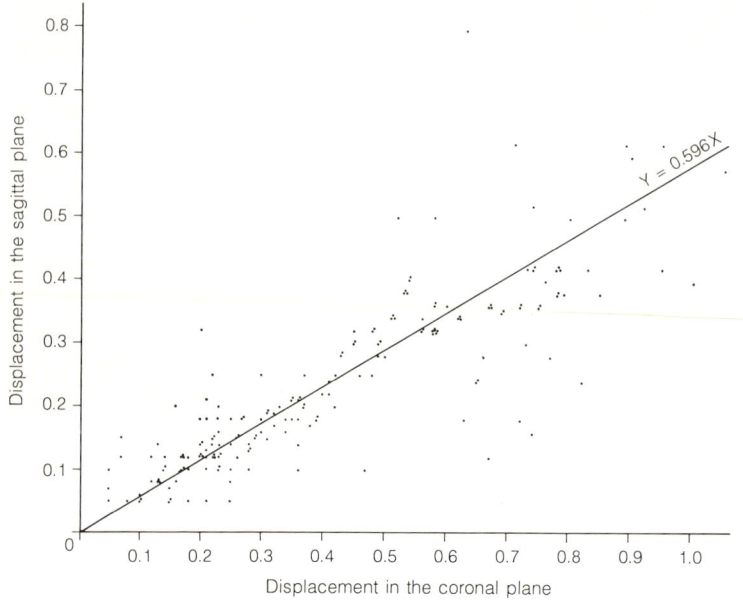

Fig. 3. Regression line for the measurement points relating to the coronal versus sagittal plane displacements of 192 tibial shaft fractures ($r = 0.794$)

severity of the initial lateral displacement of the tibial fracture was not influenced by the site of the associated fibular fracture.

Post-Reduction Stability

In 73 patients (38 % of the total) the initial position of the fragments was acceptable as such and no reduction was required. In 119 patients a total of 159 closed reductions, axial wedgings not included, were performed, and in 52 of these (27 % of the total) open reduction and internal fixation eventually had to be undertaken (Fig. 4). The overall rate of successful retention of the fracture position after the primary closed reduction was 42 %. In fractures with an initial displacement of one half or more of the width of the shaft

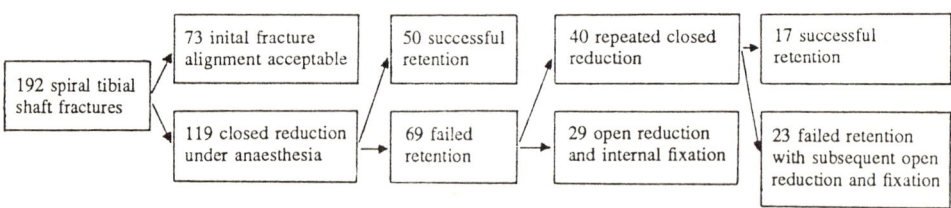

Fig. 4. Management of the fractures. The methods of internal fixation included plating, compression screwing and intramedullary nailing

in the coronal plane the rate of successful retention was only 18 %, whereas in fractures with the initial lateral displacement less, the fracture requiring closed reduction merely for angulation, shortening or malrotation, it was 90 % (Table 1). In three patients an initially acceptable lateral displacement was, on the first radiographs following treatment, seen to exceed one half of the shaft width.

Table 1. Initial displacement and post-reduction stability of the fractures

Stability	Initial displacement in the coronal plane, diaphyseal diameter as measuring unit (number of patients)			
	< 0.50	0.50–0.75	> 0.75	Total
Initial position acceptable	73	–	–	73
Successful retention after primary reduction	36	14	–	50
Failed retention after primary reduction	4	39	26	69
Total	113	53	26	192

Discussion

As long as an anatomical result fulfilling certain criteria is recognised as prerequisite for an acceptable functional recovery after fracture of the tibial shaft, the factors which determine success and failure in controlling the position of the fragments, are of interest. Repeated closed reductions of fractures of the shaft of the tibia seem to be associated with an increased risk of delayed union and refracture [2, 8, 14]. Such findings, as well as the convenience of both the patient and the surgeon, indicate that fractures that probably will not retain an acceptable position within the cast would benefit of being identified early to allow rational planning of the management.

As for the post-reduction stability the best predictive factor was, not unexpectedly, the magnitude of the initial lateral displacement. More surprising was the constant direction, always medial and anterior, of the true displacement of the proximal tibial fragment in relation to the distal one. Thus the resulting increased space between the proximal tibial fragment and the shaft of the fibula occurred close to the plane of the interosseous membrane, which obviously must tear or be avulsed to allow such a displacement to take place. The basic determinant of the clinical stability of rotational tibial shaft fractures consequently seems to be the amount of injury to the interosseous membrane. An analogous situation has been recently presented for fractures of the distal ulna [5]. Moreover, it is noteworthy that during the first post-reduction days the lateral displacement further increased in a few patients, perhaps because of inadvertent loading of the extremity immobilised in cast, indicating progressive rupture of the interosseous membrane.

Oblique fractures have been previously reported to be prone to develop angulation and shortening when treated by allowing early weight-bearing on the broken leg [7]. In addition, the long term consequences of a bayonet malunion, with resulting altered loading axis, to the knee and ankle joints are not known.

In contrast to the ideas of Alms [1] no evidence of the existence of a posterior soft tissue hinge, facilitating the reduction of these fractures, emerged in this study. A marked initial lateral displacement was accompanied by a likewise considerable shortening and overriding of the fragments. Hence a simple rotatory correction of the position of the distal fragment is not able to control the displacement and reduce the fracture. For severely displaced rotational fractures of the shaft of the tibia, open reduction and internal fixation or a few weeks' initial calcaneal traction appear to be the rational alternative methods of treatment.

References

1. Alms M (1961) Fracture mechanics. J Bone Joint Surg [Br] 43 : 162–166
2. Böstman O (1983) Rotational refracture of the shaft of the adult tibia. Injury 15 : 93–98
3. Böstman O, Vainionpää S, Saikku K (1984) Infra-isthmal longitudinal fractures of the tibial diaphysis: results of treatment using closed intramedullary compression nailing. J Trauma 24 : 964–969
4. Charnley J (1963) The closed treatment of common fractures, 3rd edn. Livingstone, Edinburgh
5. Dymond IWD (1984) The treatment of isolated fractures of the distal ulna. J Bone Joint Surg [Br] 66 : 408–410
6. Ender J, Krotscheck H, Jahna H (1957) Behandlung und Behandlungsergebnisse von 1130 frischen geschlossenen Unterschenkelschaftbrüchen. Hefte Unfallheilkd 54 : 14–92
7. Gamble WE, Glayton ML, Leidholt JD, Cletcher JO (1972) Complications following treatment of tibial fractures with weight-bearing. J Bone Joint Surg [Am] 54 : 1343–1344
8. Hedenberg I, Pompeiuss R (1959) Shaft fractures of the lower leg. Comparing the early results of open and closed treatment in 120 cases. Acta Chir Scand 118 : 339–348
9. Johner R, Wruhs O (1983) Classification of tibial shaft fractures and correlation with results after rigid internal fixation. Clin Orthop 178 : 7–25
10. Linden van der W, Larsson K (1979) Plate fixation versus conservative treatment of tibial shaft fractures. J Bone Joint Surg [Am] 61 : 873–878
11. Minns RJ, Bremble GR, Campbell J (1975) The geometrical properties of the human tibia. J Biomech 8 : 253–255
12. Sarmiento A, Latta L, Zilioli A, Sinclair W (1974) The role of soft tissues in the stabilization of tibial fractures. Clin Orthop 105 : 116–129
13. Slätis P, Rokkanen P (1967) Conservative treatment of tibial shaft fractures. Principles and results of treatment. Acta Chir Scand 134 : 41–47
14. Watson-Jones R, Coltart WD (1943) Slow union of fractures with a study of 804 fractures of the shafts of the tibia and femur. Br J Surg 30 : 260–276

Die konservative Behandlung der frischen geschlossenen Unterschenkelschaftbrüche nach L. Böhler

G. Muhr

Chirurgische Klinik und Poliklinik, BG KA „Bergmannsheil" (Direktor: Prof. Dr. G. Muhr), Gilsingstraße 14, W-4630 Bochum 1, Bundesrepublik Deutschland

Auf der 50. Tagung der Deutschen Gesellschaft für Chirurgie im Jahre 1926 hatte der Oberarzt des „Bergmannsheil" über die Behandlung von Unterschenkelschaftbrüchen referiert. Damals sind vom Jahre 1919–1924 insgesamt 371 Unterschenkelschaftbrüche behandelt worden, 218 unkomplizierte und 153 komplizierte Frakturen. Die Behandlung wurde durchgeführt in einem Oberschenkel-U-Gips und nur bei den stark verschobenen Brüchen oder Trümmerbrüchen wurde ein Sreckverband angelegt. Nach 2 Jahren waren über 85 % ohne eine Minderung der Erwerbsfähigkeit. Die durchschnittliche Heilungsdauer betrug 48–70 Tage, die Behandlungsdauer verlief zwischen 70 und 150 Tagen. Im "Bermannsheil" wurden von 1945–1985 über 5500 Pseudarthrosen behandelt; 40 % betrafen den Schienbeinschaft. Nach dem Krieg bis Anfang der 60er Jahre war diese Entwicklung vorhanden. Im Jahre 1972 wurde der erste AO-Kurs in Bochum abgehalten, bei dem die Platte propagiert wurde und erst zu diesem Zeitpunkt wurden die Zahlen aktualisiert. Gerade am Unterschenkelschaft mit dem Aggressionspotential der Pole konservativer und operativer Therapieverfahren fanden verbale Gefechte auf allen Kongressen statt. Einer der Nestoren der deutschsprachigen Unfallchirurgie, Willenecker, war gezwungen, eine Publikation mit dem Titel „Ehrungen und Wehrungen der Frakturbehandlung" zu veröffentlichen. Man muß sich auf das Basiswissen konzentrieren und Patienten und Fraktur analysieren. Es stellt sich die Frage: Handelt es sich um eine stabile oder instabile Fraktur und läßt sie sich einrichten oder nicht. Danach ist festzulegen, ob konservativ oder operativ vorgegangen wird, oder ob man einen Streckverband oder einen Gipsverband wählt. Ein stabiler Unterschenkelschaftbruch im medialen Drittel wird in örtlicher Betäubung eingerichtet und es wird ein Oberschenkelspaltgipsverband angelegt, womit sich eine ungestörte Frakturheilung erreichen läßt. Nach 2–3 Wochen, nach der Abschwellphase, bekommt der Patient einen neuen Gipsverband. Er darf nach Anlegen des Gipsverbandes unverzüglich voll belasten. Handelt es sich um eine instabile Fraktur, werden die Weichteile eine weitere Verkürzung nicht vermeiden und jede Reposition wird sofort wieder in die ursprüngliche Verkürzung zurückgehen, d. h. man muß die Extension so lange belassen, bis der innere Weichteilschaden abgeklungen ist und eine fibröse Verbindung zwischen Knochenfragment und Knochen entsteht. Um diesen Verkürzungseffekt zu vermeiden, wird nach Böhler mit dem Streckverband in örtlicher Betäubung durch Bruchspaltanästhesie eingerichtet und das Bein auf einer Schiene gelagert. Mit einem Extensionsgewicht von 2–4 kg wird gezogen. Die Distraktion ist jedoch wegen der Gefahr der Spitzfußbildung gefährlich. Diese Behandlung erfordert natürlich einen hohen Aufwand, den nicht alle Mitarbeiter bereit sind zu tragen. Zweimal am Tag ist die Bettdecke beim Patienten zurückzuschlagen und das Bein zu inspizieren. Die Steinmann-Nagel-Eintrittsstellen müssen verbunden werden und die Achse sowie die Rotation ist zu kontrollieren. Es handelt sich um eine aufwendige Behandlungsmaßnahme. Um die Rotation nicht zu verfälschen, muß an beiden Enden jeweils ein Band

Hefte zur Unfallheilkunde, Heft 222
P. Habermeyer / L. Schweiberer (Hrsg.)
© Springer-Verlag Berlin Heidelberg 1992

am Schienenbügel fixiert werden, um die Rotation korrekt zu halten. Man muß den Patienten relativ häufig sehen und Achsenfehler korrigieren. Das periphere Fragment ist nach dem proximalen auszurichten; danach schließt sich eine wöchentliche Röntgenkontrolle an. Man kann beispielsweise auch nach der primären Einrichtung einen Oberschenkelgipsverband anlegen, um die häufigen Kontrollen zu minimieren. Die primäre Reposition wird wesentlich besser gehalten und starke Achsenfehler können im Gipsverband nicht mehr entstehen. Auch die Rotation muß nicht mehr korrigiert werden. Der Gispverband wird selbstverständlich vom Arzt noch vor Verlassen des Gipszimmers gespalten. Danach wird das Bein auf der Schiene gelagert.

Jahna hat für diese Phase der Primärversorgung sehr gute Hinweise gegeben. Sie beziehen sich auf Extensionsbehandlung, Streckverband, Gipsverband, Vorbereiten des Extensionsbettes, Einschlagen des Fersenbeinnagels, Reposition bei stärker verschobenen Biegungsbrüchen, Reposition der Fibula, Sperrwirkung der Fibula und Varustendenz. Man weiß aus Erfahrung, daß je nach Länge der Fragmente und nach Schwere des Weichteilschadens 3 bis maximal 4 Wochen vergehen, bis der Weichteilmantel am Knochen festgewachsen ist. Man fordert den Patienten auf, das Bein gestreckt hochzuheben. Das Bein knickt nicht mehr ab und der Bruch ist so weit abgebunden, daß man den Oberschenkelgips anlegen kann. Wenn der Gipsverband trocken ist, nach 24 h, steht der Patient auf; er muß das Bein sofort belasten. Ein Fehler wäre, das verletzte Bein mit Hilfe von Stützkrücken zu entlasten. Der Patient wird aufgefordert, ab sofort zu belasten und die Gangleistung täglich zu steigern.

Weitere Fehler können im Verlauf auftreten: zu frühe Gipsabnahme und Verzicht auf weitere Ruhigstellung, Unterlassung von Schrägaufnahmen, falls die Heilungsrate und der Kallus nicht eindeutig beurteilt werden können, Verzicht auf Stützstrümpfe nach der Gipsabnahme und Unterlassung der aktiven Übungsbehandlung. Das Keilen des Gipses wird durchgeführt, wenn Achsenfehler im Bereich von 5–6° auftreten. Darüber hinaus muß bei größeren Achsenfehlern neu eingerichtet und gegipst werden. Der Gips wird „aufgebogen", der Defekt wird mit Kork unterpolstert und mit einer Gipsbinde umwickelt.

Ein distaler Drehbruch ist hochgradig instabil und braucht relativ lange bis er abgebunden hat.

Es folgen die Ergebnisse der Jahre 1974–1978 aus dem „Bergmannsheil": 202 Unterschenkelbrüche wurden primär konservativ behandelt; in knapp 80 % der Fälle war eine primäre Einrichtung möglich, in 70 % der Fälle wurde ein Streckverband angelegt. 126 Patienten, also etwa 64 %, wurden konservativ weiterbehandelt, die anderen Frakturen dislozierten und wurden konservativ anbehandelt, weil die Operation geplant war. In 1/3 der Fälle wurde nachreponiert und in 19 % wurde der Gips gekeilt. Die mittlere Ruhigstellungsdauer lag bei etwa 10 Wochen. Ab 14 Wochen waren über 85 % der Patienten gipsfrei. Die Pseudarthrosenrate betrug 1,5 %, Verkürzungen über 1 cm traten bei 1,5 % der Fälle auf. Von 1974–1978 traten keinerlei Infekte auf.

Nicoll (Mainfield) hatte von 700 Patienten 95 % der Fälle konservativ behandelt, 5 % waren Pseudarthrosen. Jahna behandelte 1009 Patienten konservativ, bei einer Pseudarthrosenrate von 0,2 %. Sarmiento behandelte mit dem Brace 1125 Unterschenkelschaftbrüche; 51 % wurden konservativ behandelt, wobei sich 6 % Pseudarthrosen zeigten. Es waren die Anfänge der Bracebehandlung.

Mit dieser Behandlung lassen sich gute Ergebnisse erzielen, wenn gewisse Dinge berücksichtigt werden. Eine der wesentlichsten Arbeiten stammt aus dem Jahre 1953 von Lorenz

Böhler, mit dem klassischen Titel: „Das Erzeugen der Verkürzung als die wichtigste Aufgabe der Knochenbruchbehandlung." Der Knochen muß aneinanderrücken, es kommt zu einer Verkürzung und zur Heilung. Daraus lassen sich die Kontraindikationen zur konservativen Behandlung ableiten: primäre oder relative Diastase, Interponat im Defekt, schlechte Repositionen oder Distraktionen. Kontraindikationen für diese Art der Behandlung sind Frakturen mit primärer oder relativer Diastase, Frakturen mit primärer starker Seitenverschiebung und verschobene Drehbrüche mit ausschließlichem Kortikaliskontakt. Schließt man diese Bruchtypen von vorneherein aus der konservativen Behandlung aus, dann wird man solche Ergebnisse wie Jahna erzielen: Im Unfallkrankenhaus Meidlich wurden von 1956–1980 über 5000 geschlossene Unterschenkelschaftbrüche zu 80 % konservativ behandelt. Von 1974–1978 wurden im „Bergmannsheil" 62 % konservativ behandelt, 1974–1983 ging die Rate auf 41 % zurück, 1983 waren es noch 28 % der Fälle, welche nach den klassischen Kriterien von Böhler behandelt wurden. Die Alternative zu dieser Behandlungsmethode bietet einfache Vorteile. Die Patienten kommen schneller auf die Beine, sie können sich besser pflegen, das Thromboserisiko ist geringer, die Patienten sind kürzere Zeit im Krankenhaus und die Kosten sind daher reduziert. Die konservative Behandlung ist sehr leistungsfähig, wenn sie richtig angewendet wird.

Man setzt die konservative Behandlung ein, wenn der Patient eine Operation ablehnt oder wenn man aus einem anderen Grund nicht primär das gewünschte operative Vorgehen durchführen kann. Man behandelt konservativ, wenn man weiß, daß in einer Woche die Operation durchgeführt wird. Ebenso ist dies der Fall bei sekundären Operationsindikationen, wenn eine primär geplante konservative Behandlung nicht funktionierte, weil die Indikation nicht richtig war, z. B. bei der starken Seitenverschiebung mit hochgradiger Instabilität.

Die konservative Knochenbruchbehandlung hat weiterhin ihren Stellenwert. Er ist jedoch wesentlich eingeschränkt durch die alternativen Operationsmethoden, über die man heutzutage verfügt. Wenn wir sie primär einsetzen – und wir wollen sie erfolgreich zu Ende führen – müssen wir die Gefahren kennen und beachten.

Untere Extremität (2)

Besondere Behandlungstaktik bei der Pilon-tibial-Fraktur

A. Betz

Chirurgische Klinik Innenstadt und Chirurgische Poliklinik der LMU München
(Direktor: Prof. Dr. L. Schweiberer), Nußbaumstraße 20, W-8000 München 2,
Bundesrepublik Deutschland

Über Jahrzehnte, bis zum heutigen Tag, galten die Kriterien der Fraktureinteilung sowie der Frakturbehandlung im Bereich des distalen Tibiaendes und im Bereich des Pilon. Es wurde eingeteilt in die Spaltbrüche mit mehr oder weniger ausgedehnter Verwerfung und in die Impressionsbrüche mit ausgedehnter Zerstörung der Gelenkfläche. An Behandlungskriterien wurden 4 Punkte angeführt, die eigentlich immer erfüllt werden mußten, nämlich die Rekonstruktion der Fibula bezüglich ihrer Länge, insbesondere die Rekonstruktion der distalen Tibiagelenkfläche (es wurde die Spongiosaplastik angeschlossen zur Auffüllung größerer Defekte) und schließlich die mediale Anlage von Platten zur Abstützung. Die ersten Nachuntersuchungsergebnisse nach diesem Behandlungskonzept erbrachten hervorragende Ergebnisse. Diese schwerwiegenden Frakturen heilten in 80 % der Fälle mit ausgezeichnetem Ergebnis. Allerdings bezogen sich diese Frakturen auf die einfacheren Bruchformen und auch auf die indirekten Frakturmechanismen, die mit einer weitaus geringeren Weichteilzerstörung einhergehen. Neuere Nachuntersuchungen aus unserem Krankengut lassen diese guten Ergebnisse nicht nachvollziehbar erscheinen. Es zeigt sich, daß im später nachuntersuchten Krankengut verschiedener Zentren vorwiegend direkte Mechanismen zum Unfall geführt haben, mit einer ausgedehnten Zerstörung der Weichteile. In neuerer Zeit finden wir die Einteilung der AO; wir beachten jetzt in diesem Zusammenhang lediglich die Brüche vom Typ B, also die Gelenkfrakturen partieller Natur, bzw. vom Typ C, die vollständigen Zertrümmerungen der distalen Gelenkebene.

In 4 Jahren, zwischen 1986 und 1989, fanden wir insgesamt 42 Pilonverletzungen vor, also ausschließlich B- und C-Frakturen. Man sieht den Stellenwert, welchen die rein konservative Behandlung in diesem Krankengut hat, daran, daß nur 3 von insgesamt 42 Frakturen konservativ behandelt wurden. In einem Fall handelte es sich um eine B2-Verletzung, in den anderen beiden Fällen um eine 83jährige polytraumatisierte Patientin, die beidseits Pilonfrakturen des Typs C3 aufwies, also des größten Schweregrades. Wann wurden die Verletzungen der operativen Behandlung zugeführt? Insgesamt 39mal wurde operiert, in 17 Fällen bereits am Unfalltag. Alle anderen Fälle wurden postprimär versorgt. Auffällig zeigt sich die Versorgung zwischen dem 1. und 5. Tag in 9 Fällen. Liegt ein Weichteilschaden vor, so könnte man annehmen, daß diese Fälle eigentlich nach dem 6. Tag versorgt gehören.

Liegt kein Weichteilschaden vor, so würde die Versorgung eher am Unfalltag geschehen. Wie sieht das geänderte Behandlungskonzept aus? Auf den ersten Blick zeigt sich kein wesentlicher Unterschied zu dem erstgenannten Schema, welches über viele Jahrzehnte Gültigkeit hatte und auch heute noch für die unkomplizierten Frakturen, d. h. für die Frakturen niedrigeren Schweregrades und mit fehlendem Weichteilschaden, gilt. Geblieben ist die Wiederherstellung der Fibulalänge, das ist in fast allen Fällen erforderlich, sowie die Rekonstruktion der distalen Tibiagelenkfläche. Bei der minimalen Maßnahme im Bereich des Wadenbeins ist eine primäre Stabilisierung zulässig. Nach sparsamer Rekonstruktion und Anpassung der distalen Tibiagelenkfläche an den Talus erfolgt dann die Ruhigstellung entweder im Gips, wenn nicht zu erwarten ist, daß es zu einer sekundären Achsenabweichung kommt, oder im Fixateur externe. Fakultativ läßt sich zu einem späteren Zeitpunkt, aber auch teilweise beim Ersteingriff, die Spongiosaplastik zur Anwendung bringen (bei der Auffüllung großer ossärer Defekte).

In unserem Krankengut der letzten 4 Jahre kam bei insgesamt 39 operierten Fällen 14mal die alleinige Schraubenanwendung vor; nur 4mal reichte die alleinige Stabilisierung der Fibula zur korrekten Einstellung der Gelenkebene aus. In 16 Fällen wurde die Platte der Fibula mit den Schrauben im Bereich des Pilon kombiniert und lediglich in 4 Fällen kam die Tibiaplatte zur Anwendung. Die primäre Arthrodese sollte eher vermieden werden, denn es ist sehr schwierig, in dieser Situation unter Wiederherstellung der korrekten Länge eine stabile Situation herbeizuführen. Es ist sinnvoller, die Abbindung der Fragmente abzuwarten. Kombiniert wurde diese Minimalosteosynthese in den meisten Fällen mit einer Gipsruhigstellung, weniger häufig mit der Ruhigstellung im Fixateur externe.

Insgesamt wurden 8 Zweiteingriffe durchgeführt. Der Zeitpunkt lag zwischen der 2. und 4. Woche. Die Zweiteingriffe bezogen sich auf Fixateur-externe-Korrekturen in Verbindung mit Spongiosaplastiken sowie auf Anlegung einer Tibiaplatte, geplant oder nicht geplant (insgesamt vier von 39 Fällen). Zwischen dem 4. und 6. Monat waren insgesamt 3 Korrektureingriffe erforderlich. Sie bezogen sich auf Umstellungsosteotomien sowie auf einen kortikospongiösen Keil und eine Arthrolyse.

Die direkten Verletzungen im Bereich des distalen Tibiaendes und im Bereich des Pilon lassen eine befriedigende Ausheilung unter konservativen Maßnahmen nicht zu, da die Gelenkfläche in den seltensten Fällen ausreichend rekonstruiert werden kann. Deshalb ist die operative Versorgung unter strikter Beachtung der Weichteilsituation notwendig. Dies wird erreicht durch sparsame Implantatanwendung und damit Minimierung des operativen Traumas sowie durch die Wahl des optimalen Operationszeitpunkts.

Spätergebnisse nach konservativer und operativer Behandlung von Pilon-tibial-Frakturen

H. Resch, K. Golser, P. Seykora und G. Sperner

Universitätsklinik für Unfallchirurgie (Vorstand: Univ.-Prof. Dr. E. Beck), Anichstraße 35, A-6020 Innsbruck

Die Aufstauchung der distalen Tibia hat nicht nur die Zerstörung der Gelenkfläche zur Folge, sondern geht auch mit einer Verkürzungsfehlstellung und einer Sprengung der Malleolengabel einher. An eine Reposition sind somit 3 Forderungen zu stellen:

1. Wiederherstellung der Gelenkfläche,
2. Korrektur der Verkürzungsfehlstellung und
3. Wiederherstellung der Malleolengabel.

Auf konservativem Wege sind diese Forderungen häufig nur unvollständig zu erfüllen. Die offene Reposition mit innerer Fixation entsprechend den von Rüedi et al. [4] angegebenen operationstaktischen Schritten kann diese Forderungen eher erfüllen. Demgegenüber steht aber die Frage, inwieweit die Störung der Trophik durch Deperiostierung vor allem kleiner knorpeltragender Fragmente bei der offenen Reposition den Vorteil der anatomischen Rekonstruktion nicht wieder relativiert. Dies war der Anlaß, unsere konservativ und operativ behandelten Pilon-tibial-Frakturen einer Spätanalyse zu unterziehen.

Material und Methodik

Von insgesamt 176 distalen intraartikulären Stauchungsbrüchen der Tibia konnten 78 Patienten (21 Frauen und 57 Männer) mit 84 Pilon-tibial-Frakturen persönlich klinisch und radiologisch nachuntersucht werden. Die durchschnittliche Nachuntersuchungszeit betrug 7,5 Jahre (3–15 Jahre). Das durchschnittliche Alter zum Zeitpunkt des Unfalls lag bei 37 Jahren (16–63 Jahre). 74 Frakturen waren geschlossen und 10 offen. Hauptunfallursache war der Skiunfall (43 %), wobei sein Anteil in den 70er Jahren stetig anstieg und in den 80er Jahren wieder langsam abfiel. 49 der 84 Pilon-tibial-Frakturen waren konservativ und 35 operativ behandelt worden.

Die konservative Behandlung erfolgte entsprechend der Methode von Trojan und Jahna mit gezielter Extension und Oberschenkelgipsverband [5]. Die Operation wurde entsprechend den 4 operationstaktischen Schritten mit

1. Osteosynthese der Fibula,
2. Rekonstruktion der Tibiagelenkfläche,
3. Spongiosaplastik und
4. medialer Abstützung durchgeführt [2, 4].

Die Einteilung in Frakturtypen bzw. Schweregrade erfolgte entsprechend der Punktewertung von Rüedi et al. [4].

Auf den Schweregrad I (Frakturtyp I) entfielen 23 %, auf den Schweregrad II 30 % und auf den Schweregrad III 46 % der Fälle. Für die Beurteilung der Repositionsergeb-

Hefte zur Unfallheilkunde, Heft 222
P. Habermeyer / L. Schweiberer (Hrsg.)
© Springer-Verlag Berlin Heidelberg 1992

nisse wurde die Rekonstruktion der Gelenkfläche, der Gabelschluß und die Achsenstellung bewertet [3]:

Gelenkfläche

Stufenlose Gelenkfläche	4 Punkte
Stufe bis 2 mm	2 Punkte
Stufe über 2 mm	0 Punkte

Gabelschluß

Exakter anatomischer Gabelschluß	4 Punkte
Annähernd geschlossene oder verknöcherte Gabel	2 Punkte
Fehlender Gabelschluß	0 Punkte

Achsenstellung

Anatomische Achsenstellung	4 Punkte
Achsenfehler bis 5°	2 Punkte
Achsenfehler über 5°	0 Punkte

Die Reposition galt als gut bei einer Anzahl von 12 Punkten, als mäßig bei 8–10 Punkten und als schlecht bei weniger als 8 Punkten.

Die Beurteilung der Arthrose erfolgte in Anlehnung an die Skala von Bargon [1]. Zur Erfassung der subjektiven Beurteilung erhielten die Patienten einen Fragebogen der die Kriterien Beruf, Sport, Anlaufschmerz, Nachtschmerz, Wetterfühligkeit, subjektive Behinderung, Schwellneigung, Ermüdbarkeit, Hinken und subjektive Zufriedenheit beinhaltete. Die Bewertung erfolgte wiederum nach Punkten mit sehr gut, gut, mäßig und schlecht.

Ergebnisse

Schweregrad und Arthrose

Es zeigte sich ein doch deutlicher Zusammenhang zwischen dem Schweregrad der Fraktur und der Arthroseentwicklung (Abb. 1). Leichte Frakturformen wiesen kaum oder nur eine geringe Arthroseentwicklung auf, während die schweren Frakturformen zu deutlicher bis starker Arthroseentwicklung tendierten.

Behandlungsverfahren und Arthrose

Von den konservativ behandelten Patienten haben 22 % und von den operativ behandelten Patienten 17 % bei der Nachuntersuchung eine schwere Arthrose aufgewiesen (Abb. 2). Die Arthroseentwicklung war beim Schweregrad I und II sowohl nach konservativer als auch nach operativer Behandlung ausgeglichen. Es lag kein Fall von schwerer Arthrose (Stadium III) vor. Beim Schweregrad III war nach operativer Behandlung die Entwicklung zu schwerer Arthrose (Stadium III) mit 33 % der Fälle geringer als nach konservativer Behandlung (50 %).

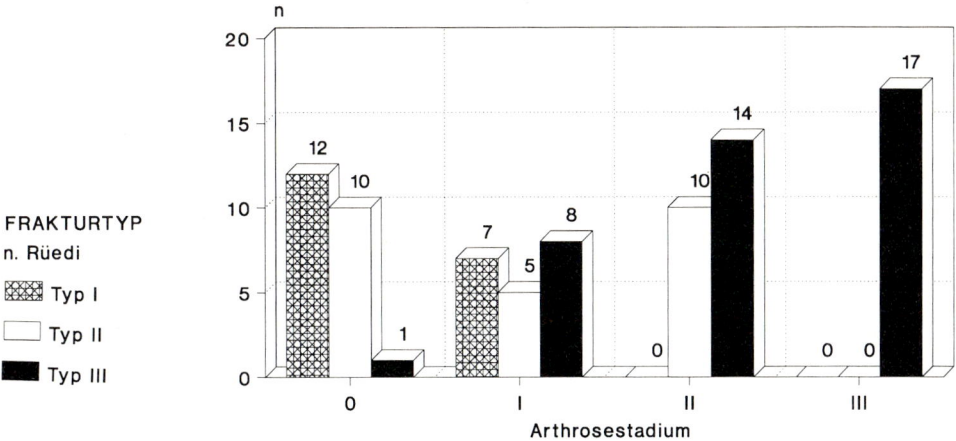

Abb. 1. Schweregrad der Fraktur und Arthroseentwicklung

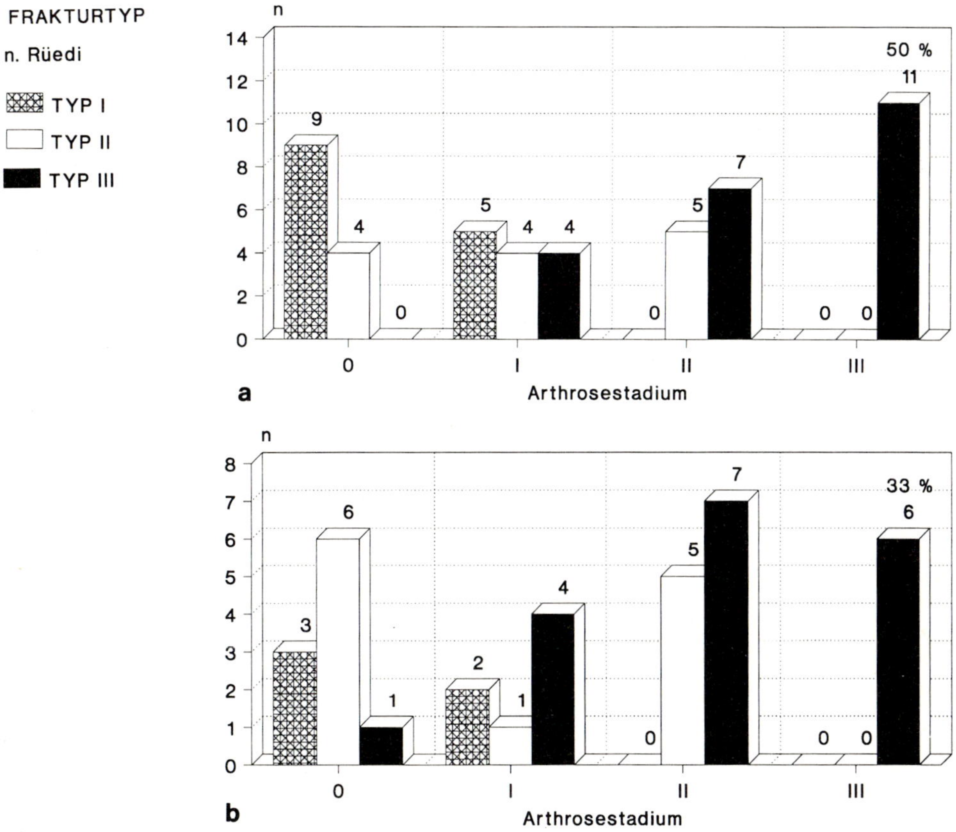

Abb. 2a, b. Behandlungsverfahren und Arthroseentwicklung. **a** Nach konservativer Behandlung ($n =$ 49). **b** Nach operativer Behandlung ($n = 35$)

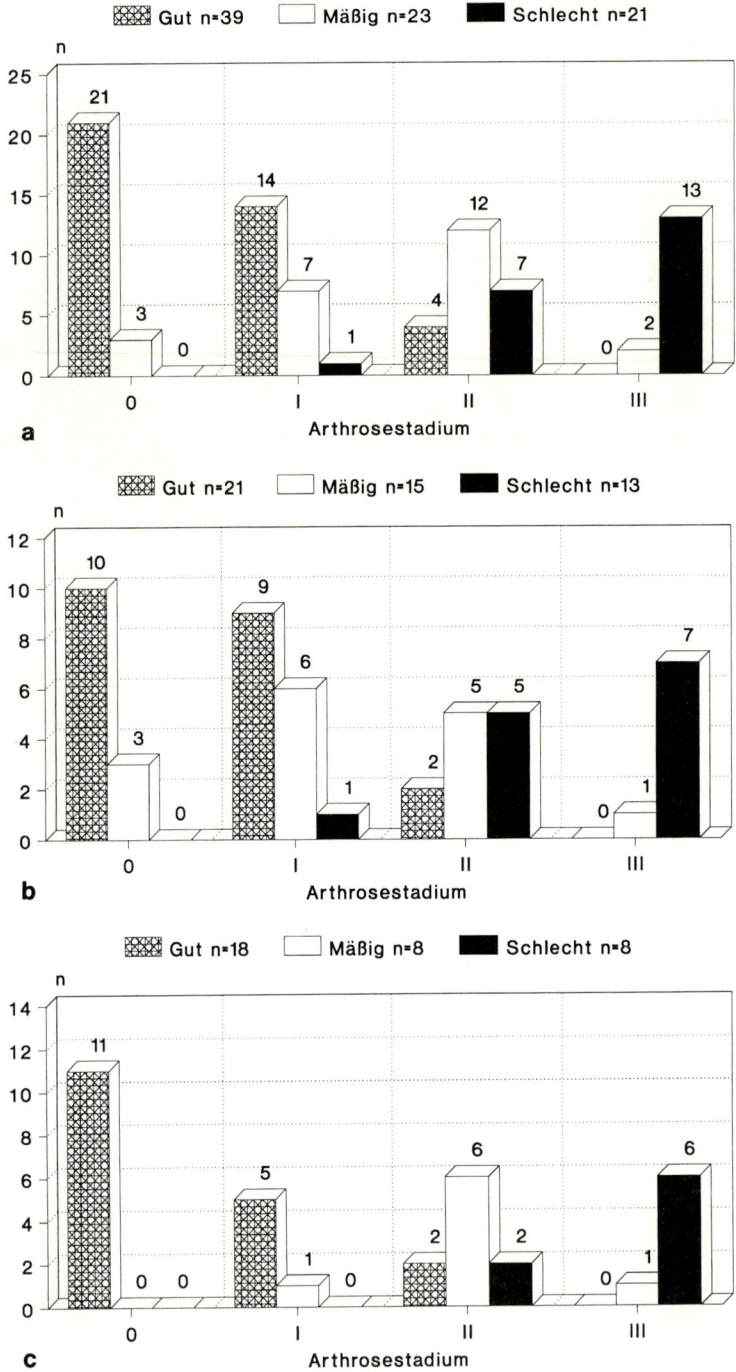

Abb. 3a–c. Repositionsergebnisse und Arthroseentwicklung. **a** Aller behandelnden Fälle (konservativ und operativ). **b** Nach konservativer Behandlung. **c** Nach operativer Behandlung

Repositionsergebnisse und Arthrose

Die Qualität der Reposition spiegelt sich in der Arthroseentwicklung wieder (Abb. 3). Patienten mit schlechtem Repositionsergebnis haben bis auf eine Ausnahme eine ausgeprägte bis schwere Arthrose entwickelt. In gleicher Weise haben gute Repositionsergebnisse keine oder nur eine geringe Arthrose zur Folge gehabt. Bei der Gegenüberstellung von konservativ und operativ behandelten Patienten zeigte sich, daß bei den konservativ behandelten Patienten der Zusammenhang zwischen Repositionsergebnis und Arthroseentwicklung nicht so ausgeprägt war wie bei den operativ behandelten Patienten.

Gelenkstufe und Arthrose

Nach der Reposition verbliebene Gelenkstufen erwiesen sich als die stärksten arthrosefördernden Faktoren (Abb. 4). Stufenfreie Gelenkflächen hatten selten eine ausgepräge

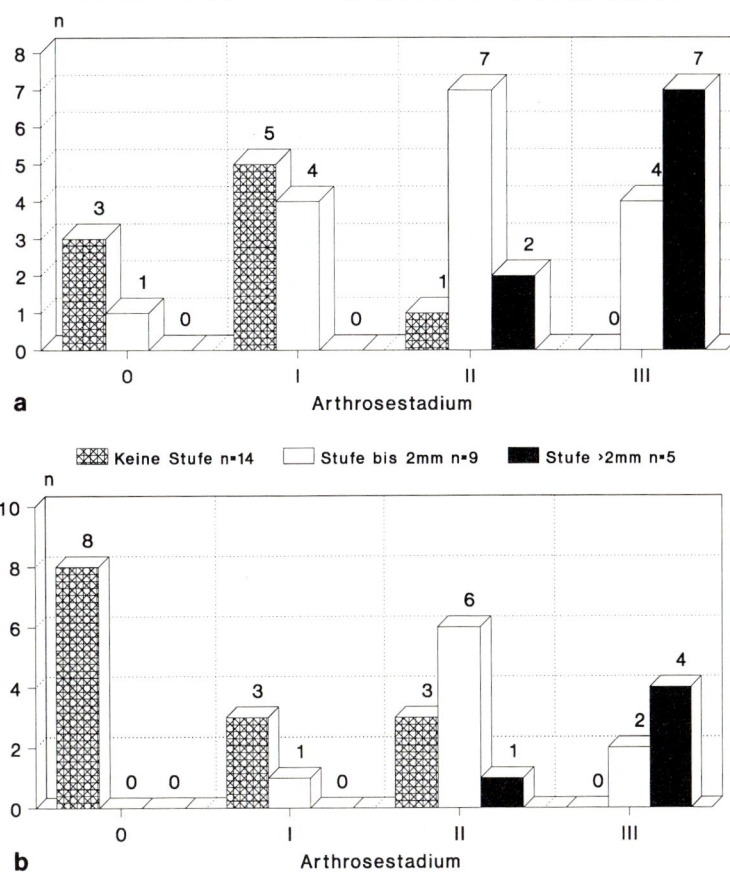

Abb. 4a, b. Gelenkstufe und Arthroseentwicklung. **a** Nach konservativer Behandlung. **b** Nach operativer Behandlung

oder gar schwere Arthrose zur Folge, während verbliebene Stufen in Abhängigkeit von ihrer Höhe fast ausnahmslos zu ausgeprägter bis schwerer Arthrose führten. Die operierten Fälle verhielten sich einer verbliebenen Stufe gegenüber weit weniger tolerant als die konservativ behandelten Patienten und führten bei gleicher Ausgangssituation zu schwereren Arthrosen.

Beweglichkeit und Arthrose

Je ausgeprägter die Arthrose war, um so geringer war die Beweglichkeit im oberen Sprunggelenk (Abb. 5). Kompensatorisch zeigte sich meist eine gute Beweglichkeit im unteren Sprunggelenk, wo sich teilweise ebenfalls schon leichte Arthrosezeichen zeigten.

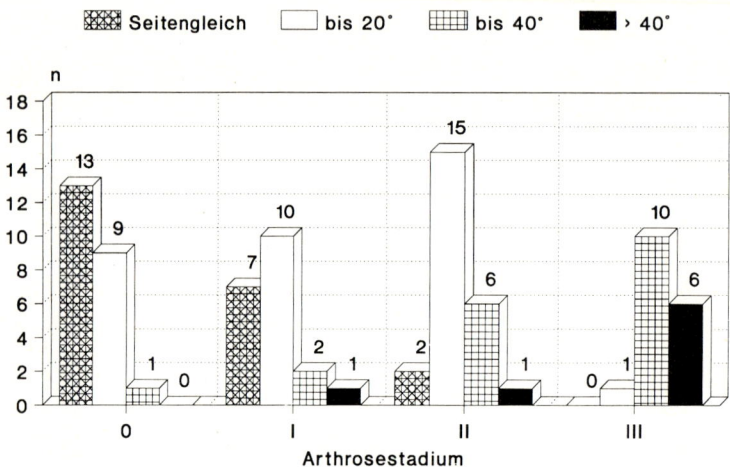

Abb. 5. Beweglichkeit und Arthrose

Zeitlicher Ablauf der Arthroseentwicklung

Von 19 Patienten lagen Röntgenbilder vor, die 18 Monate nach Behandlungsbeginn gemacht worden waren. Patienten, die nach dieser Zeit keine Arthrose aufwiesen, haben auch nach Jahren keine Arthrose gezeigt. Hat bereits eine Arthrose bestanden, so verschlechterte sich diese nicht oder nur geringfügig (Abb. 6).

Subjektive Beurteilung und Arthrose

Hier konnte nur eine grobe Übereinstimmung zwischen dem Grad der Arthrose und der subjektiven Einschätzung gefunden werden. Individuelle Neigungen wie Sport, Rentenanspruch usw. dürften die persönliche Beurteilung stark beeinflußt haben.

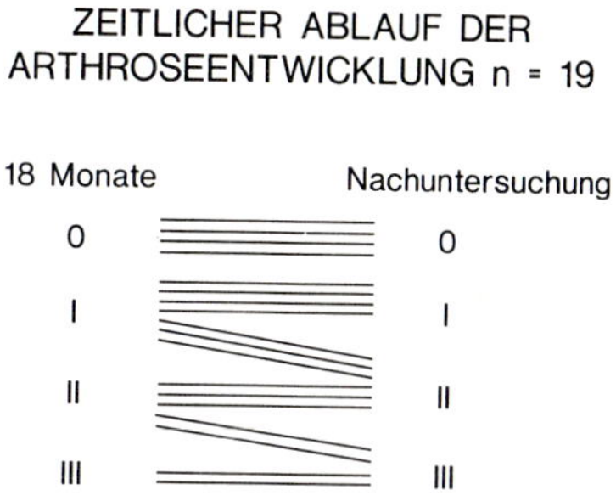

ZEITLICHER ABLAUF DER
ARTHROSEENTWICKLUNG n = 19

18 Monate   Nachuntersuchung

0 ══════════ 0

I   I

Abb. 6. Zeitlicher Ablauf der Arthroseentwicklung   II   II
($n = 19$)

III ══════════ III

Zusammenfassung

1. Der Grad der Arthroseentwicklung ist weitgehend vom Schweregrad der Fraktur abhängig.
2. Die operative Behandlung hat bei den leichten Frakturformen kaum bessere, bei den schweren Frakturformen geringfügig bessere Ergebnisse gezeigt als die konservative Behandlung.
3. Die Qualität der Reposition steht im direkten Zusammenhang zum röntgenologischen Spätergebnis. Konservativ behandelte Frakturen verhalten sich „toleranter" gegenüber Repositionsfehlern als operativ behandelte Frakturen
4. Unter den Repositionsfehlern ist eine verbliebene Gelenkstufe der stärkste arthrosefördernde Faktor. Bei gleich hoher Gelenkstufe ist die Arthroseentwicklung bei den operativ behandelten Frakturen wesentlich ausgeprägter als nach konservativer Behandlung.
5. Das Ausmaß der Einschränkung der Beweglichkeit im oberen Sprunggelenk ist stark vom Ausmaß der Arthrose abhängig. Für den Patienten wirkt sich dabei die Einschränkung der Dorsalflexion als unangenehmer aus als die Einschränkung der Plantarflexion. Kompensatorisch kommt es zu einer Verbesserung der Beweglichkeit im USG.
6. Die Arthrose bildet sich innerhalb der ersten 1 1/2 Jahre aus, danach kommt es nur noch zu geringfügigen Veränderungen.
7. Die subjektive Einschätzung durch den Patienten steht nur in grobem Zusammenhang zur bestehenden Arthrose. Individuelle Bedürfnisse und Erwartungen beeinflussen die persönliche Beurteilung des Ergebnisses.

Literatur

1. Bargon G (1987) Röntgenmorphologische Gradeinteilung der posttraumatischen Arthrose im oberen Sprunggelenk. Hefte Unfallheilkd 133:28
2. Heim U, Näser M (1976) Die operative Behandlung der Pilon-Tibial-Fraktur. Technik der Osteosynthese und Resultate bei 128 Patienten. Arch Orthop Unfallchir 86:341
3. Resch H, Benedetto KP, Pechlaner S (1986) Die Entwicklung der posttraumatischen Arthrose nach Pilon-Tibial-Frakturen. Unfallchirurg 89:8–15
4. Rüedi Th, Matter G, Allgöwer M (1968) Die intraartikulären Frakturen des ditalen Unterschenkelendes. Helv Chir Acta 35:556
5. Trojan E, Jahna H (1960) Indikationsstellung und Behandlung der intraartikulären Stauchungsbrüche am distalen Unterschenkelende. Chir Prax 3:335

Nonoperative Treatment of Ankle Fractures

D. Segal

Department of Orthopedics, Hadassah Medical Center, P.O.B. 12000, IL-91120 Jerusalem

Nonoperative management of ankle fractures was the most common treatment of these injuries until about 20 years ago, and over 50% of all ankle fractures are still treated nonoperatively. The very popular classifications by Lauge-Hansen [8,9] and by his predecessors Ashurst and Bromer [1] aimed to provide an understanding of the fracture mechanism and to enable the physician to perform a proper closed reduction and cast immobilization. This was done based on the principles of manipulating the fracture in the opposite direction to the force that caused it. While better understanding and diagnosis of the fracture improved the reduction, the functional results were far from satisfactory and frequently the outcome was osteoarthritis. At the same time surgical treatment of ankle fractures not using the AO principles did not improve the results, and osteoarthritis of 37% [2] or higher was reported.

It required a new generation of surgeons, different surgical techniques, improved instrumentation, and a fresh approach to joint injuries to change the outcome of joint trauma and ankle fractures in particular. These happened over a period of time. The Dannis-Weber classification replaced the Lauge-Hanson, the AO group [12] introduced new surgical techniques and detailed instrumentation, and there was a profound change in the principles of treatment of joint trauma. Prolonged immobilization was replaced by an early range of motion, as advocated by Salter et al. [17], and the use of functional bracing in ankle fractures, as advocated by Segal [15]. While posttraumatic osteoarthritis was not eliminated, it was significantly reduced to about 7%–15%.

This raises the question: Is there room for nonoperative treatment of ankle fractures? Surgery, as we all know, has its own share of complications. While most ankle fractures occur in the young male population, Lindsjo [11] reported a second peak of high incidence in women in the fifth to sixth decades. No doubt the clinical picture will continue to change as life expectancy increases, and it may also differ between countries. While age should not be the sole factor dictating the method of reduction associated diseases such as diabetes and peripheral vascular disease, which are more common in the elderly population, should be considered. Osteoporosis is another consideration in the elderly which may cause the orthopedic surgeon to consider nonoperative treatment, knowing that rigid stabilization at surgery is unobtainable. Finally, the functional needs of individuals may differ and are an important factor to consider.

In treating ankle fractures, there is a general consensus among orthopedic surgeons regarding the goals. It became evident over the years that inadequate reduction of ankle fractures yields osteoarthritis, regardless of the method of treatment. Ramsey and Hamilton's study [14] provided laboratory data showing that 1 mm of lateral talar displacement reduced tibia-talar area contact by 42%. Thus anatomical reduction is the desired goal, regardless of the method of reduction. The following questions then arise: Can anatomical reduction be achieved by nonoperative methods? Will the clinical results be comparable to a reduced ankle fracture treated surgically? The answer to these questions is a definite yes!

Hefte zur Unfallheilkunde, Heft 222
P. Habermeyer / L. Schweiberer (Hrsg.)
© Springer-Verlag Berlin Heidelberg 1992

In my experience and in published series one will notice that the majority (60 % to 70 %) of ankle fractures are type B (or supination eversion fractures) and the remaining are types A or C. It is generally accepted that the more difficult fractures (type C) are best treated by open reduction. Type A fractures can be treated nonoperatively, although they bear a higher incidence of nonunion of the medial malleolus. The dispute and disagreement is focused on displaced type B fractures, which are the most common ankle fracture seen in the emergency form. Should all of them be treated surgically or should there be an attempt at closed reduction? At present there is no clear answer to these questions but general guidelines can be established.

A nondisplaced type B fracture should not be treated surgically displaced type B ankle fractures, when reduced to acceptable standards, yield as good results in a long follow-up as surgically treated fractures. In a controlled randomized study of 92 patients, excluding type C fractures, Bauer et al. [3] have shown that although the initial results favored the operated patients, a seven years follow-up has shown little difference between the operated and non-operated ankles. Phillips et al. [13], in a much smaller group of patients (initially 138 patients, but only 71 were followed for 3.5 years), found only slightly improved results in patients treated surgically. However, his group of patients included a mixture of type B and type C fractures, and it is well known that it is more difficult to obtain anatomical reduction in type C.

One should also be aware that surgery does not assure anatomical reduction. Out of 321 surgically treated ankles [11] correct anatomical reduction was obtained in only 74 %. Comminution, impaction, osteoporosis, and the surgeon's ability are some of the factors affecting the outcome of surgically treated ankles.

Closed reduction of ankle fractures should be practiced as accurately and as diligently as open reduction. Manipulation in the emergency room under sedation is inadequate. Closed reduction should be done under general or regional anesthesia, either before swelling develops or after it subsides. Reduction has to be anatomical and too often an „acceptable" reduction is the cause of failure. It is impractical to use routinely a large number of criteria to evaluate closed reduction. For example, the talocrural angle requires comparison to the opposite nonfractured ankle. Talar tilt, tibiofibular syndesmosis distance or lateral malleolar rotation are impractical measurements.

The most reliable and easiest measurements are based on the displacement of the malleoli. In the less frequently fractured medial malleolus anteromedial corner, continuity and less than 2 mm displacement should be obtained by closed reduction. This assures good reduction but does not preclude up to 10 % nonunion of the medial malleolus. An inadequately reduced medial malleolus may result in nonunion or malunion with localized impingement. The lateral malleolus should be reduced to within 2 mm in all directions, i. e., proximally (shortening), laterally, and posteriorly.

Previous studies carried out by scientists such as Grath [5], Inman [7], and Lauge-Hansen [10] have shown that the deltoid ligaments can stretch up to 2 mm and remain intact. Thus, a 2 mm displacement of the lateral malleolus is consistent with good clinical results. This was confirmed in an excellent long term study by Bauer et al. and also by Kristensen. It is the lateral malleolus which plays the dominant role in stabilizing the ankle joint [16]. Therefore, evaluating the quality of the reduction special attention should be given to the acuracy of the reduced lateral malleolus.

220

A malreduced lateral malleolus will allow lateral shift or tilt of the talus and this may results in generalized osteoarthritis of the ankle.

The posterior tibial lip, also known as the posterior malleolus, has to conform to a 2 mm reduction as well. Any displacement beyond 2 mm is of great significance if the fracture involves 20%–25% of the articular surface. Fortunately most posterior lip fractures are evulsion fractures and do not affect the articular surface. It has been my experience that they will reduce following the reduction of the lateral malleolus, and this was also confirmed by Harper and Hardin [6].

In summary, displaced ankle fractures must be reduced anatomically to restore the articulating surfaces of the joint. Open reduction has the advantage of restoring more accurately the articular surface, and should be used mostly in badly displaced and comminuted fractures. This does not always assure better functional results because other factors, such as articular cartilage damage, have to be considered. However, loss of reduction or malreduced fractures definitely contribute to loss of normal ankle function and to the onset of osteoarthritis. Reduction should be carried out when swelling subsides, and it should be practiced with great attention to detail. Regional or general anesthesia is required for adequate reduction, and malleolar displacement should not exceed 2 mm. Follow-up should be at short intervals of 5–7 days in the first 3 weeks. As swelling subsides and the muscles atrophy, the cast should be changed in order to maintain the ankle in its reduced position. While the initial reduction may require the foot and ankle to be in equinus, adduction, and internal rotation, I try to place the foot in a neutral and plantigraded position within 3–4 weeks. In the plantigraded position, in a well molded cast, gradual weight bearing should be practiced. The fractures heal within 6–9 weeks but should be protected by the use of crutches or a cane until joint motion and muscle function is restored. Elevation, fighting dependent oedema, and weight-bearing dorsiflexion exercises are the last step in the rehabilitation of the fractured ankle.

References

1. Ashurst APC, Blomer RS (1922) Classification and mechanism of fractures of the leg bones involving the ankle. Arch Surg 4:51
2. Barwell HN, Charnley DA (1963) The tretment of displaced fractures at the ankle with the rigid internal fixation and early joint involvement. J Bone Joint Surg [Br] 47:634
3. Bauer M, Bergström B, Hemborg A, Sandegard J (1985) Malleolar fractures: nonoperative V5 operative treatment. Clin Orthop 199:17
4. Bauer M et al. (1985) Long term follow up of ankle fractures. Acta Orthop Scand 56:103
5. Grath GB (1960) Widening of the ankle. Acta Chir Scand Suppl 263
6. Harper MC, Hardin G (1988) Posterior malleolar fractures of the ankle associated with external rotation injuries. J Bone JointSurg [Am] 70:1348
7. Inman VT (1976) The joints of the ankle. Williams and Wilkins, Baltimore
8. Lauge-Hansen N (1949) Ligamentous ankle fractures. Diagnosis and treatment. Acta Chir Scand 97:544
9. Lauge-Hansen N (1952) Fractures of the ankle: IV. Clinical use of genetic roentgen diagnosis and genetic reduction. Arch Surg 64:488
10. Lauge-Hansen N (1946) Fractures of the ankle. Arch Surg 56:259
11. Lindsjo U (1985) Operative treatment of ankle fracture – dislocations. Clin Orthop 199:28
12. Müller ME, Allgöwer M, Schneider R, Willenegger H (1979) Manual of internal fixation, 2nd edn. Springer, Berlin Heidelberg New York

13. Phillips WA, Shwartz HC, Keller CS, Woodward HR, Rudd NS, Spiegel PG (1985) A prospective randomized study of the management of severe ankle fractures. J Bone Joint Surg [Am] 67:67
14. Ramsey PL, Hamilton W (1976) Change in tibio-talar area of contact caused by lateral talar shift. J Bone Joint Surg [Am] 58:356
15. Segal D, Niss DA, Whirelaw GP (1985) Functional bracing and rehabilitation of ankle fractures. Clin Orthop 199:39
16. Segal D, Pick RJ, Heskiaoff D (1981) The role of the lateral malleolus as a stabilizing factor of the ankle joint. Foot Ankle 2:25
17. Salter RB, Sommonds DF, Malcolm BN, Rumble ES, MacMichael D, Clements ND (1980) The biological effect of continuous passive motion in the healing of full thickness defects in avicular cartilage. J Bone Joint Surg [Am] 62:1232–1251

Der intraartikuläre Kalkaneusbruch: Therapierichtlinien zur konservativen Therapie anhand von computertomographischen Kriterien

U. Brunner, R. W. Kenn und J. Slawick

Chirurgische Klinik Innenstadt und Chirurgische Poliklinik der LMU München (Direktor: Prof. Dr. L. Schweiberer), Nußbaumstraße 20, W-8000 München 2, Bundesrepublik Deutschland

Die Behandlung der intraartikulären Kalkaneusfraktur ist in den letzten Jahren wieder vermehrt diskutiert worden. Diese erneute Diskussionsphase wurde ausgelöst durch Berichte über gute und sehr gute Ergebnisse nach operativer Versorgung bei akzeptablen Komplikationsraten. So berichteten Bézes et al. [1] über gute und sehr gute Ergebnisse in 90 % der Fälle, Harding et al. [3] über 65 %, Stephenson [7] über 77 % oder Zwipp et al. [8] über 75 % gute und sehr gute Ergebnisse. Im eigenen Haus werden seit 1984 intraartikuläre Kalkaneusfrakturen über einen lateralen Zugang durch laterale Plattenosteosynthese versorgt. Eine erste Nachuntersuchungsserie von 35 Patienten bis 1988 ergab in 79 % der Fälle funktionell gute und sehr gute Resultate.

Vor diesem Hintergrund ist die Differentialindikation zur operativen Versorgung oder zur frühfunktionellen Behandlung intraartikulärer Kalkaneusfrakturen besonders sorgfältig und kritisch zu stellen. Hierzu gilt es allerdings, praxisnahe Therapierichtlinien zu erarbeiten.

Das Computertomogramm vermochte in den letzten Jahren einen wesentlichen Beitrag zur räumlichen Darstellung der Fersenbeinfrakturen zu leisten und konnte somit das Frakturverhältnis fördern. So haben Zwipp und Tscherne 1989 eine Frakturklassifikation im CT vorgeschlagen, die die intraartikuläre Fersenbeinfraktur nach Hauptfragmenten und nach Zahl der betroffenen Gelenke (X-Fragment-/Y-Gelenkbeteiligung) beschreibt [8]. Hierdurch ergeben sich eine gute räumliche Frakturdarstellung, eine gute Vergleichbarkeit der Verletzungstypen sowie Behandlungshinweise bezüglich des medialen, des kombinierten oder des lateralen Zugangs. Inwiefern eine X-Fragment-/Y-Gelenkfraktur bei gleicher Punktzahl jedoch noch konservativ behandelt werden kann, ist nicht zu definieren.

Hefte zur Unfallheilkunde, Heft 222
P. Habermeyer / L. Schweiberer (Hrsg.)
© Springer-Verlag Berlin Heidelberg 1992

Die Klassifikation im CT von Sanders et al. [5] bezieht sich nur auf den koronaren Schnitt mit der größten Höhenausdehnung. Hier wird die Zerstörung der Facies posterior nach Beteiligung von 4 Säulen erfaßt (Säule 1–4). Je nach Frakturverlauf innerhalb oder außerhalb (medial/lateral) der Facies posterior wird eine Graduierung mit aufsteigender Schwere ergänzt (A/B/C). Die Typisierung hatte im Rahmen einer prospektiven operativen Studie prognostischen Wert. Die einzige CT-Klassifikation, die sich mit der Prognose konservativer Therapie befaßte, geht auf Crosby zurück. Hier wird die klassische Dreiteilung (Vidal) aufgegriffen, und es werden nicht oder gering dislozierte Frakturen von mäßig dislozierten (2 mm) oder zertrümmerten Frakturen unterschieden. Es bleibt jedoch die Frage offen, wie gering dislozierte Frakturen, die ja am ehesten für eine konservative Therapie in Frage kommen, zu definieren sind.

Für die Indikation zur Operation gilt es, verschiedene Faktoren abzuwägen. Eine Gelenkstufenbildung ist auch am unteren Sprunggelenk als präarthrotische Deformität zu werten. Widersprüchlich erscheinen aber Fälle, die bei nur geringer Gelenkfehlstellung nach Fersenbeinfraktur erhebliche Schmerzen und funktionelle Beschwerden aufweisen. Zur Differentialindikation sollten daher auch Kriterien wie z. B. Weichteil- oder Bandschädigungen mitberücksichtigt werden. Von Seiten der knöchernen Verletzung sollten neben dem Ausmaß der Gelenkbeteiligung auch die funktionell sehr wichtige Verformung des Fersenbeins in 3 Dimensionen mitberücksichtigt werden.

In einer retrospektiven Analyse von 30 Computertomographien nach intraartikulärer Fersenbeinfraktur wurden verschiedene Kriterien der Zertrümmerung erfaßt. Die Hauptfragmente wurden nach Zahl, Größe und Ort bestimmt. Weiterhin wurden die betroffenen Gelenke nach Zahl und Frakturverlauf analysiert. In einer 3. Gruppe wurden klassische Verformungskriterien wie Gelenkstufe der Facies posterior, Verbreiterung des Fersenbeins, Abflachung des Fersenbeins und Achsenabweichungen beschrieben. Von allen erfaßten Parametern erscheinen die „Verformungskriterien" wie Zerstörung der Facies posterior, Verbreiterung, Abnahme der Höhe und Achsenabweichung am ehesten plausibel für eine Wertung der Fraktur im Rahmen der Therapieplanung.

Gelenkbeteiligung

Die Gelenkzerstörung der Facies posterior wird am besten im koronaren Schnitt beurteilt. Zunächst kann ein extra- oder intraartikulärer Frakturverlauf, bezogen auf die Facies posterior, beschrieben werden. Der extraartikuläre Frakturverlauf gilt als prognostisch günstiger (Abb. 1, 2). Darüber hinaus gilt es, die Zahl der Fragmente, d. h. die Zerstörung der knorpeltragenden Schichten, zu berücksichtigen. Eine Stufenbildung kann in Millimetern oder besser als Verschiebung um Kortikalisbreite, d. h. um chondrale und subchondrale Schichten, beschrieben werden. Die Beteiligung der Facies cuboidea ist nur in zweiter Linie von Bedeutung.

Verbreiterung

Eine Verbreiterung des Fersenbeins entsteht durch Kompression des Kalkaneus, aber auch durch Lateralisation und Kranialisation des posterolateralen tuberositären Fragments. Hierdurch kann es zu einer Einengung der Peronealsehnen zwischen dem lateralen knöchernen Buckel und der Fibulaspitze kommen. In der Literatur wird dieses Sehnenimpingement als Ursache für Spätprobleme angegeben [8].

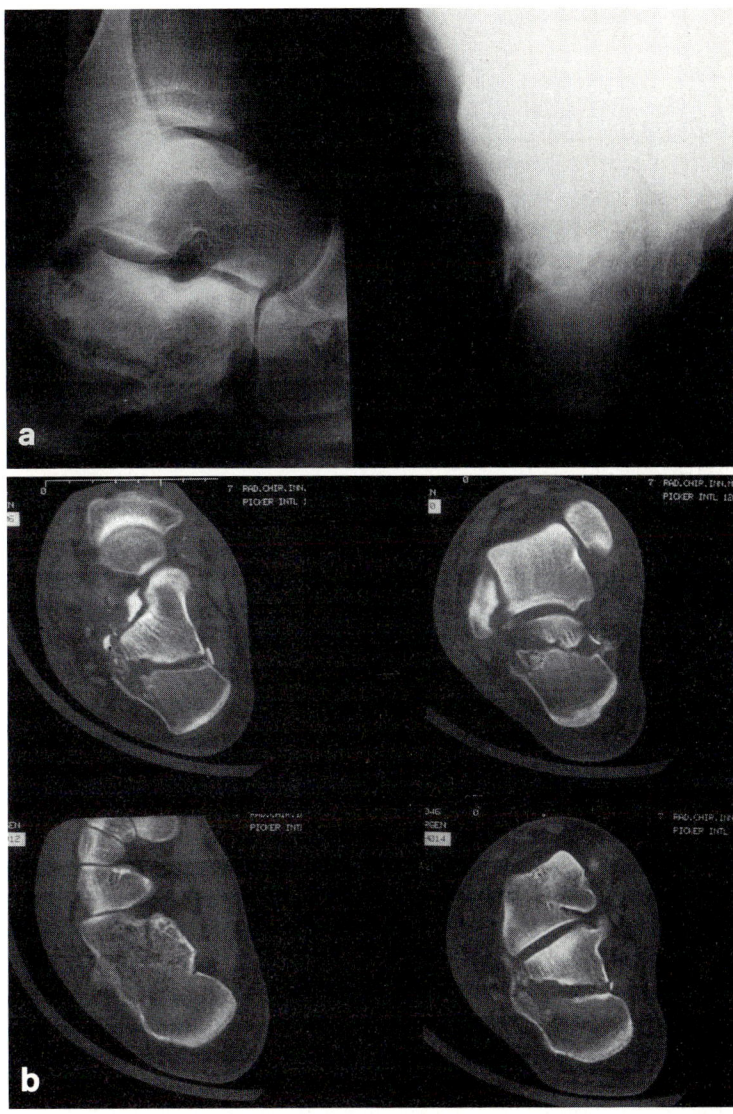

Abb. 1a, b. Joint-depression-Fraktur; extraartikulärer Frakturverlauf, allerdings Gelenkbeteiligung im dorsalen, medialen Anteil der Facies posterior (3 Fragment/1 Fragment). **a** Konventionelle Darstellung, **b** CT-Darstellung

Die Aussage über eine mögliche Verbreiterung kann einerseits im Seitenvergleich zur unverletzten Gegenseite erfolgen; andererseits wurde die Einführung eines lateralen Lots vorgeschlagen, das als Hilfslinie durch die Incisura fibulae auf die tibiotalare Gelenkfläche geschlagen wird. Eine Verbreiterung über diese Linie hinaus entspricht nach Untersuchungen von Levy et al. [4] einer relevanten Einengung des Peronealsehnenfaches und kann daher als relevant für die Operationsindikation mitberücksichtigt werden (Abb. 3a, b).

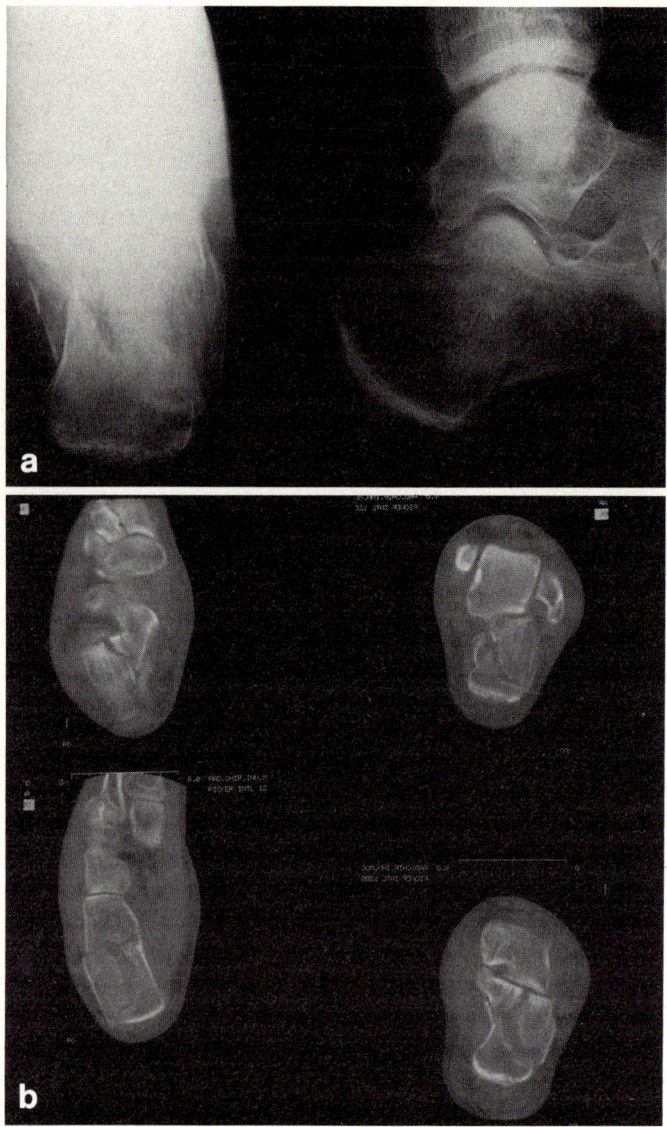

Abb. 2a, b. Tongue-type-Fraktur; intraartikulärer Frakturverlauf; Spaltbildung, aber keine Gelenkstufe, keine wesentliche Verbreiterung (3 Fragment/1 Fragment). **a** Konventionelle Darstellung, **b** CT-Darstellung

Höhenabnahme

Die Abflachung des Tubergelenkwinkels (Böhler) gilt als klassisches Kriterium im seitlichen Röntgenbild. Im koronaren Schnitt der CT ist die Höhenabnahme jedoch schwer zu erfassen. In der Literatur [2] wird ein Talus-Kalkaneus-Höhenvergleich vorgeschlagen. Die Relation liegt bei 1,6–2,2. Absolute Werte sind jedoch schwer zu erhalten, da das Höhenverhältnis abhängig von der koronaren oder semikoronaren Schnittführung erscheint. Hier wird eine Höhenbestimmung anhand des „medialen overlapping" vorgeschlagen. Im Bereich der medialen Kortikalis kann die Verschiebung der Hauptfragmente (tuberositäres Fragment/sustentakuläres Fragment) am Ausmaß der medialen Überlappung abgeschätzt

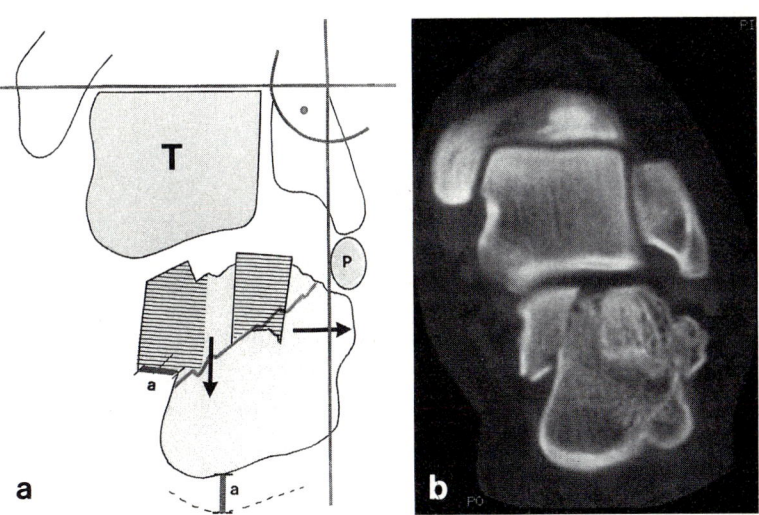

Abb. 3. a Abschätzung der Dislokation im koronaren Schnitt der CT: Verbreiterung über das laterale Lot hinaus. Stufenbildung der Facies posterior. Abschätzung des Höhenverlustes, z. B. anhand der ausgebrochenen medialen Kortikalislamelle (a) (p = Peroneussehne). **b** Koronarer Schnitt im CT bei operationsrelevanter Stufenbildung, Verbreiterung und Höhenminderung

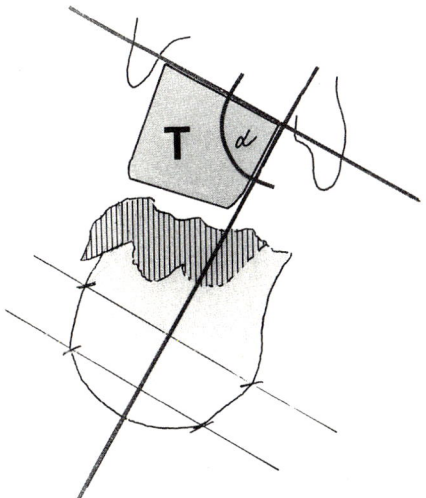

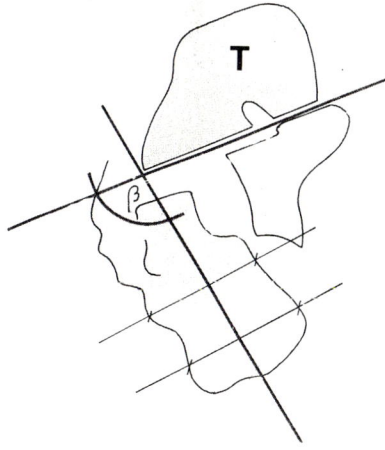

Abb. 4. Abschätzung der Varus-valgus-Fehlstellung des Rückfußes im koronaren Schnitt der CT

Abb. 5. Abschätzung der Rückfußfehlstellung in der transversalen Schnittebene der CT: talokalkanearer Winkel

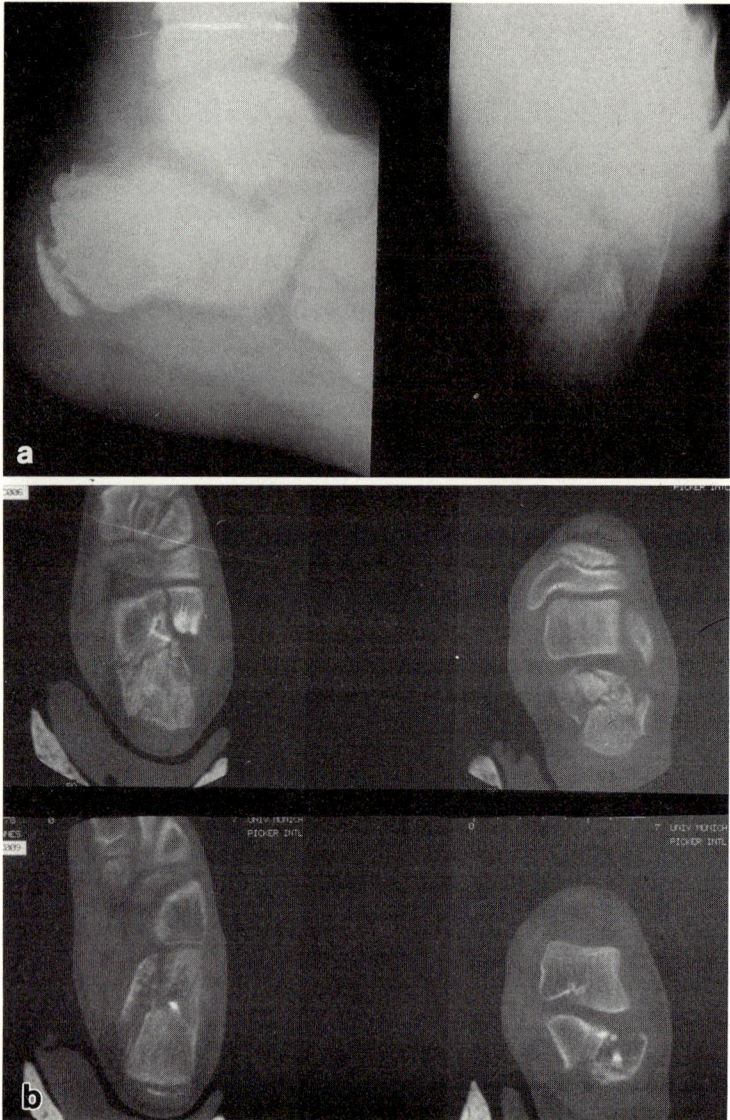

Abb. 6a, b. 10jähriger Junge mit intraartikulärer Kalkaneusfraktur: erhebliche Gelenkzerstörung, Verbreiterung und Achsabweichung (3 Fragment/2 Gelenkfraktur). **a** Konventionelle Darstellung, **b** CT-Darstellung

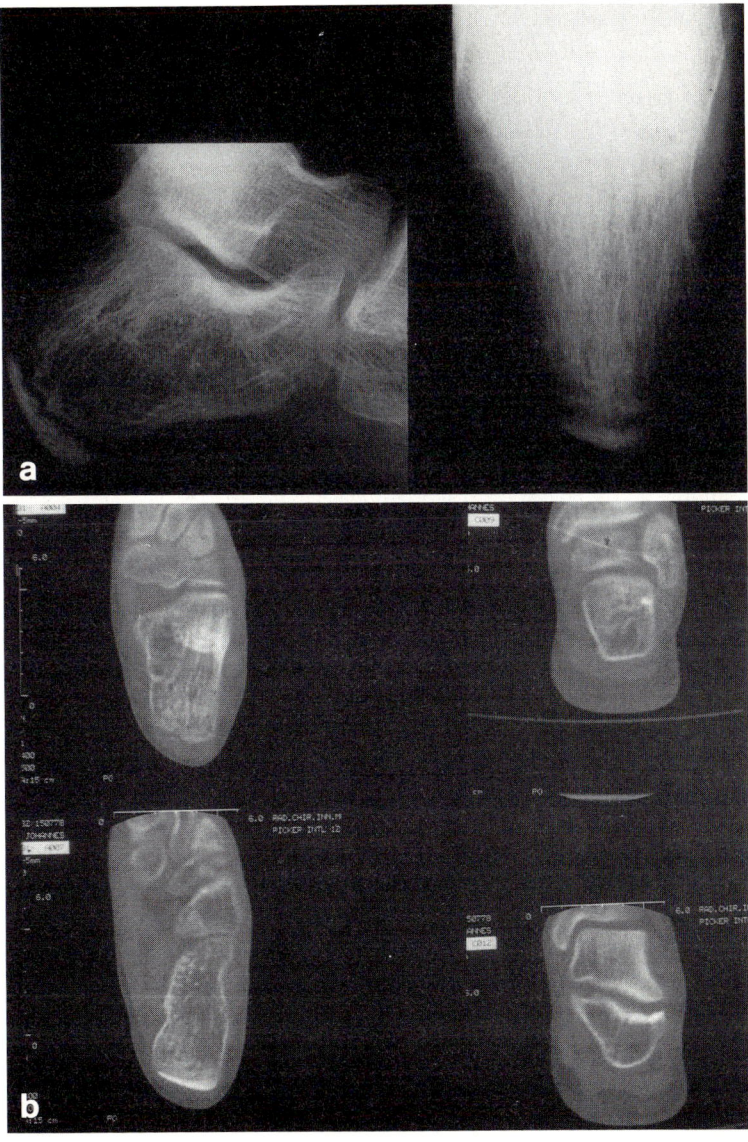

Abb. 7a, b. Gleicher Patient wie in Abb. 6: Ergebnis 2 Jahre postoperativ nach lateraler Platten-osteosynthese und Metallentfernung. **a** Konventionelle Darstellung, **b** CT-Darstellung

werden. Bei Kompression sind oft mediale oder laterale Kortikalisschollen ausgebrochen. Nach gedanklicher Reposition kann auf die eingetretene Höhenminderung geschlossen werden (Abb. 3a, b).

Achsen

Eine Abweichung der Achsen kann sowohl im koronaren als auch im transversalen Schnitt der CT beurteilt werden. Im koronaren Schnitt gilt es, die Varus-valgus-Fehlstellung des Rückfußes zu berücksichtigen. Sie kann durch Bestimmung der Längsachse des tuberositären Fragments und deren Winkel in bezug auf die tibiotalare Gelenkfläche bestimmt werden (alpha) (Abb. 4). In der transversalen Schicht ist ein talokalkanearer Winkel definiert [2, 6] (Abb. 5).

Die Bestimmung der Winkel als Absolutwert kann durch die Kürze oder die Zerstörung der Fragmente erschwert sein. Zu ihrer Erfassung empfiehlt sich daher auch der Vergleich mit der unverletzten Gegenseite bei gleicher Schnittführung oder die Fehlstellung muß semiquantitativ abgeschätzt werden.

Abb. 6 und 7 stellen die genannten Kriterien und deren Korrektur durch Operation (laterale Plattenosteosynthese) dar.

Indikation zur konservativen Therapie

Die Indikation zur konservativen Therapie einer intraartikulären Kalkaneusfraktur richtet sich zunächst nach allgemeinen Richtlinien. So gilt es, das Alter des Patienten und dessen Funktionsanspruch zu berücksichtigen. Patienten ohne Laufbedürfnis oder gehbehinderte Patienten stellen kein geeignetes Krankengut für eine Operation dar. Darüber hinaus sind der Zustand der Weichteile, mögliche erhöhte Infektionsrisiken (Diabetes, Alkoholmißbrauch), Gefäßerkrankungen oder die „soziale Eignung" zu berücksichtigen. Offene Frakturen oder Verletzungen im Rahmen von Polytraumen müssen nach anderen Richtlinien beurteilt werden. Anhand der vorgestellten Kriterien in der CT im koronaren und im transversalen Schnitt wird eine konservative, frühfunktionelle Behandlung vorgechlagen, wenn:

- Eine Stufe im Bereich der Facies posterior nicht größer als die Kortikalisbreite ist,
- eine Verbreiterung nicht über das laterale Lot hinaus besteht,
- der Höhenverlust sowie die Achsenabweichung nicht über 5-10 % hinausgehen.

Literatur

1. Bèzes H, Massart P, Fourquet JP (1984) Die Osteosynthese der Calcaneus-Impressionsfraktur. Unfallheilkunde 87 : 363–368
2. Frahm R, Drescher (1990) Der Rückfuß: Topographische Anatomie und moderne Bildgebung von Verletzungsfolgen. Schnetztor, Konstanz
3. Harding D, Waddell JP (1985) Open reduction in depressed fractures of the os calcis. Clin Orthop 199 : 124–131
4. Levy AS, Corbett M, Whitelaw GP (1990) The role of CT classification in the treament of the os calcis. Proceedings of the 2nd Conference of the International Society for Fracture Repair, Rochester

5. Sanders R, Fortin P, DiPasquale T, Walling A, Helfet D, Ross E (1990) The results of operative treatment of displaced intra-articular calcaeal fractures using a CT scan classification. J Bone Joint Surg
6. Seltzer SE, Weissman BN, Braunstein EM, Adams DF, Thomas WH (1984) Computed tomography of the hindfoot. J Comp Assist Tomogr 8 : 488-497
7. Stephenson JR (1987) Treatment of displaced intra-articular fractures of the calcaneus using medial and lateral approaches, internal fixation, and early motion. J Bone Joint Surg [Am] 69 : 115–130
8. Zwipp H, Tscherne H, Wülker N, Grote R (1989) Der Intraarticuläre Fersenbeinbruch; Klassifikation, Bewertung, Operationstechnik. Unfallchirurg 92 : 117–129

Die konservative Behandlung der intraartikulären Fersenbeinbrüche. Indikation – Technik

P. Regazzoni

Department Chirurgie, Kantonsspital, CH-4031 Basel

Die konservative bzw. die frühfunktionelle Behandlung der Fersenbeinbrüche hat ohne Zweifel ihren festen Platz im Arsenal der Behandlungsmöglichkeiten, wenn auch in den letzten Jahren die operativen Verfahren an Interesse gewonnen haben. Ein Problem besteht darin, daß die klaren Einteilungsvarianten fehlen. Wir müssen eine sinnvolle Einteilung haben, und im Zeitalter des CT muß eine Einteilung aufgrund des CT erfolgen. Kein Zweifel, offene Brüche besitzen eine eigene Identität, sie müssen gesondert betrachtet werden und sind nach speziellen Richtlinien zu behandeln. Es besteht kein Zweifel, daß die transtalamischen oder die intraartikulären Kalkaneusfrakturen einer weiteren Differenzierung bedürfen als nur Grad-Tongue-Typ oder Joint-Depression-Typ. In Basel wurde versucht, aufgrund von 100 computertomographisch dokumentierten und operierten Frakturen die transtalamischen Frakturen etwas näher zu differenzieren. Auch bei konservativ behandelten, retrospektiv analysierten Kalkaneusfrakturen aus der voroperativen Ära zeigte sich, daß die vorzustellende Einteilung etwas mit der Prognose zu tun hat. Was sind die Prinzipien? Wir halten uns an das Dreierprinzip der AO-Einteilung; sie unterscheidet die peripheren Frakturen von denjenigen mit einer Beteiligung des Talokalkaneargelenks und C-Frakturen, welche Talokalkanear- und Kalkaneokuboidalgelenk betreffen. Die Zahlen der Untergruppen von 1–3 bedeuten eine steigende Komplexität.

Neben der konventionellen lateralen, axialen, vielleicht auch dorsoplantaren Standardaufnahme, gehört ein CT dazu, und zwar in beiden Ebenen.

Vor einigen Jahren schon hatten Cotta und Henderson geschrieben, daß die Resultate der konservativen Behandlung katastrophal ausfallen. Man muß das verbessern. Es stellt sich daher die Frage: Wie soll das geschehen? Durch eine verbesserte Reposition des Gelenks. Resigniert hatte Bankart 1942 festgestellt, daß die Resultate schlecht ausfallen. In der Tat ist die Liste der möglichen Folgen nach Kalkaneusfrakturen beeindruckend. Sie sind nicht nur beschränkt auf das untere Sprunggelenk, weil die gesamte Statik gestört ist. Wir haben Arthrosen im USG und im OSG, wir erhalten häufig Algodystrophien, Fehlstellung

Hefte zur Unfallheilkunde, Heft 222
P. Habermeyer / L. Schweiberer (Hrsg.)
© Springer-Verlag Berlin Heidelberg 1992

des Rückfußes, Pes plano valgus, Impingement der Peronealsehnen, Tarsaltunnelsyndrome und die Nearthrose zur Fibula. Wie lassen sich solche Resultate vermeiden? Es besteht die Forderung für eine differenzierte Indikation zur konservativen bzw. operativen Behandlung. Die konservative Behandlung sollte nicht einen Verzicht auf Gelenkrekonstruktion mit Inkaufnahme von Belastungsbeschwerden, Arthrose, Rückfußvarus und -valgus und Rückfußverbreiterung mit sich bringen. Wir sollten sie auf die Fälle beschränken, wo die Gelenkbeteiligung und die zu erwartenden Folgen nicht schlimm ausfallen können, d. h. auf die wenig dislozierten Frakturen oder auf die totalen Zertrümmerungen, wo eine Rekonstruktion nicht mehr möglich ist, oder bei extremen Weichteilproblemen, wobei medial und lateral auch nach 2–4 Wochen die Weichteilsituation derart gravierend ist, daß eine Osteosynthese nicht mehr in Betracht kommt.

Die allseits erhoffte Verbesserung der noch immer unbefriedigenden Resultate ist nur möglich mit einer differenzierten Indikationsstellung. Die Resultate der Schweizerischen Unfallversicherungsanstalt, das Organ der Berufsgenossenschaft, zeigen, daß leider die Rentenhäufigkeit noch immer inakzeptabel hoch ist. Zudem sollten wir nicht nur die Behandlungskosten in Betracht ziehen, sondern auch die effektiven Sozialkosten. Wenn wir uns vorstellen, daß bei den meist jungen Patienten mit einer Rente von 25 % zu rechnen ist, dann bedeutet das an Sozialkosten für den weiteren Verlauf aufsummiert eine siebenstellige Zahl und zwar in Mark oder Schweizer Franken.

Die Indikationen zur frühfunktionellen Behandlung sind gegeben bei nichtdislozierten Frakturen oder extremen Trümmerfrakturen oder bei einem biologischen Alter über 65 Jahre. Man könnte die Altersgrenze eventuell etwas höher oder tiefer ansetzen. Darüberhinaus können die Weichteilprobleme so gravierend sein, daß an eine Rekonstruktion innerhalb von 3–5 Wochen nicht zu denken ist, z. B. bei arterieller Verschlußkrankheit oder mangelnder Zuverlässigkeit des Patienten, welche eine frühfunktionelle Behandlung nach Osteosynthese nicht gestatten. Wir sehen, daß es Indikationen zu dieser frühfunktionellen Behandlung immer geben wird. Sie besteht aus strenger Hochlagerung, gipsfreier Behandlung, sofortigen Bewegungsübungen und Mobilisation nach Abschwellung, Entlastung, d. h. Teilbelastung und Sohlenkontakt während 8–10 Wochen. Über die Indikation für den Gehapparat läßt sich diskutieren. Die Vorteile sind evident: Risikoarmut, geringer Aufwand, bessere Funktion der angrenzenden Gelenke und keine septischen Operationsrisiken.

Die rein konservative Behandlung vermag bei stark im Talus imprimierten Frakturen keine Gelenkrekonstruktion.

Wir können mit geschlossenen Methoden diese schwer dislozierten Frakturen kaum beeinflussen. Wenn wir intraoperativ erkennen, wie schwierig es manchmal ist und wieviel Kraft es braucht, diese Fragmente herauszuheben, dann ist es mit Manipulationen von außen kaum möglich. Die anatomische Rekonstruktion ist eben bei diesen extrem dislozierten Frakturen nur auf operativem Wege möglich. Die konservative Behandlung bedeutet nicht einen Verzicht auf die Gelenkrekonstruktion. Wir sehen die Indikation zur konservativen Therapie bei Fällen, die wenig disloziert sind.

Es besteht sicher eine Indikation zur frühen funktionellen Behandlung bei nichtdislozierten oder extremen Trümmerfrakturen, bei biologischem Alter über 60–70 Jahre. Bei Weichteilproblemen und bei einem längeren Intervall seit dem Unfall oder bei sonstigen Patientenproblemen. Falls wir nicht operativ vorgehen, dann folgt die sofortige Bewegungsübung und eine längere Zeit der Teilbelastung. Somit lassen sich sicher in mehr Fällen als früher akzeptable Resultate erzielen.

Sachverzeichnis

Druck: Mercedesdruck, Berlin
Verarbeitung: Buchbinderei Lüderitz & Bauer, Berlin

Hefte zur
Unfallheilkunde

Beihefte zur Zeitschrift „Der Unfallchirurg". Herausgeber: J. Rehn, L. Schweiberer, H. Tscherne

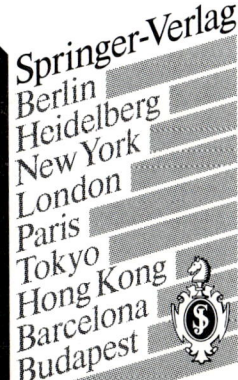

Springer-Verlag
Berlin
Heidelberg
New York
London
Paris
Tokyo
Hong Kong
Barcelona
Budapest

Hefte zur
Unfallheilkunde

Beihefte zur Zeitschrift „Der Unfallchirurg". Herausgeber: J. Rehn, L. Schweiberer, H. Tscherne

Heft 211: **W. Hager** (Hrsg.)

Weichteilschäden bei Extremitätenfrakturen

**24. Jahrestagung der Österreichischen Gesellschaft für Unfallchirurgie.
6.–8. Oktober 1988, Gmunden**

Kongreßbericht im Auftrage des Vorstandes zusammengestellt von W. Hager

1990. XVIII, 275 S. 52 Abb. 120 Tab.
Brosch. DM 148,– ISBN 3-540-52742-7

Heft 210: **J. R. Izbicki**

Die Sepsis bei Splenektomie

Tierexperimentelle Befunde zum Milzerhalt und zur Immunaktivierung

1991. XI, 102 S. 52 Abb. 15 Tab.
Brosch. DM 78,– ISBN 3-540-53180-7

Heft 209: **H. Schmelzeisen**

Der Bohrvorgang in der Kortikalis

Mechanik · Thermometrie · Morphologie

1990. XII, 102 S. 49 Abb. 11 Tab. Brosch. DM 98,–
ISBN 3-540-52514-9

Heft 208: **M. Forgon, G. Zadravecz**

Die Kalkaneusfraktur

1990. VIII, 104 S. 95 Abb. 11 Tab. Brosch. DM 96,–
ISBN 3-540-51793-6

Heft 207

52. Jahrestagung der Deutschen Gesellschaft für Unfallheilkunde e. V.

16.–18. November 1988, Berlin

Präsident: K.-H. Jungbluth
Redigiert von: A. Pannike

1989. LII, 480 S. 64 Abb. Brosch. DM 149,–
ISBN 3-540-51644-1

Heft 206: **H. Resch, G. Sperner, E. Beck** (Hrsg.)

Verletzungen und Erkrankungen des Schultergelenkes

Innsbrucker Schultersymposium –
Verletzungen der Schulter.
9./10. September 1988, Innsbruck
1989. X, 212 S. 119 Abb. 51 Tab.
Brosch. DM 98,– ISBN 3-540-51534-8

Heft 205: **E. Orthner**

Die Peronaeussehnenluxation

1991. X, 198 S. 117 Abb. 13 Tab. Brosch. DM 128,–
ISBN 3-540-51648-4

Heft 204: **L. Gotzen, F. Baumgaertel** (Hrsg.)

Bandverletzungen am Sprunggelenk

Grundlagen. Diagnostik. Therapie

Symposium der Arbeitsgemeinschaft für Sportverletzungen der Deutschen Gesellschaft für Chirurgie (CASV)
1989. X, 119 S. 55 Abb. Brosch. DM 86,–
ISBN 3-540-51318-3

Heft 203: **R. Wolff** (Hrsg.)

Zentrale Themen aus der Sportorthopädie und -traumatologie

Symposium anläßlich der Verabschiedung von G. Friedebold, Berlin,
25.–26. März 1988
1989. XIV, 239 S.
136 Abb. 16 Tab.
Brosch. DM 134,–
ISBN 3-540-51325-6

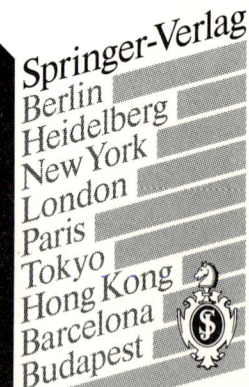

Springer-Verlag
Berlin
Heidelberg
New York
London
Paris
Tokyo
Hong Kong
Barcelona
Budapest

Preisänderungen vorbehalten

Springer-Verlag und Umwelt

Als internationaler wissenschaftlicher Verlag sind wir uns unserer besonderen Verpflichtung der Umwelt gegenüber bewußt und beziehen umweltorientierte Grundsätze in Unternehmensentscheidungen mit ein.

Von unseren Geschäftspartnern (Druckereien, Papierfabriken, Verpackungsherstellern usw.) verlangen wir, daß sie sowohl beim Herstellungsprozeß selbst als auch beim Einsatz der zur Verwendung kommenden Materialien ökologische Gesichtspunkte berücksichtigen.

Das für dieses Buch verwendete Papier ist aus chlorfrei bzw. chlorarm hergestelltem Zellstoff gefertigt und im ph-Wert neutral.